Soziale Arbeit als Wohlfahrtsproduktion

Band 3

Herausgegeben von
Karin Böllert
Münster, Deutschland

Weitere Bände in dieser Reihe
http://www.springer.com/series/12192

Soziale Arbeit als Wohlfahrtsproduktion ist der Name und das Arbeitsprogramm einer Forschungsgruppe, die sich vor einiger Zeit im Arbeitsbereich Sozialpädagogik an der Westfälischen Wilhelms-Universität Münster gegründet hat. Thematisch lässt sich das Programm der Forschungsgruppe wie folgt skizzieren. Mit Blick auf die öffentlich verantwortete Wohlfahrtsproduktion werden analytisch personenunabhängige und personenbezogene Formen unterschieden. Während sich personenunabhängige Formen der Wohlfahrtsproduktion vor allem auf die Organisation des Sozialen richten – und damit auf kollektive Risiken und Bedarfe –, ist das Wohlergehen einzelner AdressatInnen – bzw. individuelle Risiken, Bedarfe und Bedürfnisse – ein wesentlicher normativer Fluchtpunkt der personenbezogenen Wohlfahrtsproduktion. Die Prozesse einer Sozialen Arbeit als Wohlfahrtsproduktion werden als spannungsreiche Figuration der Interessen, Vorstellungen, Orientierungen und Potentiale der AdressatInnen, der Institutionen und der Profession erforscht. In ihrer Gesamtheit geht es den Arbeiten der Forschungsgruppe damit um eine systematische Analyse der durch die institutionelle Regulierungen eröffneten (oder verschlossenen) Lebenschancen, durch die von Professionellen und AdressatInnen je realisierten (Ko-) Produktionen und personenbezogenen Wohlfahrt sowie deren kulturell, sozial, ökonomisch und politisch strukturierte Bedingungsmöglichkeiten.

Herausgegeben von
Karin Böllert
Münster, Deutschland

Susanne Frewer-Graumann

Zwischen Fremdfürsorge und Selbstfürsorge

Familiale Unterstützungsarrangements von Menschen mit Demenz und ihren Angehörigen

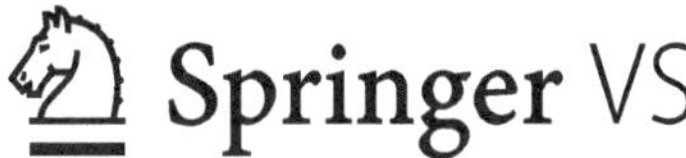 Springer VS

Susanne Frewer-Graumann
Katholische Hochschule Nordrhein-Westfalen
Münster
Deutschland

Dissertation Westfälische Wilhelms-Universität Münster, 2013 D6

ISBN 978-3-658-05272-0   ISBN 978-3-658-05273-7 (eBook)
DOI 10.1007/978-3-658-05273-7

Die Deutsche Nationalbibliothek verzeichnet diese Publikation in der Deutschen Nationalbibliografie; detaillierte bibliografische Daten sind im Internet über http://dnb.d-nb.de
abrufbar.

Springer VS

Lektorat: Stefanie Laux, Monika Kabas

Gedruckt auf säurefreiem und chlorfrei gebleichtem Papier

Springer VS ist eine Marke von Springer DE. Springer DE ist Teil der Fachverlagsgruppe
Springer Science+Business Media
www.springer-vs.de

Danksagung

Diese Arbeit wäre ohne die Unterstützung vieler Menschen nicht möglich gewesen. Als erstes möchte ich mich bei meinen InterviewpartnerInnen für ihren Mut und ihre Offenheit bedanken. Durch die Einblicke in ihre Sichtweisen und die Zeit, die sie mir zur Verfügung gestellt haben, ist diese Arbeit überhaupt erst möglich geworden. Mein besonderer Dank gilt meinem Doktorvater Professor Helmut Mair für die gute, ausdauernde Betreuung und die vielen fruchtbaren Gespräche, die es mir ermöglichten, dieses Dissertationsprojekt abzuschließen. Bedanken möchte ich mich auch bei dem DoktorandInnenkolloquium „Personenbezogene Wohlfahrtsproduktion" der Westfälischen Wilhelms-Universität Münster unter der Leitung von Prof.'in Karin Böllert für den wissenschaftlichen Austausch und die Bereitschaft, als Forschungswerkstatt in der Interviewphase zu fungieren und meine Sichtweise um viele wertvolle Hinweise zu erweitern, besonders bei Nicole und Senka.

Prof.'in Sabine Schäper gilt mein Dank für die Geduld, die sie mit mir und meiner Forschung hatte, für die Freiräume, die sie mir zubilligte und die vielen ermunternden Rückmeldungen, die mir ermöglichten, auf dem Boden der wissenschaftlichen Tatsachen zu bleiben. Bei Prof.'in Christiane Rohleder möchte ich mich für die vielen kleinen und großen Hinweise aus einer Außenperspektive bedanken, die es möglich machten, beim Wesentlichen zu bleiben. Stellvertretend für die Unterstützung meiner Freundinnen und Freunde möchte ich Jana Offergeld als meiner unermüdlichen Wegbegleiterin beim Verfassen dieser Arbeit für ihr offenes Ohr und die Bereitschaft danken, mich zu begleiten und mir über die Phasen des Zweifelns und der Unlust hinwegzuhelfen. Sebastian Frewer gilt mein ganz besonderer Dank für den unermüdlichen Glauben an mich.

Inhaltsverzeichnis

Abbildungsverzeichnis

Tabellenverzeichnis

Einleitende Gedanken

1

> *Menschen mit Demenz kann aus dem Weg gegangen
> werden. Oder sie werden beschäftigt, mobilisiert, behandelt
> und betreut. Wir können ihnen auch begegnen.
> (Wißmann et al. 2007, S. 13)*

Die Vorstellung, an einer Demenz zu erkranken, löst bei den meisten Menschen Angstgefühle aus (vgl. Kruse 2008, S. 13 ff.). Die dominierenden – selten hinreichend reflektierten – Bilder von (kognitiven) Alter(n)sveränderungen, welchen auch die demenzielle Erkrankung[1] zugeordnet werden kann, sind zumeist geprägt vom Verlust zeitlicher Orientierung, Intentionalität, Selbstständigkeit, Identität und sozialer Eingebundenheit (vgl. Baltes 2004; Meyer 2008, S. 268 ff.) – also von Einbußen, welche die soziale Teilhabe in einer mobilen, leistungsorientierten Gesellschaft in weiten Teilen einschränken oder gar unmöglich machen. Alter(n) gilt hierbei als Hauptrisikofaktor, um an einer Demenz zu erkranken. So kommt dann auch Paul Baltes (2004) etwas zynisch zu dem Schluss, dass die beste Vorbeugung vor einer Demenz darin bestehe, gar nicht erst in dieses Lebensalter zu kommen.

Diese Anfangszeilen eröffnen einen Blick auf die (nicht zuletzt aus Verunsicherung und mangelnder Aufklärung resultierende) defizitäre Wahrnehmung alter hilfe- und/oder pflegebedürftiger Menschen und damit auch insbesondere auf

---

[1] Vor dem Hintergrund der Auffassung von Demenz als Objekt von Verhandlungen unterschiedlicher Wissensdiskurse werden die Begrifflichkeiten *demenzielle Veränderung* und *demenzielle Erkrankung* bewusst synonym verwendet, ohne damit die Tragweite der Veränderung für die Betroffenen und die Angehörigen bagatellisieren zu wollen. Der Terminus *Erkrankung* verweist stärker auf das hegemoniale Paradigma der Medizin, während *Veränderung* den Fokus stärker auf Prozesse außerhalb der fortschreitenden Degeneration legt und somit zu einer Erweiterung des vorwiegend defizitären Blickes beitragen kann (vgl. zur begrifflichen Auseinandersetzung Gronemeyer und Wißmann 2008, S. 28 ff.).

S. Frewer-Graumann, *Zwischen Fremdfürsorge und Selbstfürsorge*,
Soziale Arbeit als Wohlfahrtsproduktion 3,
DOI 10.1007/978-3-658-05273-7_1, © Springer Fachmedien Wiesbaden 2014

Menschen mit Demenz sowohl im öffentlichen als auch im fachlichen Diskurs.[2] Kaum präsent ist oftmals die Tatsache, dass, trotz fortschreitender Kognitions- und Kompetenzeinbußen, trotz der von der Medizin postulierten hirnorganischen Abbauprozesse, Menschen mit Demenz weiterhin zuallererst als *Menschen* mit eigenen Vorlieben und Abneigungen, mit eigener Geschichte, mit eigenen Wünschen und Bedürfnissen zu betrachten sind.

Der Großteil der Menschen mit Demenz möchte so lange wie möglich in der häuslichen Umgebung verbleiben (vgl. Hauser und Schneider-Schelte 2008, S. 1 ff.). Diesem Wunsch entsprechend leben die meisten Menschen mit Demenz aktuell (noch) in Privathaushalten und werden hauptsächlich von Angehörigen unterstützt und begleitet. Für die jeweilige Hauptbezugsperson[3] stellt diese Begleitung und Unterstützung eine umfassende Aufgabe dar und beinhaltet ein enormes Anforderungskonglomerat. Dabei scheinen besonders die mit einer Demenz einhergehenden Begleitsymptome wie Halluzinationen, Depressionen, Wahnvorstellungen, enthemmtes Verhalten, Reizbarkeit etc. das subjektive Belastungsempfinden von Angehörigen von Menschen mit Demenz zu verstärken (vgl. Schäufele et al. 2008, S. 113 ff.).

Erschwerend hinzu kommen gesellschaftliche Transformationsprozesse, die in den letzten Jahren zu veränderten Rahmenbedingungen für die Betreuung demenziell veränderter Menschen in Privathaushalten geführt haben. Zu diesen Transformationsprozessen gehören unter anderem die wachsende Anzahl berufstätiger Frauen, die bisher häufiger die Rolle der Hauptbezugsperson übernehmen sowie stärkere berufliche Mobilitätsanforderungen. Konsens besteht darin, dass es für die Familien insgesamt schwieriger geworden ist, tragfähige Unterstützungsarrangements in der häuslichen Umgebung zu gestalten.

Aus einer wohlfahrtsstaatlichen Perspektive betrachtet, beeinflussen demenzielle Erkrankungen, aber nicht nur die Lebenslagen von Betroffenen und Angehörigen, sondern erfordern auch eine Anpassung bestehender sozialstaatlicher und sozialpädagogischer Konzeptionen. Bisherige sozialstaatliche Interventionen konnten die skizzierten Transformationsprozesse nicht in einem ausreichenden Maße kompen-

---

[2] Vgl. dazu die Ausführungen zu defizitären Altersbildern bei Pichler (2010, S. 415 ff.).

[3] Von Hauptbezugsperson wird in Anlehnung an die Definition der „Hauptpflegeperson" bei Schäufele et al. (2008, S 124) gesprochen, wenn ein Familienmitglied oder möglicherweise auch eine andere, nicht in diesem Bereich professionell tätige Person die Hauptverantwortung für die Organisation oder die Versorgung und Unterstützung von einem demenziell veränderten Menschen übernimmt. Der Begriff der Hauptbezugsperson wird im Rahmen dieser Untersuchung vorgezogen, weil, wie darzustellen sein wird, bei einer demenziellen Veränderung besonders zu Beginn nicht eine pflegerische Unterstützung im Vordergrund steht. Der Begriff der Hauptpflegeperson (vgl. ebd.) ist in diesem Punkt somit missverständlich.

sieren. Dies könnte u. a. darin begründet sein, dass sie die aktuellen Bedarfe der betroffenen Familien nicht ausreichend berücksichtigen.

Ein Grund dafür mag in der Beobachtung liegen, dass Alltagsrealitäten, Handlungs- und Herstellungslogiken von (tragfähigen) Unterstützungsarrangements bisher kaum Gegenstand von Forschungsbemühungen sind. Im Bereich der Demenzforschung liegt der gegenwärtige Fokus auf der medizinischen Forschung. Dieser sind nennenswerte Erfolge in wesentlichen Bereichen wie beispielsweise der Klärung der Ätiologie (d. h. der Krankheitsursache) der Alzheimer Demenz als häufigste Demenzform bisher jedoch nicht gelungen. Auch fehlt es in der Therapie an wirksamen Verfahren, die den Krankheitsverlauf aufhalten können – sowohl die medikamentöse Behandlung als auch andere Therapieformen führen im Idealfall lediglich zu einer Verzögerung im Auftreten typischer Demenzsymptome.

Neusten Berechnungen zufolge leiden aktuell bereits mehr als 1,4 Mio. Menschen in Deutschland an einer Demenz und diese Zahl wird, als eine Folge des vielzitierten und -diskutierten demographischen Wandels, künftig um ca. 300.000 Neuerkrankungen im Jahr steigen (vgl. Bickel 2012, S. 1).

Die oben skizzierten Rahmenbedingungen vermitteln bereits erste Eindrücke von der aktuellen Gestaltung häuslicher Unterstützungsarrangements durch Hauptbezugspersonen. Darüber jedoch, wie genau sie ihren Alltag bewältigen, was aus ihrer subjektiven Perspektive zum Gelingen bzw. zum Scheitern dieser Arrangements beiträgt, gibt es bisher kaum empirische Befunde.

Diese Lücke möchte die vorliegende Untersuchung verkleinern, indem sie die forschungsleitende Frage stellt, *wie Hauptbezugspersonen ihre häuslichen Unterstützungsarrangements bei Demenz tragfähig gestalten.* Vor dem Hintergrund dieser Fragestellung soll in der empirischen Erhebung in den Blick genommen werden, wie Familien mit einem demenziell veränderten Menschen ihren Alltag arrangieren, wo und wie sie Unterstützung erfahren und wo sie sich (sozialpädagogisch, kommunal, zivilgesellschaftlich, politisch, medizinisch etc.) mehr Unterstützung wünschen bzw. diese benötigen. Gefragt ist also die *subjektive* Perspektive der Menschen, die im Alltag durch die Demenzerkrankung eines Angehörigen vor enorme Herausforderungen gestellt werden und die den Hauptteil der täglichen Anforderungen bewältigen (müssen). Ihre spezifischen Strategien, Handlungs- und Herstellungslogiken zur Gestaltung von Unterstützungsarrangements sollen in dieser Untersuchung näher betrachtet werden.

Dazu wird im zweiten Kapitel dieser Arbeit zunächst der aktuelle Forschungs- und Wissensstand in Bezug auf demenziell erkrankte Menschen und ihre Versorgungssettings eruiert. Dabei wird Demenz aus unterschiedlichen Perspektiven betrachtet. Die im Gesundheitswesen und im fachlichen Diskurs hegemoniale, defizitorientierte Sichtweise auf Demenz aus einer medizinischen Perspektive (vgl. 2.1) wird um die Darstellungen von Demenz aus einer sozialen/kulturellen (vgl. 2.2) sowie einer zivilgesellschaftlichen Perspektive (vgl. 2.3) erweitert. Auf diese Weise kann ein differenziertes Bild von Demenz gezeichnet werden, um im Folgenden die Versorgungslage demenziell veränderter Menschen darstellen zu können (vgl. 2.4), bevor der Blick auf die Lebenssituation pflegender Angehöriger von Menschen mit Demenz (vgl. 2.5) gelenkt wird.

Das dritte Kapitel beschäftigt sich mit theoretischen Hintergründen und empirischen Befunden, die eine Relevanz für die Annäherung an die forschungsleitende Fragestellung (s. o.) haben (könnten). Es ist in fünf Abschnitte gegliedert. Im ersten Teil werden Grundlagen von sozialen Netzwerken und sozialer Unterstützung erarbeitet und in ihrer möglichen Bedeutung für die vorliegende Fragestellung diskutiert (vgl. 3.1), bevor es in Abschn. 3.2 um das Thema Coping- bzw. um die Relevanz von Stressbewältigungsstrategien im Hinblick auf die Tragfähigkeit von Unterstützungsarrangements geht. Im dritten Teil dieses Kapitels (vgl. 3.3) wird Familie als Ort der Fürsorge in den Blick genommen. Dabei werden familiale Transformationsprozesse in ihrer möglichen Auswirkung auf vorhandene Unterstützungspotentiale diskutiert. Bei der Frage, ob das familiale Pflegepotential künftig zu- oder abnimmt oder eher gleichbleibt, kommt die Literatur zu sehr heterogenen Ergebnissen, die in diesem Kapitel in Bezug auf die forschungsleitende Fragestellung erörtert werden.

Menschen mit Demenz irritieren ihre Umwelt oftmals durch Verhaltensweisen, die in der Gesellschaft als herausfordernd wahrgenommen werden, da sie häufig den geltenden sozialen Verhaltensnormen widersprechen. Besonders im Stadium einer beginnenden Demenz können viele dieser Verhaltensweisen als Strategien interpretiert werden, die die kognitiven Defizite verschleiern sollen. Später, wenn die Demenz voranschreitet, werden Angehörige dann beispielsweise des Diebstahls der Geldbörse beschuldigt oder Lebensmittel in Kleiderschränken gelagert. Inwieweit es für die Hauptbezugspersonen, insbesondere vor dem Hintergrund sich in Wesenszügen verändernder Angehöriger von Bedeutung ist, ein spezifisches Wissen über Demenz zu besitzen, um den demenziell Erkrankten angemessen begegnen und irritierende Verhaltensweisen entsprechend einordnen zu können, wird in Abschn. 3.4 erörtert.

Bei der Gestaltung ihrer Unterstützungsarrangements sind Familien auf Entlastungsmöglichkeiten angewiesen. Denn für pflegende Angehörige von Menschen mit Demenz ist das Thema der temporären Entlastung von ihrer Fürsorgeverantwortung ein sehr virulentes. Welchen Einfluss Kenntnisse der vorhandenen Versorgungs- und Entlastungsstrukturen auf die Tragfähigkeit von Unterstützungsarrangements haben, wird ebenfalls in diesem Kapitel erörtert.

Neben dem Wissen um mögliche Entlastungsangebote scheint auch die Frage ihrer Finanzierung häufig gestellt zu werden. Die Pflegeversicherung bietet in diesem Punkt begrenzte Möglichkeiten. Weitere Angebote müssen i. d. R. selbst finanziert werden. Daher wird im letzten Teil des Kapitels (vgl. 3.5) die mögliche Bedeutung der finanziellen Gegebenheiten betroffener Familien für die forschungsleitende Fragestellung reflektiert.

Insgesamt zeichnen die in diesem Kapitel vorgestellten theoretischen und empirischen Befunde ein sehr komplexes Bild von möglichen Einflussgrößen auf die Tragfähigkeit von Unterstützungsarrangements.

Ausgehend von der erfolgten Darstellung des Erschließungszusammenhangs dieser Forschung beschäftigt sich das vierte Kapitel mit methodischen und methodologischen Aspekten des Forschungsprozesses. Wie in Abschn. 4.1 erläutert wird, impliziert die dargestellte forschungsleitende Fragestellung nach subjektiven Deutungsmustern und Strukturmerkmalen der Alltagswelt von Hauptbezugspersonen ein qualitativ-exploratives Forschungsdesign, da es um die Rekonstruktion von subjektiven Sinnzuschreibungen und Relevanzsetzungen geht. Basis der Analyse sind die mittels eines Leitfadens durchgeführten Interviews mit vierzehn Hauptbezugspersonen. Eine solche Vorgehensweise, den GestalterInnen[4] von Unterstützungsarrangements selbst das Wort zu geben, schafft eine Grundlage für Aussagen über umfassende Praxen der Gestaltung im Alltag, vor deren Hintergrund erst eine Bewertung bestehender Versorgungsstrukturen möglich wird. Der Abschn. 4.2 erörtert das genutzte Forschungsinstrument – das Leitfadeninterview – und stellt die aus der Diskussion im zweiten Kapitel gewonnenen Themenfelder vor.

Der Zugang zum Feld erwies sich in dieser Untersuchung als Herausforderung. Mögliche Gründe dafür werden in Abschn. 4.3, eingebettet in die Darlegung des gesamten Forschungsaufbaus, diskutiert. Die Datenauswertung erfolgte softwaregestützt mit der Methode der Grounded Theory nach Strauss und Corbin (1996). Als Auswertungsmethode und Forschungshaltung wird sie in Abschn. 4.4 vorgestellt. Dabei wird Corbin (2003, S. 75 f.) folgend die Auffassung vertreten, dass es nicht nur eine Methode der Grounded Theory gibt, sondern dass vielmehr von vielen spezifischen Perspektiven in Abhängigkeit von Forschungsgegenstand, -interessen und -ressourcen ausgegangen werden muss. Diese Auffassung macht es notwendig, im o. g. Kapitel die konkrete Umsetzung für die vorliegende Untersuchung transparent zu machen.

Im Anschluss an die Darstellung der methodischen und methodologischen Grundlagen dieser Untersuchung werden im nächsten Kapitel die Ergebnisse des

---

[4] Vor dem Hintergrund einer geschlechtersensiblen Schreibweise markiert in der vorliegenden Arbeit das „I" die Einbeziehungen beider Geschlechter.

Analyseprozesses anhand der identifizierten Achsenkategorien vorgestellt. Der Abschn. 5.1 enthält erste allgemeine einführende Hinweise. Hier erfolgt – im Sinne der Transparenz – auch eine Skizzierung der Verdichtung exemplarisch anhand einer Achsenkategorie.[5]

Bei der Vorstellung der jeweiligen Unterstützungsarrangements in Form von Fallskizzen in Abschn. 5.2 wird deutlich, dass sie eine große Heterogenität aufweisen. Der Darstellung ist die Sicht der Hauptbezugspersonen grundgelegt. Bei einigen Unterstützungsarrangements konnte zusätzlich Einblick in Beratungsunterlagen und/oder ärztliche Gutachten genommen werden. In diesen Fällen ergänzen diese Informationen die Ausführungen der Hauptbezugspersonen. Dadurch bleiben die Fallskizzen sehr heterogen und folgen grundsätzlich den Relevanzsetzungen der Interviewees. Der Darstellung der Fallskizzen folgt in Abschn. 5.3 die fallübergreifende Auswertung anhand der identifizierten Achsenkategorien und ihrer Dimensionen. Das Kapitel schließt mit einer weiteren Verdichtung des Materials zu Typen von Hauptbezugspersonen, die (tragfähige) Unterstützungsarrangements gestalten (vgl. 5.4).

Das sechste Kapitel geht kursorisch auf ausgewählte Aspekte in Bezug auf Implikationen für die Praxis ein und markiert weitere Forschungsdesiderate. Dabei wird besonders die gesellschaftliche Relevanz des Themas und die Notwendigkeit deutlich, dieses Thema künftig stärker in Diskurse Sozialer Arbeit einzubringen.

---

[5] Die Interviewauswertung gestaltete sich sehr langwierig und komplex. Den Prozess der Verdichtung in allen Einzelheiten darzustellen, geht über den in dieser Arbeit gesetzten Rahmen hinaus. Zur weiteren Ausführung vgl. o. g. Kapitel.

Demenziell veränderte Menschen und ihre Versorgungssettings

2

In diesem Kapitel soll der aktuelle Forschungsstand zum Phänomen Demenz sowie die häusliche Versorgungslage von Menschen mit Demenz diskutiert werden. In der Diskussion um Demenz wird augenscheinlich, dass es offensichtlich keinen konsensualen „objektiven" Standpunkt zum Thema Demenz gibt. Der medizinische Duktus ist zwar nach wie vor hegemonial, allerdings gewinnen andere Perspektiven an Bedeutung. Konsistent scheint dabei die Beobachtung, dass die Erscheinung der Erkrankung – also das Auftreten von Demenzsymptomen – auch von der Qualität der Interaktionen zwischen Menschen mit Demenz und ihrer Umwelt abhängig ist (vgl. Grond 1998, S. 63 ff.). Dementsprechend wird Demenz in dieser Arbeit aus medizinischer, sozialer/kultureller sowie aus zivilgesellschaftlicher Perspektive beleuchtet. Dabei wird der Annahme gefolgt, dass es eine biologische Veränderung im Gehirn geben mag, diese allerdings besonders für das Auftreten der am häufigsten vorkommenden Alzheimer-Erkrankung nicht alleinig als ursächlich betrachtet werden kann. Es wird daher zu zeigen sein, dass das Auftreten speziell von Alzheimer-Erkrankungen so komplex ist, dass es nicht unikausal aufgrund biologischer Veränderungsprozesse erklärbar ist.

Neben der Versorgungslage in der häuslichen Umgebung und ihren strukturellen Rahmungen wird in diesem Kapitel auch auf die Situation der in der überwiegenden Zahl weiblichen Angehörigen eingegangen, die die Unterstützungsarrangements in der häuslichen Umgebung (auf eine mehr oder weniger tragfähige Weise) gestalten. Diese Arrangements sind im fünften Kapitel Gegenstand der eigenen Untersuchung.

S. Frewer-Graumann, *Zwischen Fremdfürsorge und Selbstfürsorge*,
Soziale Arbeit als Wohlfahrtsproduktion 3,
DOI 10.1007/978-3-658-05273-7_2, © Springer Fachmedien Wiesbaden 2014

2.1 Demenz aus medizinischer Perspektive

Demenz wird im öffentlichen und wissenschaftlichen Diskurs aufgrund ihrer Definition als Krankheit vorwiegend aus einer medizinischen Perspektive diskutiert (vgl. Wißmann 2010, S. 339 ff.). Im Demenzdiskurs hat die medizinische Perspektive dementsprechend die Deutungshoheit. Unter einem solchen bio-medizinischen Paradigma ist das Demenzsyndrom kategorisierbar und klassifizierbar (s. u.). Psychosoziale Aspekte oder die Frage nach sozialen Behinderungsfaktoren und kulturellen Konstruktionen spielen – wenn überhaupt – eine marginale Rolle. Für die Angehörigen ist die medizinische Sichtweise diejenige, mit der sie im Alltag am häufigsten konfrontiert werden. Die vorgenommene Einschätzung der MedizinerInnen, die in der Regel in eine Diagnose mündet, ist für den Zugang zu sozialstaatlichen Leistungen wie der Pflegeversicherung bedeutsam. Sie entscheidet letztlich, ob eine Einstufung in eine Pflegestufe erfolgt. Im folgenden Kapitel wird daher zuerst Demenz aus einer medizinischen Perspektive näher beschrieben und anschließend diese um eine soziale und zivilgesellschaftliche Perspektive erweitert.

2.1.1 Formen von Demenz

Betrachtet man die Definition von Demenz laut der *Internationalen statistischen Klassifikation der Krankheiten und verwandter Gesundheitsprobleme (ICD-10)*, die in Deutschland zur Verschlüsselung von Diagnosen genutzt wird und weltweit das am weitesten verbreitete und anerkannteste Diagnoseklassifikationssystem der Medizin darstellt, so findet sich im Kapitel fünf *Psychische und Verhaltensstörungen* unter den Schlüsseln F00-F09 *Organische, einschließlich symptomatischer psychischer Störungen* die Demenz als:

> ein Syndrom als Folge einer meist chronischen oder fortschreitenden Krankheit des Gehirns mit Störung vieler höherer kortikaler Funktionen, einschließlich Gedächtnis, Denken, Orientierung, Auffassung, Rechnen, Lernfähigkeit, Sprache und Urteilsvermögen. Das Bewusstsein ist nicht getrübt. Die kognitiven Beeinträchtigungen werden gewöhnlich von Veränderungen der emotionalen Kontrolle, des Sozialverhaltens oder der Motivation begleitet, gelegentlich treten diese auch eher auf. Dieses Syndrom kommt bei Alzheimer-Krankheit, bei zerebrovaskulären Störungen und bei anderen Zustandsbildern vor, die primär oder sekundär das Gehirn betreffen. (ICD-10-GM, Version 2013)

Das Demenzsyndrom als Oberbegriff umfasst, so ist der oben genannten Definition zu entnehmen, also diverse unterschiedliche Formen. Üblicherweise werden die verschiedenen Demenzformen in primäre und sekundäre Demenzen unterteilt: Bei den primären Demenzen bildet die Demenz die Grunderkrankung bzw. Primärerkrankung. Dies ist beispielsweise bei einer Demenz des Alzheimer-Typs der Fall. Primäre Demenzen bilden ca. 80–90 % der diagnostizierten Demenzformen (vgl. Catulli 2007, S. 13 f.). Ihnen liegen degenerative bzw. hirnorganische Prozesse zugrunde. Gewöhnlich werden diese noch in vaskuläre Demenzen (als Folge von Gefäßerkrankungen), in degenerative Demenzen (als Folge degenerativer, zerebraler Prozesse) und in sogenannte Mischformen unterteilt. Zu letzteren gehört beispielsweise die Pick-Krankheit, auch als fronto-temporale Demenz bekannt. Primäre Demenzen sind in der Regel irreversibel und weisen einen progredienten Verlauf auf.

Im Gegensatz zu diesen ist die Demenz bei den sekundären Formen nicht die Grunderkrankung, sondern tritt als Folge dieser auf. Catulli (2007, S. 13) beziffert den Anteil der sekundären Demenzen mit ca. 10–20 % an der Gesamtheit aller Demenzformen, Ziegler und Doblhammer (2009) hingegen mit „weniger als 10 %" (282).[1] Zu den sekundären Demenzen zählt beispielsweise die Alkoholdemenz, als Folge langanhaltenden Alkoholmissbrauchs oder die Demenz bei Morbus Parkinson. Teilweise sind sekundäre Demenzen reversibel, d. h. die Symptome können bei Behandlung der Primärerkrankung zurückgehen.

Eine weitere Unterscheidung betrifft den Schweregrad der Erkrankung. Generell wird zwischen einer leichten, mittelschweren und schweren Demenz unterschieden, wobei die Übergänge fließend sind. Bei einer leichten Demenz liegen nach Weyerer (2007, S. 9) bereits kognitive Störungen vor, diese sind aber nicht so ausgeprägt, dass die Betroffenen im Alltag permanent von anderen abhängig sind. Alltägliche, routinierte Tätigkeiten können in diesem Stadium noch selbstständig erledigt werden. Bei einer Demenz im mittleren Stadium sind die kognitiven Störungen so weit fortgeschritten, dass die Betroffenen nun auf fremde Hilfen angewiesen sind und in der Regel eine permanente Beaufsichtigung nötig wird. Wenn Handlungsanleitungen erfolgen, können einfache routinierte Tätigkeiten jedoch (noch) selbständig erledigt werden. Die Erkrankung kann einer schweren Demenz zugeordnet werden, wenn die Betroffenen auch einfache alltägliche Aufgaben nicht mehr bewältigen können. Jetzt brauchen sie eine ständige, auch grundpflegerische, Versorgung (vgl. ebd.).

Die häufigste Demenzform ist die Alzheimer-Krankheit. Rund zwei Drittel der gegenwärtig 1,4 Mio. Erkrankten in Deutschland sind Bickel (2012, S. 1) zufolge von ihr betroffen. Im ICD-10 wird die Erkrankung kategorisiert als

---

[1] Eine Zusammenschau unterschiedlicher Studienergebnisse liefern Ziegler und Doblhammer (2009, S. 282 f.). Die Autorinnen geben als ein Grund für die Schwankungen in den Prävalenz- und Inzidenzraten u. a. methodologische Unterschiede in den Studiendesigns an (ebd., vgl. 2.1.2).

eine primär degenerative zerebrale Krankheit mit unbekannter Ätiologie und charakteristischen neuropathologischen und neurochemischen Merkmalen. Sie beginnt meist schleichend und entwickelt sich langsam aber stetig über einen Zeitraum von mehreren Jahren. (ICD-10-GM, Version 2013)

In Bezug auf die Entstehung der Alzheimer-Erkrankung gibt es im medizinischen Diskurs unterschiedliche Erklärungsversuche. Kastner und Löbach (2010, S. 30 ff.) skizzieren besonders zwei bei dieser Erkrankung häufig beobachtbare Veränderungen am Gehirn: zum einen die Ablagerung von Eiweiß an den Nervenzellen, die so genannten amyloiden Plaques, und zum anderen die Bildung von neurofibrillären Bündeln in den Regionen des limbischen Systems, der Hippokampusregion und am Temporallappen (vgl. ebd.), die der Körper offensichtlich nicht mehr abbauen kann. Beide Prozesse führen, so die Annahme, zu einem Absterben von Nervenzellen. Diese degenerativen Prozesse münden dann, folgt man der Argumentation weiter, in den Demenzsymptomen wie sie für die Alzheimer-Erkrankung typisch sind. Allerdings werden auch in den Ausführungen von Kastner und Löbach (ebd.) die Ungewissheiten deutlich, mit der die Medizin sich nach wie vor, und trotz eines enormen Forschungsaufkommens, konfrontiert sieht. So fassen die AutorInnen (ebd.) zusammen:

> Ob nun die amyloiden Plaques Krankheitsursache oder eventuell Reaktionen des Gehirns auf die Bildung der neurofibrillären Bündel sind, wird aktuell wissenschaftlich diskutiert, ebenso welche Veränderungen das Ziel kurativer Therapieansätze sein soll. (S. 30)

Zweifel an diesem Erklärungsansatz, mit dem bereits heute eine Vielzahl entsprechender medikamentöser Therapien verbunden sind, lassen u. a. die Ergebnisse der Längsschnittstudie des amerikanischen Wissenschaftlers David Snowdon (2001, S. 39 ff.) aufkommen. In seiner als „nun study" (ebd.) bekanntgewordenen Untersuchung konnte er anhand eines über 678 Nonnen des Ordens „Sisters of Notre Dame" (ebd.) umfassenden Samples zeigen, dass die Erklärung von Eiweißablagerungen als alleinige Ursache für die Alzheimer-Demenz unzureichend ist. Entsprechend zeigten die Tests, die mit den Ordensschwestern durchgeführt wurden, bei einigen Nonnen zu Lebzeiten keine kognitiven Einbußen, während ihr post-mortem untersuchtes Gehirn Ablagerungen wie bei einer schweren Demenz aufwies (ebd.).[2] So resümiert auch Beate Grübler (2012), dass nach neusten Erkenntnissen die „Beta-Amyloid-Kaskaden-Hypothese" (S. 24) überarbeitungsbedürftig ist. So sei der Pathomechanismus, also der Ablauf des Krankheitsprozesses, in über 90 % der Alzheimer-Demenzen weiterhin unbekannt.

---

[2] Die Nonnenstudie ist eine noch laufende Längsschnittstudie am National Institute on Aging an der Universität von Minnesota. Weitere Infos sind unter www.nunstudy.org abrufbar.

Mit Rekurs auf die Nonnenstudie kommen dann auch Autoren wie Peter Wißmann und Reimer Gronemeyer (2008) zu dem Schluss, dass es eine „diagnostische
Sicherheit" (S. 28) heute nicht geben kann, und kritisieren, dass in eine durch das
bio-medizinische Paradigma geprägte Diagnostik bisher keine sozialen Faktoren
einbezogen werden (vgl. ebd., S. 26 ff.). Offensichtlich sind, entgegen bisherigen
Annahmen, nicht nur biologische Prozesse für das Auftreten von Demenzen des
Alzheimer-Typs verantwortlich und die Theorie von Eiweißablagerungen als alleinige Ursache für die Alzheimer-Demenz ist in dieser Form nicht haltbar. Die
Ergebnisse der Nonnenstudie legen vielmehr nahe, dass auch soziale Faktoren,
beispielsweise das Eingebundensein in eine Gemeinschaft wie im Falle der Or-
densschwestern, ihr immer gleich rhythmisierter Tagesablauf, die überschaubare
Umgebung, ihr gemutmaßter wertschätzender Umgang untereinander etc. eine
Rolle im Hinblick auf das Auftreten und Einordnen von Demenzsymptomen spie-
len (ebd.). Bereits 1998 hat der Internist und Professor für Sozialmedizin Erich
Grond (ebd., S. 63 ff.) darauf hingewiesen, dass das Auftreten von typischen
Demenzsymptomen auch von der Art der Interaktion abhängig ist.

Während Grond (ebd., S. 12 f.) allerdings soziale Faktoren nicht als ursächlich
für eine Demenz ansieht, sondern zu ihrer Entstehung ebenfalls die Plaques-Theorie
anführt, geht Wißmann (2010) einen anderen Weg und kritisiert die einseitige
Perspektive durch die medizinische „Brille" auf das Phänomen Demenz, indem er
resümiert:

> Liest man die mittlerweile zahlreichen (medizinischen) Veröffentlichungen zum The-
> ma Demenz, entsteht unwillkürlich der Eindruck einer breiten Wissensbasis, über die
> man zu verfügen scheint. Tatsächlich wurde jedoch trotz jahrzehntelanger intensi-
> ver Forschung zu den Ursachen der Demenz (Ätiologie) bis heute keine eindeutige
> Ursache gefunden. (S. 340)

So kann nach Meinung des Autors eine Alzheimer-Diagnose allenfalls eine
„Wahrscheinlichkeitsdiagnose" (ebd.) sein. Als problematisch anzusehen ist, der
Argumentation von Wißmann und Gronemeyer (2008) folgend, dass die Medizin
die Diagnose meist nicht als wahrscheinlich kommuniziert, sondern als „siche-
re Feststellung" (S. 28). So weisen die Autoren zu Recht darauf hin, dass eine
Demenzdiagnose zwar wichtig bleibt, aber die Diagnostik realistisch „in ihren
Möglichkeiten, Grenzen und Auswirkungen betrachtet werden" (ebd., S. 29) muss.

Der Anspruch der Medizin als Leitdisziplin im Diskurs hat an vielen Stellen
zu einer Hegemonie von medikamentösen Therapien geführt, die häufig allenfalls unerwünschte Verhaltensweisen einschränken können (vgl. Wißmann 2010,
S. 340). Obwohl diese oftmals in sozialen Faktoren, wie dem Umgang respektive der Interaktion mit den demenziell veränderten Menschen, begründet sind

(vgl. die Ausführungen zum ganzheitlichen Demenzmodell unter 2.2), ist die Medikamentengabe besonders im mittleren Stadium die bevorzugte Therapie der Begleitsymptome (Kastner und Löbach 2010, S. 65 ff.), während die Kontexte, in denen diese manifestiert werden, unberücksichtigt bleiben. Die fehlende Kontextualisierung von Demenz und die Reduktion auf vermutete biologische Prozesse als Ursache für auftretende Symptome führen insgesamt dazu, dass das soziale Umfeld bei der Diskussion um das Auftreten und Einordnen von Demenzsymptomen bisher keine Rolle spielt. Da die medizinische Perspektive im Diskurs sowie beim Zugang zu sozialstaatlichen Leistungen die vorherrschende ist und wie keine andere das öffentliche Bild von Demenz prägt, scheint es sinnvoll, zunächst das medizinische Wissen im Bereich der Epidemiologie, Diagnostik, Prävention und Therapie zu rekapitulieren (Kap. 2.1.2 und 2.1.3), bevor diese Perspektive um eine soziale und zivilgesellschaftliche Sichtweise auf Demenz (vgl. 2.2 und 2.3) erweitert wird.

2.1.2 Prävalenz und Inzidenz bei Demenz

Generell sind die Berechnungen der Prävalenz- und Inzidenzraten von demenziellen Erkrankungen wichtige Größen für Planungsverantwortliche um im Sinne der Daseinsfürsorge ausreichende Angebote und Strukturen vorzuhalten. Die Prävalenz bezeichnet üblicherweise die Anzahl der Erkrankungen zu einem bestimmten Zeitpunkt, während mit der Inzidenz die Anzahl der Neuerkrankungen in einem bestimmten Zeitraum, z. B. in einem Jahr, angegeben wird (vgl. Ziegler und Doblhammer 2009, S. 284 ff.). Angaben zu den Prävalenz- und Inzidenzraten bei Demenz sind sehr heterogen. Die teilweise sehr großen Schwankungen lassen sich zum einen mit methodischen Unterschieden in der Diagnoseerfassung begründen. So weisen Uta Ziegler und Gabriele Doblhammer (2009, S. 288) darauf hin, dass Studien, die mit dem Diagnosesystem DSM-III-R[3] durchgeführt wurden, in der Mehrzahl höhere Prävalenz- und Inzidenzraten aufweisen, da nach Meinung der Autorinnen dem ICD-10 restriktivere Kriterien zugrunde liegen (vgl. ebd.). Ein weiterer Grund liegt in der höchst different vorgenommenen Sampleeinteilung. So finden sich in einigen Studien beispielsweise die höheren Lebensalter in einer Gruppe[4] zusammengefasst, während andere Studien diese noch einmal kleinschrit-

---

[3] Das „Diagnostic and Statistical Manual of Mental Disorders" (DSM) ist ein Klassifikationssystem der American Psychiatric Association.

[4] Bickel (2000) zeigt in einer Rundschau über relevante Studien, dass üblicherweise die Gruppe der sehr hohen Lebensalter mit „90 +" (S. 213) angegeben wird. Ob die Prävalenz über das 100. Lebensjahr hinaus noch steigt, kann so jedoch nicht festgestellt werden.

tig aufteilen (exemplarisch Ziegler und Doblhammer 2009, S. 286). Aufgrund der bisherigen Samplebildung liegen aktuell auch keine epidemiologischen Studien zu präsenilen Demenzen, also zu Demenzen, die vor dem 65. Lebensjahr auftreten (vgl. Kastner und Lörbach 2010, S. 30), für Deutschland vor (vgl. Weyerer 2007, S. 13).

Hinzu kommen die Schwierigkeiten in der Diagnostik: neben der Tatsache, dass Demenz eine Ausschlussdiagnose ist (vgl. 2.1.3), werden demenzielle Erkrankungen oftmals mit einem höheren Lebensalter assoziiert. Aufgrund von Vergleichszahlen aus anderen europäischen Ländern geht Weyerer (2007, S. 13) allerdings davon aus, dass in Deutschland ca. 20.000 Menschen von einer präsenilen Demenz betroffen sind. Angemerkt sei an dieser Stelle, dass die Dunkelziffer aufgrund der skizzierten diagnostischen Probleme wahrscheinlich deutlich höher ausfällt.

Im Folgenden soll die Prävalenz und Inzidenz von Demenz in Deutschland anhand zweier Berechnungen vorgestellt werden. Die wohl aktuellsten Zahlen veröffentlichte die Deutsche Alzheimer Gesellschaft e. V. in einem Factsheet, welchem Neuberechnungen von Horst Bickel zugrunde liegen[5]. Im Vergleich zu seinen früheren Berechnungen (exemplarisch 2000), in denen wie in dieser Veröffentlichung groß angelegte Feldstudien und Meta-Analysen auf die Altersstruktur in Deutschland übertragen wurden[6], sind seine aktuellen Zahlen etwas höher, was u. a. mit neueren Berechnungen aus dem europäischen Raum zusammenhängt.

Die Studie von Ziegler und Doblhammer (2009, S. 281 ff.) hingegen basiert auf Daten der gesetzlichen Krankenversicherung von 2002. Ihr liegt damit, im Gegensatz zu vielen anderen Studien, eine Diagnosefeststellung durch Haus- oder FachärztInnen zugrunde. Diese Studie ist eine der wenigen Untersuchungen, die nicht auf Meta-Analysen beruht.

Sie geht von einer Prävalenz von 1,07 Mio. Menschen mit Demenz bei den über 60-Jährigen und einer Inzidenz von 244.000 Personen im Jahr 2007 aus. Die Berechnung ist deshalb von Bedeutung, weil das erste Mal mit Zahlen der gesetzlichen Krankenversicherung in Deutschland gerechnet werden konnte. In der Regel fußen Inzidenz- und Prävalenzraten auf internationalen Meta-Analysen, die auf die deutsche Situation übertragen werden. Aufgrund methodischer Unterschiede in der Diagnosestellung kommt es in diesem Falle allerdings zu einer Erschwernis im Vergleich mit anderen Studien, denn die Grundlage für die o. g. Studie bildet die gestellte Diagnose der ÄrztInnen. Damit erfolgte die Diagnosefeststellung nicht wie

---

[5] Im Folgenden zitiert als Bickel (2012).

[6] Eine Übersicht über die Prävalenz- und Inzidenzstudien, die in diese Meta-Analyse eingeflossen sind, findet sich beispielsweise bei Bickel (2000, S. 212). Zum Zeitpunkt der Erstellung dieser Arbeit war die wissenschaftliche Publikation zu der neuen Berechnung noch in Bearbeitung.

in vielen anderen Erhebungen mit speziellen Diagnoseinstrumenten (vgl. ebd.). In über der Hälfte der Fälle waren dies HausärztInnen und nicht entsprechend qualifizierte FachärztInnen. Auch der Anteil der Alzheimer-Demenzen im Sample ist mit 23 % sehr gering. Eine Erklärung dafür könnte nach Angaben der Autorinnen sein, dass zum Zeitpunkt der Datenerhebung 2002, eine sichere Diagnose nur als nach dem Tod feststellbar galt (vgl. ebd., S. 287). Insgesamt resümieren die Autorinnen, dass ihre Ergebnisse sich jedoch nicht wesentlich von den Durchschnittsraten der Prävalenz und Inzidenz von Bickel (vgl. 2000, S. 212 ff.) unterscheiden (vgl. Ziegler und Doblhammer 2009, S. 284). Beachtenswert ist allerdings, dass, wie andere Studien auch, die o. g. Studie leichte Demenzen nicht umfassend berücksichtigt, genauso wenig werden präsenile Demenzen einbezogen. Daher ist an dieser Stelle davon auszugehen, dass die tatsächlichen Zahlen deutlich höher ausfallen.

Interessanterweise verzeichnet die o. g. Studie keinen exponentiellen Anstieg der Prävalenz in der Altersgruppe der über 105-Jährigen. Während die Prävalenz bei den über 100-Jährigen noch 43 % beträgt, beträgt sie bei den 105-Jährigen oder älteren lediglich noch 27 % (ebd., S. 286 f.). Dies könnte ein Indiz gegen die These eines exponentiellen Anstiegs mit dem Alter sein. Angesichts der niedrigen Fallzahlen der über 105-Jährigen im Sample (15 Personen) kann eine Interpretation der Daten allerdings nur vorsichtig erfolgen. Ziegler und Doblhammer (ebd.) interpretieren sie in Anlehnung an Ritchie und Kildea (1995) so, dass Demenz „eher altersbedingt (in einem bestimmten Altersintervall auftritt) und nicht alternsbedingt (mit zunehmendem Alter ansteigt)" (S. 286). Allerdings sind in diesem Punkt weitere Studien mit entsprechender Samplebildung, d. h. einer dezidierten Unterteilung nach Altersgruppen, nötig.

In Bezug auf eine Geschlechterverteilung zeigt die Berechnung von Ziegler und Doblhammer (2009, S. 281 ff.), dass Frauen öfter an einer Demenz erkranken. Ab dem 70. Lebensjahr haben Frauen offensichtlich höhere altersspezifische Prävalenz- und Inzidenzraten. Aktuell sind zwei Drittel der Betroffenen Frauen, allerdings werden sich nach Meinung der Autorinnen sowohl Prävalenz- als auch Inzidenzraten künftig angleichen, da die Lebenserwartung der Männer stärker steigt als die der Frauen – auch da die aktuell älteren männlichen Kohorten durch die Opfer der beiden Weltkriege dezimiert sind (vgl. ebd., S. 287). Interessant an der Studie ist, dass aufgrund des großen Datensatzes für Gesamtdeutschland, der für die Berechnung herangezogen wurde, eine Aufschlüsselung von Demenzvorkommen in Ost- und Westdeutschland möglich ist. Wie Tab. 2.1 illustriert steigen ab ca. 85 Jahren die Prävalenzraten in Ostdeutschland stärker an. Die Autorinnen interpretieren daraus einen regionalen Einfluss auf diese Altersstufen (vgl. ebd., S. 284). So könnten nach ihrer Meinung Aspekte des Lebensstils als Einflussgrößen in Betracht kommen, denn „Menschen in Ostdeutschland ernähren sich ungesünder, treiben weniger

Tab. 2.1 Demenziell veränderte Menschen nach Alter, Geschlecht und Region (in 1000) im Jahr 2007. (Quelle: Ziegler und Doblhammer (2009, S. 285))

| | Westdeutschland | | Ostdeutschland | |
Alter	Frauen	Männer	Frauen	Männer
60–64	11	14	3	4
65–69	29	31	9	9
70–74	51	45	15	12
75–79	96	57	27	14
80–84	149	59	40	13
85–89	141	41	39	9
90–94	73	16	23	4
95+	27	4	9	1
60+	576	268	164	65

Sport, rauchen häufiger und leiden häufiger unter Übergewicht" (S. 288). Ob dies als Erklärungsansatz ausreicht und warum ein ungesunder Lebensstil erst ab dem 85. Lebensjahr einen Effekt auf das Demenzvorkommen haben soll, wird allerdings nicht ausführlicher diskutiert.

Im Vergleich zu der Studie von Ziegler und Doblhammer (2009, S. 281 ff.) sind die Zahlen, die die Deutsche Alzheimer Gesellschaft e. V. in einem Informationsblatt auf der Grundlage der Neuberechnung von Bickel (2012) vorlegt, deutlich höher: So wird von aktuell 1,4 Mio. Menschen mit Demenz ausgegangen, wovon ca. zwei Drittel von einer Alzheimer-Demenz betroffen sind (Bickel 2012, S. 1). Die Inzidenz wird auf 300.000 pro Jahr geschätzt. Wie aus Tab. 2.2 hervorgeht, liegt der Berechnung u. a. die 12. koordinierte Bevölkerungsvorausschätzung zugrunde, nach der mit der Anzahl der über 65-Jährigen an der Gesamtbevölkerung auch die Anzahl der demenziell veränderten Menschen bis 2040 auf 2.580.000 steigt. Erst ab 2050 ist die Anzahl der über 65-Jährigen an der Gesamtbevölkerung leicht rückläufig, während die Zahl der demenziell veränderten Menschen weiter auf über drei Millionen steigen wird.

Aktuell liegt Deutschland Bickel (2012, S. 1) zufolge, gemessen an der Gesamtzahl der demenziellen Erkrankungen, international auf dem fünften Platz hinter China, den USA, Indien und Japan (ebd.). Nach dieser Berechnung sind rund 70 % der Erkrankten Frauen, wobei auch hier zumindest die unterschiedlichen Lebenserwartungen als Grund dafür angeführt werden. In Bezug auf regionale Unterschiede wird innerhalb der westlichen Industrieländer von keiner Differenz ausgegangen. Im Gegensatz zu Ziegler und Doblhammer (2009) geht Bickel (2012) in seiner neuen Berechnung nicht von regionalen Unterschieden in Deutschland in Bezug auf die Risikoverteilung aus (ebd., S. 3).

Tab. 2.2 Geschätzte Zunahme der Krankenzahl für Deutschland bis 2050. (Quelle: Bickel (2012): Schätzungen auf der Basis der 12. koordinierten Bevölkerungsvorausschätzung (Variante 1-W2))

Jahr	Geschätzte Anzahl der über 65-Jährigen in Millionen	Geschätzte Krankenzahl
2010	16,8	1.450.000
2020	18,7	1.820.000
2030	22,3	2.150.000
2040	23,9	2.580.000
2050	23,4	3.020.000

Die Frage, ob die Inzidenzrate ab einem bestimmten Alter sinkt, kann anhand dieser Untersuchung nicht beantwortet werden. Die Studie rekurriert auf eine frühere Berechnung von Bickel (2000), wonach die mittlere Inzidenzrate mit dem Alter steigt, allerdings ist die älteste Gruppe dort als Gruppe 90 + bzw. 95 + (ebd., S. 214) zusammengefasst, so dass keine Aussagen zu einer Zu- respektive Abnahme nach dem 105. Lebensjahr, wie es Ziegler und Doblhammer (2009) berechnet haben, möglich ist.

Insgesamt zeigen die beiden diskutierten Studien einen starken Anstieg der Anzahl demenziell veränderter Menschen, auch wenn beide Untersuchungen in Bezug auf die Frage, wie groß der Anstieg tatsächlich ausfällt, mit Unsicherheiten behaftet sind. Neben den Unsicherheiten von Inzidenzstudien generell (vgl. Bickel 2000, S. 214; Weyerer 2007, S. 13) kommt bei der Berechnung der Demenzinzidenz, wie im Folgenden erörtert wird, erschwerend die Problematik der Diagnosefeststellung hinzu.

2.1.3 Diagnostik, Therapie und Prävention

Die Demenzdiagnostik ist ein komplizierter Prozess, der mit großen Unsicherheiten behaftet ist (vgl. die Ausführungen unter 2.1.1 und 2.1.2). Die Diagnose einer Alzheimer-Demenz als die häufigste Demenzform soll in der Regel nur über den Ausschluss aller anderen Krankheiten als mögliche Ursache für auftretende Symptome erfolgen. Wie unsicher die Diagnose ist, solange die Ätiologie und der Pathomechanismus unbekannt bleiben, zeigt ihre Entwicklung: Während man 2004 noch davon ausgegangen ist, dass eine Alzheimer-Demenz lediglich postmortem mit Sicherheit diagnostiziert werden kann, wird heutzutage verbreitet davon ausgegangen, dass die diagnostischen Instrumente zu Lebzeiten eine sichere Diagnose ermöglichen (vgl. Ziegler und Doblhammer 2009, S. 287). Allerdings ist der Diskurs auch in diesem Punkt heterogen. So weist Philipp-Metzen in ihrer veröffentlichten Dissertation aus dem Jahr 2008 noch darauf hin, dass eine Alzheimer-Demenz erst nach dem Tod „vollständig bestätigt werden" (S. 24) kann. Die unterschiedlichen schwerlich be- oder widerlegbaren Standpunkte lassen es – Peter Wißmann (2010) folgend – nötig erscheinen, bei einer Alzheimer-Diagnose immer von einer „Wahrscheinlichkeitsdiagnose" (S. 340) auszugehen. Dies sollte gegenüber den Angehörigen, die eine sichere Diagnose als hilfreich empfinden, entsprechend kommuniziert werden.

Häufig erfolgt die Diagnosestellung in Deutschland durch niedergelassene ÄrztInnen nach dem ICD-10. Demnach müssen für das Vorliegen einer allgemeinen Demenzdiagnose zum einen eine Abnahme des Gedächtnisses und des Denkvermögens vorliegen und zum anderen erhebliche Einschränkungen in den Aktivitäten des täglichen Lebens, z. B. Essen, Ankleiden etc. vorhanden sein (vgl. Weyerer 2007, S. 8; Philipp-Metzen 2008, S. 23 f.). Die Beeinträchtigung muss mindestens über einen Zeitraum von sechs Monaten beobachtbar und differentialdiagnostisch müssen eine Depression, ein Delir, eine Intelligenzminderung, eine kognitive Schwäche mit anderer Ursache etc. auszuschließen sein (Weyerer 2007, S. 8; Catulli 2007, S. 16 f.). Zusätzlich zu diesen Kriterien gilt als Indikator für eine Alzheimer-Diagnose eine schleichende Verstärkung der Symptome. Zudem müssen andere Ursachen für die Demenz sowie neurologische Befunde wie eine Halbseitenlähmung oder Gesichtsfeldausfälle ausgeschlossen werden können (vgl. Weyerer 2007, S. 8; Philipp-Metzen 2008, S. 24 f.).

Aus den aufgelisteten Kriterien wird bereits deutlich, dass eine Diagnose nur auf der Grundlage einer gründlichen Anamneseerhebung erfolgen kann, zu der neben der Befragung des mutmaßlich Betroffenen auch die Befragung der Angehörigen (Fremdanamnese) und ggf. weiterer Personen gehört (vgl. Catulli 2007, S. 15 f.; Weyerer 2007, S. 9). In diesem Rahmen werden Fragen nach der Merkfähigkeit und dem Gedächtnis, nach der zeitlichen, situativen und örtlichen Orientierung gestellt sowie die Alltagsaktivitäten in den Blick genommen (vgl. Weyerer 2007, S. 9). Zu dem Procedere gehören darüber hinaus Laboruntersuchungen, bildgebende Verfahren und kognitive Leistungstest (vgl. ebd., Philipp-Metzen 2008, S. 25; Kastner und Lörbach 2010, S. 45 ff.).

Erst wenn all diese Ergebnisse keinen anderen Schluss zulassen, also alle anderen Erkrankungen als Erklärung der vorliegenden Befunde ausgeschlossen werden können, kann eine Alzheimer-Demenz infrage kommen. Da das Verfahren zur Diagnosestellung sehr aufwendig ist, erfolgt diese im besten Falle in einer Spezialklinik, beispielweise in einer sogenannten Memory-Klinik oder in einer Gedächtnisambulanz (vgl. Haupt 2012, S. 1). Die dortigen diagnostischen Möglichkeiten gehen weit über die von niedergelassenen Haus- und auch FachärztInnen hinaus. Viele Hauptbezugspersonen scheuen sich jedoch davor, ihre Angehörigen über einen längeren

Zeitraum in eine solche Klinik zu geben, so dass weiterhin 90 % der demenziell veränderten Menschen von HausärztInnen behandelt werden (Philipp-Metzen 2008, S. 31). Diese sind jedoch, wie bereits angemerkt, häufig nicht ausreichend fortgebildet (ebd.).

Eine Demenzdiagnose wird heute häufig noch sehr spät gestellt, wenn die Symptome schon virulent und der Leidensdruck für die Betroffenen und die Angehörigen bereits enorm hoch ist. Mittlerweile gibt es jedoch diverse Verbesserungen in der Frühdiagnostik mit Biomarkern und bildgebenden Verfahren. Innerhalb des medizinischen Diskurses werden diese Möglichkeiten allerdings kontrovers diskutiert, führen sie doch dazu, dass die Kosten zur Diagnosestellung weiter immens steigen (werden) (Grübler 2012, S. 24), ohne dass sich dadurch verbesserte therapeutische Behandlungsmöglichkeiten eröffnen.

Neben den bestehenden Unsicherheiten in der Diagnosestellung gibt es aufgrund der nicht sicheren Pathogenese und Ätiologie höchst divergente Meinungen bezüglich geeigneter Therapiemöglichkeiten. Weyerer (2007, S. 17) gibt drei unterschiedliche Therapieansätze an: Die medikamentöse Therapie, die psychologische Intervention und die ökologische respektive soziale Intervention. Wie bereits angedeutet, zielen viele pharmakologische Therapieansätze auf eine Verminderung der Begleitsymptome einer Demenz, um auf diese Weise zu einer Verbesserung der Lebensqualität der Betroffenen beizutragen (vgl. ebd.). Insgesamt scheint sich die medizinische Therapie auf eine medikamentöse Behandlung zu beschränken (vgl. Wißmann 2010, S. 340). Doch auch von ÄrztInnen kommt Kritik an diesem Verfahren: So kommt Grübler (2012) zu dem Schluss, dass die pharmakologische Forschung so viele Rückschläge erlitten habe, weil die „genetischen und molekularbiologischen Zusammenhänge viel komplexer" (S. 24) seien als bisher vermutet. Da nach Auffassung der Autorin in naher Zukunft nicht mit bahnbrechenden Erfolgen in der Therapie des Morbus-Alzheimers zu rechnen sei, wird neue Grundlagenforschung nötig werden. Kritisch sieht Grübler (2012, S. 23), dass trotz der Infragestellung der Amyloid-Hypothese weiterhin vermehrt Beta-Amyloide verschrieben werden. In der Zusammenschau zeigen sich die medikamentösen Möglichkeiten, obwohl stark verbreitet, ziemlich begrenzt. Im besten Fall können Abbauprozesse für einen begrenzten Zeitraum verlangsamt werden (Wißmann 2010, S. 340), allerdings ist dies mit starken Nebenwirkungen verbunden, die u. U. eine weitere Medikamentierung nötig machen. Bei einigen PatientInnen zeigen die Medikamente keine oder nicht die gewünschte Wirkung, ohne dass die Ursache dafür geklärt wäre. Um die Begleiterscheinungen der Demenz zu mildern, werden in der Regel diverse Psychopharmaka verschrieben, die allerdings keinen direkten Einfluss auf den Krankheitsverlauf haben. Immer mehr Fachleute weisen in diesem Zusammenhang darauf hin, dass Demenz auch eine soziale Komponente beinhaltet und dementsprechend vermehrt „humanorientierte Therapien" (ebd.) einbezogen werden müssen.

Zu den psychologischen Interventionsmöglichkeiten zählen nach Weyerer (2007, S. 18) Kompetenztrainings, Validation, biographische Methoden, Tanz- und Musiktherapie etc. Für die Betroffenen und ihre Angehörigen haben diese Therapieformen häufig einen positiven Effekt auf das Wohlbefinden und die Lebensqualität und tragen damit mittelbar zu einer besseren Krankheitsbewältigung bei (ebd.). Wenn nach dem aktuellen Stand der Forschung soziale Faktoren für die Entwicklung und Manifestation von Demenzsymptomen wichtiger sind als bisher angenommen, dann bekommen nicht-medikamentöse Therapien einen höheren Stellenwert. So betont Wißmann (2010):

> dass nicht (allein) der Verlust von Nervenzellen, sondern vor allem die Art der Zuwendung, die Beschaffenheit der Umwelt und die Form der Kommunikation und Interaktion zwischen Menschen mit und ohne Demenz von Bedeutung sind. (S. 342)

Allerdings sei an dieser Stelle angemerkt, dass für diese Formen der Intervention häufig die von einem bio-medizinischen Forschungsparadigma aus geforderten wissenschaftlichen Belege der Wirksamkeit fehlen, auch wenn durch die Praxis für bestimmte Interventionen – beispielsweise für eine verbindliche Tagestruktur – positive Wirkungen belegt werden können (Weyerer 2007, S. 18; Wißmann 2010, S. 342).

Ökologische und soziale Interventionen als dritte von Weyerer (2007, S. 18) aufgeführte Form der Intervention beziehen sich überwiegend auf Umgebungsfaktoren, wie die Gestaltung der Umwelt (ebd.). Besonders im stationären Kontext hat sich hier in den letzten Jahren konzeptionell einiges verändert. So lässt sich ein Trend hin zu Hausgemeinschaften, kleineren Wohngruppen, Pflegeoasen etc. als Alternative zu traditionellen (stationären) Pflegesettings beobachten (vgl. Radzey 2008, S. 87 ff.; Weyerer 2007, S. 18 f.). Auch die Außenanlagen werden den Bedürfnissen von demenziell veränderten Menschen angepasst. Ein Beispiel dafür sind die sogenannten Demenzgärten, die in der Regel als Rundgang angelegt werden. Insgesamt besteht Einigkeit darüber, dass die Umwelt demenziell veränderter Menschen sowohl stimulieren und anregen als auch einen beschützenden Charakter haben sollte (Weyerer 2007, S. 18 f.).

Da bahnbrechende Erfolge in der Therapie besonders der Alzheimer-Erkrankung bisher ausgeblieben sind, richtet sich Grübler (2012, S. 24) zufolge der „bange Blick" (ebd.) auf die Prävention. Allerdings sind auch hier die Befunde äußert heterogen. Ziegler und Doblhammer (2009, S. 288) zufolge erhöht ein ungesunder Lebensstil das Demenzrisiko. Mit einem gesunden Lebensstil geht den Autorinnen zufolge ein gesenktes Risiko an Herz-Kreislauf Beschwerden und/oder Diabetes einher, welches wiederum das Risiko einer vaskulären Demenz vermindert (vgl. ebd.). Auch Grübler (2012, S. 24 f.) rezipiert Meta-Analysen, wonach im Bereich der Alzheimer-Demenz Risikofaktoren wie Diabetes, Rauchen, körperliche Inaktivität sowie Adipositas (besonders in der Lebensmitte) gefunden wurden, jedoch erklären diese Faktoren höchstens die Hälfte aller Erkrankungen (ebd.). Weyerer (2007, S. 10) nennt darüber hinaus eine niedrige Schulbildung als Risikofaktor für eine demenzielle Erkrankung, wobei hier zum einen eher bildungsassoziierte Unterschiedlichkeiten im Gesundheitsverhalten und bezüglich des Arbeitsplatzrisikos diskutiert werden. Zum anderen impliziert eine hohe Schulbildung in der Regel vermehrt die Möglichkeit einer Stärkung der kognitiven Reservekapazität durch geistige Stimulation, was ein weiterer Erklärungsansatz für die in einigen Studien festgestellten bildungsassoziierten Unterschiede sein könnte (vgl. ebd.). Der Autor verweist außerdem darauf, dass Menschen mit leichten kognitiven Störungen ein bis zu 20-fach höheres Risiko haben, an einer Demenz zu erkranken (ebd.). Insgesamt scheinen jedoch die Ursachen für die am häufigsten auftretende Alzheimer-Demenz „im Wesentlichen noch unbekannt" (ebd., S. 10), so dass es schwierig sein dürfte, verlässliche Risikofaktoren zu benennen. Aus den zitierten Prävalenz- und Inzidenzstudien (vgl. 2.1.2) ergibt sich allerdings relativ eindeutig, dass das Alter der Hauptrisikofaktor für eine Demenzerkrankung zu sein scheint. Als alleinige Ursache reicht dieser Erklärungsansatz allerdings nicht (mehr) aus. Grübler (2012, S. 24) verweist in diesem Zusammenhang auf den Studienautor der Nonnenstudie David Snowdon, der mittlerweile davon ausgeht, dass Schlaganfälle bei der Entstehung von einer Alzheimer-Erkrankung eine wichtige Rolle spielen. Zu dieser Annahme passt, dass viele Studien nachweisen konnten, dass Bluthochdruck einen entscheidenden Risikofaktor darstellt (Weyerer 2007, S. 11).

Insgesamt konzentriert sich die Prävention besonders von vaskulären Demenzen heute auf die Minimierung von identifizierten Risikofaktoren (ebd.). In Bezug auf die Alzheimer-Demenz ist vieles unsicher. Aktuell werden hier international auch Faktoren, wie sie aus der Resilienzforschung bekannt sind (beispielsweise eine hohe Widerstandsfähigkeit gegen Stress, Angst und Depression), als protektiv diskutiert (vgl. Grübler 2012, S. 25).

2.2 Demenz aus sozialer und kultureller Perspektive

Unter dem herrschenden bio-medizinischen Paradigma wird Demenz vor allem als „neurologisch-neuropathologisches Problem" (Wißmann 2010, S. 242) verstanden. Für die Betroffenen hat dies häufig zur Folge, dass sie auf dieses Problem reduziert werden und damit nicht mehr als Subjekte mit eigenen Wünschen und

Vorstellungen, sondern vielmehr als Objekte von Pflege- und Versorgungshandlungen wahrgenommen werden. Dass Demenz ausschließlich als Krankheit mit biologischen Ursachen gilt, ist mittlerweile auch unter MedizinerInnen nicht mehr unumstritten (vgl. 2.1). Für die Alzheimer-Demenzen wird besonders stark diskutiert, ob diese nicht auch als zwangsläufige Begleiterscheinung der Zunahme hochaltriger Menschen generell gedeutet werden können. So scheint vieles, was noch vor einigen Jahren als eher regelhaft vorkommender altersbedingter Abbauprozess galt, heute als Demenz definiert zu werden (vgl. zur Diskussion Wißmann und Gronemeyer 2008, S. 34 ff.).

Ohne die Diskussion vollständig abzubilden, soll an dieser Stelle darauf aufmerksam gemacht werden, dass das, was als gesund oder krank eingestuft wird, immer auch eine soziale und kulturelle Konstruktion ist, die sich im Laufe der Zeit verändern kann. Begreift man die Kategorien Gesundheit und Krankheit als soziale und kulturelle Konstruktionen, unterliegen ihre Definitionen immer auch Macht- und Herrschaftsverhältnissen. Im Diskurs um die Demenz hat, wie bereits skizziert, die Medizin die Deutungshoheit. Sie gibt an, was als gesund und was als krank gilt. In Bezug auf Demenzen – und hier besonders der Alzheimer-Demenz – bleibt festzustellen, dass die Medizin diese erstens als Krankheit definiert und zweitens trotz eines enormen Forschungsaufkommens[7] bisher weder den genauen Pathomechanismus noch eine gesicherte Ätiologie aufzeigen kann (vgl. 2.1). Daher treten immer mehr Fachleute für ein ganzheitliches Bild von Demenz ein. Sowohl in der Betrachtung der Ursachen als auch im Umgang mit Betroffenen sollen neben biologischen auch verstärkt andere Faktoren in den Blick genommen werden. Ein bekannter Vertreter dieser Sichtweise ist Peter Wißmann (2010, S. 342). Folgt man dem Autor, dann wird im ganzheitlichen Demenzmodell nicht der Einfluss von biologischen Prozessen per se negiert (Wißmann 2004, S. 17), sondern dieser wird als ein Faktor von vielen begriffen. Ein weiterer großer Einflussfaktor ist in diesem Modell

> das sozialpsychologische Umfeld. Gemeint ist damit die Art und Weise, wie das Umfeld, in dem der Mensch mit Demenz lebt, (inter)agiert, kommuniziert, reagiert und handelt. Gemeint ist, wie das ihn umgebende Milieu gestaltet ist, fördernd oder verhindernd, aktivierend oder hospitalisierend, stimulierend oder reizlos. (ebd.)

Des Weiteren werden die Persönlichkeit, biographische Erlebnisse und der Gesundheitszustand (vgl. Wißmann 2010, S. 342) als Einflussgrößen auf demenzielle Prozesse genannt. In der Forschung hätte die Annahme eines ganzheitlichen Demenzmodells eine Ausweitung des Fokus auf nicht-medizinische Bereiche zur

---

[7] Grübler (2012, S. 23) spricht von weltweit 25.000 ForscherInnen, die sich mit dem Thema Demenz befassen.

Folge. Gemessen an Forschungsstudien und -geldern wurde dieser Bereich in den letzten Jahren kaum beachtet, auch in der (Fach-) Öffentlichkeit haben es solche Ansätze unter einem medizinischen Duktus aktuell schwer, wahrgenommen zu werden (ebd.).

Für die Betroffenen bietet ein ganzheitliches Demenzmodell die Chance, weiterhin als Subjekt wahrgenommen zu werden. Wißmann (2010, S. 242) verweist in diesem Zusammenhang auf den personenzentrierten Ansatz von Tom Kitwood (2008). Folgt man diesem Modell, so stellt Wißmann (ebd.) heraus, besteht eine wichtige Aufgabe informeller und formeller Unterstützungsangebote darin, das „Person-Sein" (ebd., S. 343) demenziell veränderter Menschen zu erhalten und zu stärken. Damit, so argumentiert der Autor, ergeben sich gänzlich neue Aufgaben für die Versorgung demenziell veränderter Menschen (ebd.).

In einem ganzheitlichen Demenzmodell kommt der Sozialen Arbeit eine wichtige Rolle zu. Eine ihrer zentralen Aufgaben ist dabei, die soziale Teilhabe von Menschen mit Demenz zu sichern – beispielsweise durch die Ermöglichung von zwischenmenschlichen Begegnungen in der Kommune, welche gleichzeitig einen Beitrag zur Anerkennung des Subjektstatus leisten könnte (Wißmann 2010, S. 345; vgl. 2.3). Denn eine Möglichkeit, dem defizitären Bild von demenziell veränderten Menschen als Objekte von Versorgungshandlungen ein anderes, umfassenderes Bild vom Menschen mit Demenz entgegenzusetzen, stellt die persönliche Begegnung dar (ebd.).

Ein Ansatz, der in diesem Zusammenhang Demenz nicht nur als soziale und kulturelle Konstruktion versteht, sondern darüber hinaus eine Kontextualisierung der Demenz im Bereich der Zivilgesellschaft vornimmt, ist das Leitbild der „demenzfreundlichen Kommune" (Wißmann und Gronemyer 2008, S. 146 ff.). Dieses soll im Folgenden in Form eines Exkurses und anhand eines Modellprojektes, der „Arnsberger ‚Lern-Werkstatt' Demenz"[8] verdeutlicht werden.

2.3 Demenz aus zivilgesellschaftlicher Perspektive

Von der Initiative der Robert Bosch Stiftung ausgehend, hat der 2006 gegründete und deutschlandweit agierende Verein *Aktion Demenz e. V.* die Leitidee der demenzfreundlichen Kommune in die Diskussion um die Versorgung von Menschen

---

[8] Am Ende der dreijährigen Projektphase hat die Stadt Arnsberg ein Handbuch für andere Kommunen zusammengestellt, in dem ein Teil der dortigen Erfahrungen aus der Sicht der Kommune zusammengefasst wurden. Dieses ist online abrufbar unter: http://www.projekt-demenz-arnsberg.de/cms/upload/docs/PDA_Hand-buch_weblinksDS.pdf.

mit Demenz eingebracht. Peter Wißmann und Reimer Gronemeyer (2008), zwei der Gründungsmitglieder des Vereins, definieren diese als „ein Gemeinwesen, in dem es sich für Menschen und Familien mit Demenz gut leben lässt und in dem Teilhabe gelebte Wirklichkeit ist" (S. 146). In diesem Ansatz werden Menschen mit Demenz nicht in ihren Defiziten gesehen, sondern als BürgerInnen der Kommune mit einem Recht auf soziale Teilhabe begriffen (vgl. Wißmann 2010, S. 344 f.). Mit ihnen und für sie muss der soziale Nahraum gestaltet und an ihre Bedürfnisse angepasst werden. Zu dem Leitbild der demenzfreundlichen Kommune gehört des Weiteren der Versuch, die Entstigmatisierung der Demenz durch eine breite Öffentlichkeitsarbeit voranzutreiben und so die BürgerInnen über das Leben mit Demenz zu informieren. Ein Ziel dieser Öffentlichkeitsarbeit soll es sein, der gängigen Praxis der vielerorts vorgenommenen reduktionistischen Sichtweise auf Menschen mit Demenz als Objekte von Versorgungs- und Pflegehandlungen eine subjektorientierte Perspektive auf die Betroffenen entgegenzusetzen. Das durch den medizinischen Duktus geprägte defizitorientierte Bild von Demenz soll im Gemeinwesen sukzessive durch einen ganzheitlichen Blick auf Demenz ersetzt werden. Dabei geht es besonders um die Frage der Gestaltung einer „„Gesellschaft der Verschiedenheit'" (Wißmann 2010, S. 345), insofern weist der Ansatz eine gewisse Nähe zu Ideen auf, die beispielsweise in Konzepten des Diversity Managements[9] Einzug gefunden haben. Demenz wird im Konzept der demenzfreundlichen Kommune als eine (nicht frei gewählte) Form der Lebensführung betrachtet (Wißmann und Gronemeyer 2008, S. 148 f.) Die Zivilgesellschaft als Leitbild einer Gesellschaft zeichnet sich nach Wißmann (2010) dadurch aus, dass sie auf den zentralen Prinzipien „Verantwortungsübernahme, Demokratie und Partizipation" (S. 345) fußt.

Anfang 2008 wurde dann erstmals versucht, das Leitmotiv der demenzfreundlichen Kommune konkret im Rahmen eines Modellprojektes umzusetzen. Ausgesucht wurde die Stadt Arnsberg. Die Ergebnisse aus Sicht der Kommune wurden, wie bereits dargestellt, in einem Handbuch veröffentlicht. Das Modellprojekt wurde wissenschaftlich von der Westfälischen Wilhelms-Universität Münster begleitet. Die Ergebnisse der wissenschaftlichen Begleitung zeigen deutlich, dass demenzfreundliche Kommunen nicht nur – wie in Arnsberg forciert – durch eine breite Öffentlichkeitsarbeit (zur Entstigmatisierung der Erkrankung) und eine Aktivierung bürgerschaftlichen Engagements (zur Sicherung von Teilhabechancen) zu

---

[9] Diversity Management bzw. Managing Diversity kommt als Konzept aus den USA und betrachtet den angemessenen Umgang mit Verschiedenartigkeit (in Organisationen). Bestimmte Kategorien werden dabei besonders in den Blick genommen, weil sie die Gefahr von Ungleichheit markieren. Dazu gehören beispielsweise Geschlecht, Migration, Alter, Behinderung (vgl. Baer 2011, S. 197).

verwirklichen sind, sondern darüber hinaus und zuallererst alle Bemühungen an der Frage gemessen werden müssen, was von den initiierten Maßnahmen konkret bei den Betroffenen und ihren Familien, also den Menschen mit Demenz und ihren Angehörigen, ankommt und wie ihnen die Bewältigung alltäglicher Lebenssituationen erleichtert werden kann. Damit rückt die Frage nach der passenden Gestaltung, Mitwirkung bzw. Mithilfe ihres Umfeldes in den Fokus der Betrachtung (vgl. Mair und Graumann 2011, S. 49 ff.).

So kann Peter Wißmann (2010, S. 345) zwar zugestimmt werden, dass im Rahmen des Ansatzes der demenzfreundlichen Kommune nicht ausschließlich die Forderung eines Ausbaus von institutionellen und finanziellen Hilfen zentral ist. Die Erfahrungen in Arnsberg zeigen jedoch auch, dass das Thema der Entlastung und die Möglichkeit des Fortführens eines eigenen Lebensrhythmus jenseits der Pflegeverantwortung für die Angehörigen ein zentraler Aspekt ist, der sehr ernst genommen werden muss. Eine demenzfreundliche Kommune muss nicht nur, aber zuerst entsprechende Beratungs- und Unterstützungsstrukturen aufbauen, die sowohl für die Menschen mit Demenz als auch für die Angehörigen überhaupt erst die Voraussetzung schaffen am sozialen Leben teilzuhaben. Zweifellos stellt die Gewährleistung ihrer alltäglichen Teilhabe am sozialen und kulturellen Leben eine enorme Herausforderung für die Zivilgesellschaft dar.

2.4 Zur Versorgungslage demenziell veränderter Menschen in der häuslichen Umgebung

Angehörige, die demenziell erkrankte Menschen in der häuslichen Umgebung betreuen und/oder pflegen, sind auf entsprechende Informations-, Beratungssowie Entlastungsangebote angewiesen, um tragfähige Unterstützungsarrangements herstellen zu können. In diesem Abschnitt werden die Versorgungslage demenziell veränderter Menschen in der häuslichen Umgebung, inhaltliche Anforderungen und strukturelle Rahmenbedingungen näher betrachtet. Vorhandene Angebotsstrukturen, und hier besonders die Entlastungsmöglichkeiten im Rahmen der Pflegeversicherung, sind, für Angehörige von demenziell veränderten Menschen aufgrund der immer noch überwiegend auf somatischen Kriterien beruhenden Ausrichtung des Pflegebedürftigkeitsbegriffs schwer zugänglich. Zum besseren Verständnis wird daher im folgenden Kapitel eine nähere Betrachtung des Pflegebedürftigkeitsbegriffs vorgenommen, bevor der Aufbau der Pflegeversicherung und die daraus für die Angehörigen abrufbaren Leistungen erörtert werden. Das Abschn. 2.4.3.2 betrachtet abschließend die neben der Pflegeversicherung zugänglichen Leistungen der sozialen Sicherung überblicksartig.

2.4.1   Die häusliche Umgebung – eine faktische Annäherung

Die Pflegestatistik für das Jahr 2009 berichtet von insgesamt 2,34 Mio. pflegebedürftigen Menschen im Sinne des Pflegeversicherungsgesetzes, davon wurden 1,62 Mio. Menschen, also rund 69 %, zu Hause versorgt. Von diesen 1,62 Mio. Menschen erhielten 1,07 Mio. ausschließlich Pflegegeld, d. h. sie wurden in der Regel hauptsächlich von Angehörigen versorgt (vgl. Statistisches Bundesamt 2011, S. 4 ff.). Hinzu kommen knapp drei Millionen hilfebedürftige Menschen in Privathaushalten, die nach den Bestimmungen der Pflegeversicherung nicht leistungsberechtigt, aber dennoch auf Unterstützung angewiesen sind (Schneekloth und Wahl 2008, S. 63 ff.). Im Vergleich zur Pflegestatistik 2002 hat sich der prozentuale Anteil der pflegenden Angehörigen damit lediglich um einen Prozentpunkt von 70 % auf 69 % reduziert (vgl. Philipp-Metzen 2008, S. 34).

Die exakte Zahl aller demenziell veränderten Menschen in Privathaushalten zu ermitteln, gestaltet sich hingegen schwierig. Als eine Orientierungsgröße kann Weyerer (2007, S. 7 f.) folgend davon ausgegangen werden, dass fast die Hälfte der Pflegebedürftigen in Privathaushalten eine demenzielle Erkrankung aufweist, wobei der Autor damit von niedrigeren Zahlen ausgeht, als dies aktuelle Berechnungen tun (vgl. 2.1.2). Allerdings ist davon auszugehen, dass viele Menschen mit Demenz aufgrund der verrichtungsbezogenen Ausrichtung des Pflegebedürftigkeitsbegriffs in keine Pflegestufe eingestuft sind (vgl. 2.4.2). Die häusliche Versorgung hat – gemessen an Zahlen – also immer noch einen enorm hohen Stellenwert. In Zahlen der Pflegestatistik sind jedoch lediglich die Personen inbegriffen, die im Sinne des Pflegeversicherungsgesetzes pflegebedürftig sind. Es wird zu zeigen sein, dass es besonders für Menschen mit leichten bis mittelschweren demenziellen Veränderungen häufig schwer ist, eine Pflegestufe zuerkannt zu bekommen, obwohl die Angehörigen einen enormen Betreuungsaufwand betreiben. Daher soll im Folgenden zunächst der aktuelle Pflegebedürftigkeitsbegriff als Entscheidungsgrundlage für die Einstufung in eine Pflegestufe erläutert und die daraus resultierenden problematischen Auswirkungen für demenziell veränderte Menschen diskutiert werden, bevor darauf aufbauend das aktuelle Leistungsspektrum der Pflegeversicherung vorgestellt wird.

2.4.2   Pflegebedürftigkeit – eine begriffliche Klärung

Der Begriff der Pflegebedürftigkeit ist im ersten Absatz des Paragraphen vierzehn des elften Sozialgesetzbuches festgeschrieben. Demnach gilt als pflegebedürftig, wer wegen einer körperlichen, geistigen oder seelischen Krankheit oder Behinderung für die gewöhnlichen und regelmäßig wiederkehrenden Verrichtungen im Ablauf des täglichen Lebens auf Dauer, voraussichtlich für mindestens sechs Monate, in erheblichem oder höherem Maße (§ 15) der Hilfe [...] [bedarf]. (Absatz1, § 14; SGB XI; Auslassung und Einfügung: S.F.-G.)

Rixen (2010, S. 268) weist bei seiner Interpretation des Gesetzestextes darauf hin, dass im Vergleich zur Begrifflichkeit in der Krankenversicherung in der Pflegeversicherung eine rein defizitäre Beschreibung erfolgt. Denn im SGB XI umfasst „der Krankheitsbegriff [...] nicht die Elemente der Behandlungsbedürftigkeit und Behandlungsfähigkeit" (S. 268; Auslassung: S.F.-G.).[10] Der Autor vertritt die These einer Medikalisierung des Alter(n)s[11] und betont, dass die in Rechtsvorschriften eingelassenen Alter(n)sbilder die Diskurse um das Thema Alter(n) prägen und schließlich reproduzieren (ebd., S. 267). Es ist also davon auszugehen, dass die im Rahmen der Pflegeversicherung grundgelegte defizitäre Vorstellung sich im gesellschaftlichen Diskurs um das Alter(n) widerspiegelt und umgekehrt.

Eine Autorin, die sich mit stereotypen Alter(n)sbildern befasst, ist Barabara Pichler (2010, S. 415 ff.). Sie geht in ihren Ausführungen davon aus, dass besonders zwei Pole die Bandbreite vorhandener Altersbilder markieren, die „jungen Alten" (ebd., S. 417) und das Bild vom „alten Alter" (ebd., S. 424).[12]

Um die somatische und an Verrichtungen orientierte Ausrichtung der Pflegeversicherung zu verdeutlichen, reicht ein Blick auf die weiteren Absätze des § 14: Legt der Behinderungsbegriff im ersten Absatz aus einer heilpädagogischen oder sozialarbeiterischen Perspektive nahe, dass es hier um die Sicherung von sozialer Teilhabe geht (vgl. Rixen 2010, S. 269), erfolgt in den darauffolgenden Absätzen eine „Auflistung von Handlungsdefiziten [...], die krankheits- bzw. behinderungsbedingt auftreten und durch die Interventionsmöglichkeiten der Pflegeversicherung kompensiert werden" (ebd., S. 269; Auslassung: S.F.-G.) sollen. So werden im Absatz vier des Paragraphen vierzehn wiederkehrende Verrichtungen in den Bereichen Körperpflege (Waschen, Duschen, Zahnpflege etc.), Ernährung (mundgerechte Zubereitung der Speisen etc.), Mobilität (An- und Auskleiden, Treppensteigen etc.)

---

[10] Vgl. dazu auch die Ausführungen zum Krankheitsverständnis in SGB V unter 2.4.3.2.

[11] Medikalisierung als Begrifflichkeit meint im Allgemeinen die Tatsache, dass immer mehr Bereiche, die genuin nicht zum medizinischen Feld gehören, in den Fokus medizinischer Bemühungen rücken. Dazu zählt das Altern(n) wie Rixen (2010, S. 268) hervorhebt. Darunter fällt des Weiteren, dass immer mehr Phänomene medizinisch behandelt werden, die auch mit sozialen Ursachen erklärbar und dementsprechend auch als solche bearbeitbar wären.

[12] Vgl. die weiteren Ausführungen bei Pichler (2010, S. 415 ff.). Die doppelt defizitäre Sichtweise auf Menschen mit Demenz als „alt" und „hilfe- und/oder pflegebedürftig" thematisieren Graumann und Offergeld (2013, S. 185 ff.).

und hauswirtschaftliche Versorgung (Kochen, Waschen etc.) definiert. Gerade bei Demenzerkrankungen steht aber nicht zwangsläufig die verrichtungsbezogene Unterstützung im Vordergrund. So steigt, einer Untersuchung von Schäufele et al. (2008, S. 113 ff.) zufolge, mit dem progredienten Verlauf der Demenzerkrankung die Anzahl der neuropsychiatrischen Begleitsymptome. Diese manifestieren sich in Halluzinationen, Depressionen, Wahnvorstellungen, enthemmtem Verhalten, Reizbarkeit etc. Die Begleitsymptome ihrerseits haben einen erheblichen Einfluss auf das subjektive Belastungsempfinden der Hauptbezugspersonen (vgl. ebd.), ohne dass zwangsläufig eine verrichtungsbezogene Unterstützung im Sinne der Pflegeversicherung nötig sein muss. Menschen mit Demenz benötigen gerade zu Beginn der Erkrankung Unterstützung und dauerhafte Anleitung, um nicht gänzlich aus Kommunikationsbezügen herauszufallen (vgl. Rixen 2010, S. 273). Das Verständnis von Pflegebedürftigkeit – wie es im Rahmen des Pflegeversicherungsgesetzes grundgelegt wird – sieht aufgrund seiner somatischen, verrichtungsfixierten Ausrichtung für diese Erkrankungen wenig Unterstützungsbedarf. Daran hat, Rixen (ebd.) folgend, auch das Pflege-Weiterentwicklungsgesetz 2008 nichts geändert. Auch das im Oktober 2012 vom Bundestag beschlossene und am 1.01.2013 in Kraft getretene Pflege-Neuausrichtungs-Gesetz (PNG) behält ebenfalls den somatisch orientierten Pflegebedürftigkeitsbegriff im Grundsatz bei (vgl. hierzu 2.4.3.1). Zwar werden hier erste Verbesserungen in der Versorgung demenziell veränderter Menschen in der häuslichen Umgebung erzielt, diese sind allerdings bei weitem nicht ausreichend und erscheinen eher als der sprichwörtliche „Tropfen auf dem heißen Stein".[13] Beispiele für die inhaltlichen Mängel der Novellierung sind die weiterhin bestehende fehlende Bereitstellung von Unterstützungsressourcen bei der alltäglichen Lebensführung und Begleitung von Menschen mit Demenz, um auf diese Weise ihre soziale Teilhabe sichern zu können, sowie die zu großen Teilen immer noch fehlenden Entlastungsmöglichkeiten im Alltag für ihre Angehörigen.[14] Hauptbezugspersonen von demenziell veränderten Menschen werden also auch künftig lediglich begrenzte Möglichkeiten haben, Leistungen zur Entlastung in Anspruch zu nehmen. Bereits jetzt berichten Hauptbezugspersonen immer wieder, dass sie es als ungerecht empfinden, wenn eine Pflegestufe abgelehnt wird, obwohl ihre

---

[13] Vgl. hierzu die Stellungnahme des Deutschen Vereins für öffentliche und private Fürsorge e. V. zum Entwurf eines Pflege-Neuausrichtungs-Gesetzes, online abrufbar unter: http://www.deutscher-verein.de/05-empfehlungen/empfehlungen_archiv/2012/DV%2017-12.pdf und die Stellungnahme der Deutschen Alzheimer Gesellschaft zum Gesetzentwurf eines Pflege-Neuausrichtungs-Gesetzes (Stand 23.04.2012); online abrufbar unter: http://www.deutsche-alzheimer.de/index.php?id=364.

[14] Eine Zusammenfassung der relevanten Änderungen aus Sicht von Menschen mit Demenz und ihrer Angehörigen findet sich unter 1.4.3.1.

demenziell veränderten Menschen insgesamt einer 24-Stunden Beaufsichtigung, Anleitung und Pflege bedürfen, während überwiegend somatisch Pflegebedürftige eine (hohe) Pflegestufe bekommen, ohne dass sie 24-Stunden beaufsichtigt werden müssen (vgl. Deutsche Alzheimergesellschaft 2007, S. 3 ff.; Catulli 2007, S. 40 f.). Gerade der häufig bei einer Demenz auftretende Bewegungsdrang erfordert Catulli (2007, S. 40) zufolge eine permanente Anwesenheit der Hauptbezugsperson. Denn so genannte freiheitsentziehende Maßnahmen stellen aus ethisch-moralischer und fachlicher Perspektive genauso wenig eine Alternative dar wie die Sedierung, also die Gabe von Beruhigungsmitteln.

Wie genau die Einstufung in eine Pflegestufe erfolgt und welche Leistungen bei erfolgter Einstufung aktuell abrufbar sind, soll im Folgenden skizziert werden.

2.4.3 Strukturelle Rahmung

2.4.3.1 Leistungen der Pflegeversicherung

Die Begutachtung, ob eine Pflegebedürftigkeit vorliegt, obliegt dem Medizinischen Dienst der Krankenkassen (MDK). Die Begutachtung findet in der Regel im Wohnumfeld des potentiell pflegebedürftigen Menschen statt. Gerade bei demenziellen Erkrankungen wird immer wieder bemängelt, dass die bestellten GutachterInnen des Medizinischen Dienstes der Krankenkassen ähnlich wie viele HausärztInnen (noch) unzureichend über das Krankheitsbild informiert sind.

Grundsätzlich unterscheidet die Pflegeversicherung im Paragraph 15 zwischen drei Pflegestufen. Pflegestufe eins umfasst die sogenannten *erheblich Pflegebedürftigen*. Der täglich notwendige Zeitaufwand in Minuten muss in der Pflegestufe eins 90 min betragen, wovon 45 min einem rein pflegerischen Aufwand unterliegen müssen. In der Pflegestufe zwei sind alle *Schwerpflegebedürftigen* eingeordnet. Hier muss der täglich anfallende Zeitaufwand insgesamt drei Stunden zu drei unterschiedlichen Tageszeiten, insgesamt jedoch mindestens 120 min Pflegetätigkeiten betragen und zusätzlich mehrfach in der Woche eine hauswirtschaftliche Versorgung nötig sein. Zu den *Schwerstpflegebedürftigen* in Pflegestufe drei wird gezählt, wer „rund um die Uhr, auch nachts" (Absatz 3, § 15, SGB XI) mindestens fünf Stunden Hilfe benötigt. Davon müssen mindestens vier Stunden am Tag auf pflegerische Tätigkeiten entfallen (vgl. § 15 SGB XI, Catulli 2007, S. 37 ff.; Deutsche Alzheimer Gesellschaft 2012c, S. 35 ff.).

Die im vorangegangenen Abschnitt erörterte Ausrichtung der Pflegeversicherung an notwendigen körperbezogenen Verrichtungen für den Leistungszugang wird bereits anhand dieser kurzen Darstellung deutlich. Anzumerken ist in diesem Kontext noch, dass die Zeitangaben nicht am Zeitaufwand von professionellen

Pflegefachkräften gemessen werden sollen, sondern an der Zeit, die „ein Familienangehöriger oder eine andere nicht als Pflegekraft ausgebildete Pflegeperson für die erforderlichen Leistungen benötigt" (Absatz 3, § 15, SGB XI). Seit 2008 können Personen, die nicht die Voraussetzungen für die Pflegestufe eins erfüllen und dennoch in ihrer Alltagskompetenz erheblich eingeschränkt sind, gerontopsychiatrische Zusatzangebote in Anspruch nehmen, wenn ihnen eine eingeschränkte Alltagskompetenz durch den Gutachter/die Gutachterin des Medizinischen Dienstes der Krankenkassen oder durch andere von den Pflegekassen bestellte GutachterInnen bescheinigt wurde. Dementsprechend können monatlich 100 € (Grundbetrag) für zusätzliche Betreuungsleistungen oder 200 € (erhöhter Betrag) erstattet werden. Der Betrag ist allerdings zweckgebunden. Das bedeutet, es ist im Paragraph 45b, § 1 exakt geregelt, wofür die zusätzlichen Beträge ausgezahlt werden können: Dazu zählen Leistungen der Tages- bzw. Nachtpflege, der Kurzzeitpflege, Leistungen, die durch zugelassene Pflegedienste erbracht werden,[15] oder niedrigschwellige nach § 45c förderungsfähige Betreuungsangebote (vgl. Absatz 1, § 45b, SGB XI). Dies hat zur Folge, dass die NachbarInnen oder ehrenamtlich Tätigen in der Regel für diese Leistungen nicht eingesetzt bzw. entlohnt werden können, obwohl häufig die informellen außerfamilialen Netzwerke solche Leistungen erbringen (vgl. 3.1).

Generell wird innerhalb der Pflegeversicherung zwischen dem Pflegegeld und der Pflegesachleistung unterschieden (vgl. § 36 und 37§, SGB XI). Es besteht auch die Möglichkeit beides zu kombinieren. Pflegegeld wird gezahlt, wenn in der Regel Angehörige die Versorgungs- und Pflegeaufgaben übernehmen, also keine professionell Tätigen in das häusliche Unterstützungsarrangement eingebunden sind. Das Geld wird an den Versicherten/die Versicherte direkt überwiesen, die dann ihrerseits die nötige Unterstützung einkaufen soll. Die Pflegesachleistung als „häusliche Pflegehilfe" (Absatz 1, § 36, SGB XI) kann direkt mit den jeweiligen Diensten, die eine Zulassung zur Abrechnung mit der Pflegekasse haben, abgerechnet werden. Darunter fallen beispielsweise in der Regel ambulante Pflegedienste. Am Angebotsspektrum der Pflegeversicherungsleistungen macht sich Catulli (2007, S. 39 ff.) folgend ebenfalls der Grundsatz der Subsidiarität bemerkbar. So stellt die Autorin (ebd.) fest, dass die Pflegeversicherung „einen ganzen Katalog von Leistungen" (S. 39) beinhaltet, mit dem „primär und gezielt die häusliche Pflege [...] solange wir (sic!) irgend möglich" (ebd.; Auslassung: S.F.-G.) gesichert werden soll. Dazu zählen Beratungsangebote, Schulungsangebote und Pflegekurse, Pflegegeld- und Pflegesachleistungen, Verhinderungspflege, Pflegehilfsmittel respektive technische Hilfsmittel, Tages- und Nachtpflege, Kurzzeitpflegeangebote etc. (vgl. ebd., S. 39 f.).

---

[15] Wenn es sich um besondere Angebote der allgemeinen Anleitung und Betreuung handelt. Leistungen der Grundpflege und hauswirtschaftlichen Versorgung fallen nicht darunter.

Auch mit dem am 29. Juni 2012 im Bundestag beschlossenen Gesetz zur Reform der Pflegeversicherung, das am 1. Januar 2013 in Kraft getreten ist, bleibt der aktuelle Pflegebedürftigkeitsbegriff bestehen. Immerhin gibt es eine Reihe von „kleineren Verbesserungen" für Menschen mit eingeschränkter Alltagskompetenz, zu denen auch Menschen mit Demenz zählen. Allerdings wurde auch hier die Chance vertan, die grundsätzliche Ausrichtung an grundpflegerischen Tätigkeiten und damit an somatischen Beeinträchtigungen aufzuheben. Die Deutsche Alzheimergesellschaft e. V. fasst die wichtigsten Neuerungen zusammen. Dazu zählen (vgl. Deutsche Alzheimer Gesellschaft 2012b, S. 1 ff.; sowie Tab. 2.3):

- Menschen mit Demenz ohne Pflegestufe, aber mit erheblichem anerkannten Betreuungsaufwand (nach § 45b), haben Anspruch auf Pflegegeld (120 €/Monat) oder Pflegesachleistungen (max. 225 €/Monat) und sie können künftig den vollen Betrag für eine Verhinderungspflege zuerkannt bekommen (1150 €/Jahr).
- Auch das Pflegegeld wird, wenn ein erheblicher Betreuungsaufwand festgestellt wurde, bei der Pflegestufe eins um 70 € und bei der Pflegestufe zwei um 85 € erhöht. Entsprechend erhöht sich auch die Sachleistung um 150 € (Pflegestufe 1) respektive 215 € (Pflegestufe 2).
- Künftig können Kurzzeitpflegeplätze auch in Reha-Kliniken angeboten werden, wenn pflegende Angehörige eine Reha-Maßnahme machen, können die demenziell veränderten Menschen dort vor Ort betreut und versorgt werden.
- Auf Wunsch der Hauptbezugsperson bzw. der Antragstellerin/des Antragstellers muss das ausführliche schriftliche Gutachten zur Pflegeeinstufung jederzeit zugesandt werden.

In Tab. 2.3 sind die wesentlichen Veränderungen in den Leistungsbeiträgen für Menschen mit Demenz (in Anlehnung an die Deutsche Alzheimer Gesellschaft 2012b, S. 2) vor und nach der Reform als Übersicht gegenübergestellt. Die Änderungen für das Jahr 2013 befinden sich jeweils in der rechten Spalte:

Aus den vorangegangenen Ausführungen wird deutlich, dass die aktuelle Konzeption der Pflegeversicherung mit der darin enthaltenen Auslegung von Pflegebedürftigkeit demenziell erkrankte Menschen immer noch nicht ausreichend berücksichtigt, und das, obwohl ExpertInnen davon ausgehen, dass jede zweite/jeder zweite Pflegebedürftige in der häuslichen Umgebung demenzielle Veränderungen aufweist (vgl. Weyerer 2007, S. 7 f.). Die Angehörigen haben dadurch weniger Möglichkeiten Entlastungsangebote in Anspruch zu nehmen als Pflegebedürftige, die aus somatischen Gründen Unterstützung benötigen.

Tab. 2.3 Gegenüberstellung der Leistungsbeträge vor und nach dem Pflege-Neuausrichtungs-Gesetz. (Quelle: Deutsche Alzheimer Gesellschaft (2012b, S. 2))

	Keine Pflegestufe/jedoch Anerkennung eines erheblichen Betreuungsbedarfs		Pflegestufe 1		Pflegestufe 2		Pflegestufe 3	
	bisher	ab 2013	bisher	ab 2013	bisher	ab 2013	bisher	ab 2013
Betreuungs-leistungen	100/200	100/200	100/200	100/200	100/200	100/200	100/200	100/200
Pflegegeld	-	120	235	305	440	525	700	700
Sachleistung	-	225	450	665	1.100	1.250	1.550	1.550
Verhinderungs-pflegeleistung	-	1.550	1.550	1.550	1.550	1.550	1.550	1.550
Kurzzeitpflege-leistung	-	-	1.550	1.550	1.550	1.550	1.550	1.550
Wohnanpassung/ Hilfsmittel	-	2.557	2.557	2.557	2.557	2.557	2.557	2.557

Nachdem im folgenden Abschnitt weitere Möglichkeiten der Inanspruchnahme von Leistungen der sozialen Sicherung überblicksartig skizziert werden, wird anschließend in 1.5 die Situation von pflegenden Angehörigen von Menschen mit Demenz thematisiert.

2.4.3.2 Soziale Sicherungsleistungen jenseits der Pflegeversicherung

Gesetzliche Krankenversicherung Neben den Leistungen der Pflegeversicherung, die, wie bereits dargelegt, keine Vollversorgung sicherstellt, gibt es eine Reihe anderer Leistungen der Sicherungssysteme, die für Menschen mit Demenz und ihre Angehörigen infrage kommen können (Krankenversicherung, Sozialversicherung, Rentenversicherung, Betreuungsrecht).[16] Wenn es um ärztliche Behandlungen, häusliche Krankenpflege oder die Versorgung mit Arznei-, Heil-, Verbands- und Hilfsmittel geht, ist die Krankenversicherung zuständig. Die Grundlagen für diese Leistungsansprüche sind genauso wie der Anspruch auf medizinische Rehabilitation im SGB V geregelt. Diese Leistungsarten werden laut dem zweiten Absatz im Paragraph 11 erbracht,

> um eine Behinderung oder Pflegebedürftigkeit abzuwenden, zu beseitigen, zu mindern, auszugleichen, ihre Verschlimmerung zu verhüten oder ihre Folgen zu mildern. (Absatz 2, § 11, SGB V)

HausärztInnen nehmen mit Blick auf den Zugang zu den im SGB V grundgelegten Leistungsarten in der Primärversorgung eine Schlüsselrolle ein (vgl. § 73, SGB V). Für Menschen mit Demenz ist diese Regelung dann nachteilig, wenn HausärztInnen im Bereich der Demenzdiagnostik und/oder deren Therapiemöglichkeiten unzureichend fortgebildet sind (vgl. dazu die Ausführungen unter 2.1). Denn neben den medizinischen Maßnahmen können HausärztInnen auch Maßnahmen wie Physiotherapie, Sprachtherapie, Ergotherapie oder häusliche Krankenpflege (§ 37, SGB V) zur Vermeidung eines Krankenhausaufenthaltes anordnen. Um Leistungen der gesetzlichen Krankenversicherung in Anspruch nehmen zu können, muss eine behandlungsbedürftige und behandlungsfähige Krankheit vorliegen (vgl. Rixen 2010, S. 269 f.). Mit Rixen (ebd.) soll an dieser Stelle der Krankheitsbegriff kritisch beleuchtet werden: Denn wenn lediglich als Krankheit gilt, was behandlungsfähig und behandlungsbedürftig ist, ist die Kategorisierung abhängig vom aktuellen

---

[16] Im Folgenden werden besonders die Leistungen thematisiert, die für die vorliegende Untersuchung interessant sind. Einen guten Überblick über Leistungen der sozialen Sicherung findet sich beispielsweise bei Witterstätter (2006).

medizinischen Fortschritt (ebd., S. 268 ff.). Damit folgt der im SGB V verankerte Krankheitsbegriff einem verengten Krankheitsverständnis und einem

> medikalisierten Verständnis von Alter [...], das in konzeptionell diffuser Weise Regelwidrigkeiten, mithin Abweichungen von einem vage konturierten Normalzustand, zum Referenzpunkt des Verständnisses von Altern bzw. Alter macht. (ebd., S. 268; Auslassung: S.F.-G.)

Auf diese Weise werden im SGB V Differenzkategorien von Alter und auch von Krankheit aufgemacht, deren Referenzpunkte letztlich unterschiedlich bestimmbar sind. Die Aufteilung in SGB XI und SGB V schreibt dabei die Unterscheidung zwischen altersbedingten Abbauprozessen (die defizitorientiert sind und eine Pflegebedürftigkeit nach sich ziehen) und Erkrankungen (die prinzipiell behandelbar sind und als heilbar gelten) fest, mit der Folge, dass die Zuschreibung bei einer Demenz negativ konnotiert bleibt.

An dieser Stelle sei noch auf einen weiteren Leistungskomplex im SGB V verwiesen, der für das Thema der vorliegenden Arbeit von Interesse ist: Im Paragraph 140 und folgenden wird die integrierte Versorgung geregelt. Diese besondere Versorgungsform ermöglicht parallel zur Regelversorgung auf die Bedürfnisse von bestimmten Versichertengruppen – beispielsweise ältere Menschen – zugeschnittene Versorgungsformen zu installieren (vgl. Rixen 2010, S. 271). Gerade für die Versorgung von Menschen mit Demenz und ihre Angehörigen, die auf eine gut funktionierende, interdisziplinär ausgerichtete Infrastruktur angewiesen sind, ist dieses Konzept vielversprechend. [17]

Gesetzliche Rentenversicherung Die gesetzliche Rentenversicherung regelt die finanziellen Grundlagen zur Bestreitung ihres Lebensunterhaltes für die meisten nicht mehr erwerbstätigen älteren Menschen. Diese gliedert sich in zwei Bereiche: den Bereich der Rehabilitation (§ 9 ff., SGB VI) und den Bereich der Renten (§ 33 ff. SBG VI). Rehabilitationsleistungen haben grundsätzlich Vorrang vor Rentenleistungen (vgl. Weth 2010, S. 251). Neben diesen Leistungen gehören zum Leistungsspektrum der Rentenversicherung die Zahlung von Hinterbliebenenrenten, die Zahlung von Zuschüssen zur Krankenversicherung sowie Serviceleistungen, beispielsweise in Form von Beratungsangeboten zu unterschiedlichen Themen (ebd.). Erwähnenswert ist in diesem Zusammenhang die Tatsache, dass die gesetzliche Rentenversicherung keine expliziten Mechanismen zur Vermeidung von Altersarmut beinhaltet (ebd., S. 248 f.). Vielmehr setzt die Konstruktion

---

[17] Vgl. für eine tiefergehende Information zum Thema „Soziale Arbeit in der Integrierten Versorgung" das gleichnamige Buch von Greuèl und Mennemann (2006).

der gesetzlichen Rentenversicherung auf das Prinzip „der Lohn- und Beitragsbezogenheit der Rente: je länger und höher die Beitragszahlungen, desto höher die Rente" (ebd., S. 248).

Grundsicherung Personen, die zu niedrige oder zum Teil, besonders in der Personengruppe der älteren Frauen, überhaupt keine Rentenansprüche erworben haben, können auf Antrag Leistungen der Grundsicherung erhalten (vgl. Meyer 2006, S. 47 f.; Spindler 2010, S. 259). Dies setzt eine sogenannte Bedürftigkeitsprüfung voraus, in der alle relevanten Bestandteile des eigenen und des Haushaltseinkommens abgeprüft und auf eventuelle Leitungsansprüche angerechnet werden (Spindler 2010, S. 260). Wobei die Anrechnung von privater Vorsorge (bspw. in Form der sogenannten Riester-Renten) immer wieder für Diskussionen sorgt.

Der Regelsatz in der Grundsicherung entspricht dem Satz der Sozialhilfe (§ 42, SGB XII) und kann in bestimmten Fällen, zum Beispiel bei Vorliegen eines Schwerbehindertenausweises, aufgestockt werden (Absatz 3, § 42, SGB XII). Insgesamt scheint die Beantragung von Leistungen der Grundsicherung bei vielen SeniorInnen schambesetzt zu sein und die zur Bedingung gestellte Offenlegung sämtlicher Finanzen wirkt häufig abschreckend (vgl. Spindler 2010, S. 259 ff.).

Pflegende Angehörige haben darüber hinaus einen Anspruch auf Leistungen der Sozialhilfe, wenn die täglichen Pflegezeiten einen bestimmten Umfang überschreiten (vgl. Meyer 2006, S. 47 f., § 61 ff., SGB XII).

Betreuungsrecht Bei Menschen mit Demenz ist es häufig mit dem progressiven Verlauf der Erkrankung angezeigt, eine rechtliche Betreuung einzurichten. Generell wird diese als staatliche Fürsorge für Menschen aufgefasst, die ihre eigenen Angelegenheiten aufgrund einer körperlichen, seelischen oder geistigen Behinderung oder einer psychischen Krankheit nicht mehr eigenständig besorgen können (vgl. § 1896 BGB). Eine Betreuung ist nur einzurichten, wenn keine Bevollmächtigten die Angelegenheiten übernehmen können. Generell wird die Unterscheidung zwischen Totalbetreuung (die Betreuung aller Angelegenheiten) und Teilbetreuung getroffen. Bei letzterer ist genau festzulegen, für welche Lebensbereiche die Betreuung gilt (vgl. Fieseler und Raack 2010, S. 277 f.). Der Betreuer/die Betreuerin wird vom Gericht bestellt und soll vorrangig eine natürliche Person sein, die von den zu betreuenden Personen vorgeschlagen werden kann (vgl. ebd.). Der Betreuer/die Betreuerin kann auch eine Person von einem Betreuungsverein sein oder zur Gruppe der BerufsbetreuerInnen gehören. Generell erfolgt eine Betreuung auf dem Grundsatz des Ehrenamtes und hat damit unentgeltlich zu erfolgen. Eine Ausnahme bilden die BerufsbetreuerInnen, deren Tätigkeiten einer eigenen Vergütungsregelung folgen (vgl. § 1836, BGB). Höchstpersönliche Rechtsgeschäfte, wie Religionswechsel, eine Organspende, eine PatientInnenverfügung oder das Ausüben des Wahlrechts etc. sind betreuungsfremde Tätigkeiten und dürfen nicht von den rechtlichen BetreuerInnen ausgeübt werden (vgl. Fieseler und Raack 2010, S. 279).

Insgesamt zeigt die Zusammenschau, dass es eine Vielzahl relevanter Sicherungssysteme für Menschen mit Demenz und ihre Angehörigen gibt (vgl. auch die Ausführungen zum Familienpflegezeitgesetz in 2.5.3). Um diese bedarfsgerecht auf den individuellen Fall anzupassen, empfiehlt sich in jedem Fall die Inanspruchnahme entsprechender Beratungsangebote.

2.5 Pflegende Angehörige von Menschen mit Demenz

Laut dem Vierten Bericht zur Lage der älteren Generation „ist die Familie nach wie vor für die häusliche Pflege zuständig" (BMFSFJ 2002, S. 193). Zahlreiche Studien in Deutschland belegen, dass die Pflege und Versorgung älterer Familienangehöriger zum Großteil eine weibliche Domäne ist (vgl. Philipp-Metzen 2008, S. 44 ff.; Schäufele et al. 2008, S. 124 ff.; BMFSFJ 2002, S. 194 ff.). So sind es in erster Linie (Ehe-)Partnerinnen und Töchter, die Versorgungs- und Pflegeaufgaben übernehmen. Der Vierte Bericht zur Lage der älteren Generation (vgl. BMFSFJ 2002, S. 195) beruft sich in seiner Darstellung zur Beschreibung von Hauptbezugspersonen von pflegebedürftigen Menschen auf Zahlen von Schneekloth und Müller (2000) in Bezug auf Geschlecht, Alter Verwandtschaftsbeziehung und Wohnort. Tabelle 2.4 illustriert die wichtigsten Ergebnisse: Demnach sind 80 % der Hauptbezugspersonen weiblich. In Bezug auf das Alter der Hauptbezugspersonen lässt sich nach diesen Zahlen feststellen, dass die größte Gruppe mit 53 % im Alter zwischen 40 und 64 Jahren ist, und es sind mit 23 % meistens die Töchter, die Unterstützungs- und/oder Pflegeaufgaben übernehmen, gefolgt von (Ehe-)Partnerinnen mit 20 %. Der Großteil der Hauptbezugsperson (73 %) wohnt gemeinsam mit dem zu pflegenden Angehörigen in einem Haushalt.

Eine Untersuchung, die explizit Merkmale der Hauptbezugspersonen von Menschen mit Demenz beschreibt, ist die Studie von Schäufele et al. (2008, S. 124 ff.), die im Rahmen der „Studie über die Möglichkeiten einer selbstständigen Lebensführung hilfe- und pflegebedürftiger Menschen' (MuGIII)" (vgl. Schneekloth und Wahl 2008, S. 13 ff.) durchgeführt wurde. In der Zusammenschau geben Schäufele et al. (2008, S. 124 ff.) für Hauptbezugspersonen von demenziell veränderten Menschen ähnliche Zahlen wie der Vierte Bericht zur Lage der älteren Generation (vgl.

Tab. 2.4 Charakteristika von Hauptbezugspersonen. (Quelle: BMFSFJ 2002, S. 195 (in Anlehnung an Schneekloth und Müller 2000))

Merkmal der Hauptbezugsperson	Anteil (in %)
Geschlecht	
weiblich	80
männlich	20
Alter (in Jahren)	
unter 40	15
40–64	53
65–79	27
80 und älter	5
Verwandtschaftsbeziehung zur pflegebedürftigen Person	
(Ehe-)Partnerin	20
(Ehe-)Partner	12
Mutter	11
Vater	2
Tochter	23
Sohn	5
Schwiegertochter	10
Schwiegersohn	0
Sonstige Verwandte	10
NachbarInnen/Bekannte	7
Wohnort	
Gleicher Haushalt wie pflegebedürftige Person	73
Getrennter Haushalt	27

BMFSFJ 2002, S. 195) an. Einige Ergebnisse sind im Folgenden zusammengefasst (vgl. Schäufele et al. 2008, S. 124 ff.):

- 73,6 % der Hauptbezugspersonen wohnen mit den leicht, mittelschwer oder schwer demenziell erkrankten Menschen in einem Haushalt
- Insgesamt beträgt der Frauenanteil bei den Hauptbezugspersonen, die ein demenziell verändertes Familienmitglied betreuen, 73 %. Es sind auch in dieser Untersuchung mehrheitlich die (Ehe-)Partnerinnen und Töchter, die die Unterstützungs- und Pflegeaufgaben übernehmen
- Die Hauptbezugspersonen sind hier im Durschnitt 61 Jahre alt

- Erwerbstätig sind lediglich 26,9 %, wobei bei den Hauptbezugspersonen, die ein Familienmitglied mit einer mittelschweren oder schweren Demenz versorgen, der Anteil auf 21,7 % fällt

Deutlich wird, dass auch Hauptbezugspersonen von Menschen mit Demenz zum Großteil mit ihren Angehörigen in einem Haushalt wohnen und überwiegend weiblich sind. Zusätzlich zu diesen Parametern gibt die oben genannte Studie auch Hinweise auf den geleisteten wöchentlichen Betreuungs- und/oder Pflegeaufwand. Hauptbezugspersonen von demenziell veränderten Menschen haben demzufolge im Durchschnitt einen höheren Betreuungsaufwand. Demnach hatten Hauptbezugspersonen von einem nicht an Demenz erkrankten Menschen einen wöchentlichen Zeitaufwand von durchschnittlich 25 h, während dieser bei Hauptbezugspersonen von mittelschwer und schwer demenziell erkrankten Menschen durchschnittlich 35 h betrug (ebd.). Auch die Inanspruchnahme von professionellen Diensten war bei Hauptbezugspersonen mit einem demenziell veränderten Familienmitglied mit 43,5 % im Vergleich zu 36,5 % bei jenen ohne Demenzerkrankung höher. Allerdings zeigt sich auch hier, dass bei der Mehrzahl demenziell veränderter Menschen mit 56,5 % „Pflege, hauswirtschaftliche Versorgung und Betreuung ausschließlich von privaten und unbezahlten HelferInnen erbracht" (ebd., S. 126) wurden. Offensichtlich gelingt es nach wie vor nicht, dem Großteil der pflegenden Angehörigen bei Demenz professionelle Entlastungsdienste so zur Verfügung zu stellen, dass sie auch angenommen werden (können).[18] Diese Feststellung wiegt besonders schwer, weil Hauptbezugspersonen von demenziell veränderten Menschen häufig belasteter sind als andere Gruppen pflegender Angehöriger (vgl. Weyerer 2007, S. 17). Weyerer (ebd.) nennt in diesem Zusammenhang besonders zwischenmenschliche Konflikte, länger andauernde Perioden fehlenden Schlafes und die Einschränkung der zur Verfügung stehenden Zeit für persönliche Dinge als Gründe für die stärkere subjektive Belastung. Philipp-Metzen (2008, S. 49 f.) schätzt darüber hinaus die mit einer Demenz oftmals einhergehende Persönlichkeitsveränderung des demenziell erkrankten Familienmitglieds als ursächlich für die Überbelastung der Angehörigen und als einen der Gründe dafür ein, warum häusliche

---

[18] Die Gründe dafür sind hinreichend bekannt: Angehörige sehen aufgrund hegemonialer Familienvorstellungen (vgl. 3.3) häufig die Aufgabe von Pflege in der Familie. Eine Inanspruchnahme von professionellen Diensten wird dementsprechend oftmals als Versagen oder persönliches Scheitern interpretiert. Auch werden die engen Zeitkorridore der Pflegedienste oder die erwerbsunfreundlichen Öffnungszeiten von Tagespflegeangeboten bemängelt. Besonders im ländlichen Raum fehlt es an vielen Stellen grundsätzlich an einer ausgebauten Infrastruktur in Bezug auf Entlastungsangebote (vgl. zur Diskussion: Catulli 2007, S. 54 ff.; Philipp-Metzen 2008, S. 53 ff.).

Pflegesettings beendet werden (müssen). Ein besonders belastendes Merkmal der Unterstützung und Pflege von demenziell veränderten Menschen beschreiben Angehörige laut dem Vierten Bericht zur Lage der älteren Generation als „„Auslöschen' der gemeinsamen Biografie" (BMFSFJ 2002, S. 201). Damit wird das Phänomen beschrieben, dass mit dem Voranschreiten des demenziellen Prozesses einerseits etablierte Beziehungs-, Familien- und Kommunikationsregeln nicht mehr aufrechterhalten werden können (vgl. ebd.) ohne dass neue Regeln etabliert werden könnten. Anderseits kann der meist nahestehende Angehörige sich an viele gemeinsame Erlebnisse im Laufe des Demenzprozesses nicht mehr erinnern. Dieses „Vergessen" geht soweit, dass irgendwann die Hauptbezugspersonen nicht mehr erkannt werden. Für die betreuenden Angehörigen stellt dies eine äußert belastende Situation dar. In der Zusammenschau all dieser Faktoren kann konstatiert werden, dass

> pflegende Angehörige von Demenzkranken [...] eine Hochrisikogruppe für Erschöpfung, Schlaf- und Appetitstörungen, Nervosität sowie für vermehrte Einnahmen von Psychopharmaka, vor allem gegen Anspannung [bilden]. (BMFSFJ 2002, S. 202; Auslassung und Einfügung: S.F.-G.)

Insgesamt berichten pflegende Angehörige häufig über eigene physische und psychische Beschwerden. Hinzu kommt bei pflegenden Angehörigen von Menschen mit Demenz ein höheres Risiko an einer Depression zu erkranken (vgl. Philipp-Metzen 2008, S. 51). Gräßel hat 1998 die Auswirkung der Betreuung und Pflege eines demenziell veränderten Angehörigen auf die Hauptbezugsperson untersucht. Demnach beschreiben viele Angehörige es als äußert belastend, nicht mehr selbstbestimmt eigenen Interessen nachgehen zu können, auch emotionale Faktoren und die Pflegeaufgaben an sich werden als sehr belastend empfunden. Tabelle 2.5 fasst die wesentlichen Ergebnisse zusammen (vgl. Gräßel 1998b, S. 46 ff.):

Aus den vorangegangen Ausführungen wird ersichtlich, dass häusliche Pflege und Unterstützung bereits unabhängig von den hinzukommenden körperbezogenen Begleiterscheinungen der zu pflegenden Person per se eine Belastung darstellt. Laut einer repräsentativen Studie von Schneekloth und Wahl (2008, S. 88 f.) fühlen sich demnach auch 42 % der Hauptbezugspersonen eher stark und 41 % sogar sehr stark belastet. Im Rahmen dieser Studie wurden allgemeine Belastungsindikatoren ermittelt. Demnach gilt eine psychische Veränderung mit nächtlichem Hilfebedarf als sehr belastender Faktor, genauso wie das Fortsetzen der Erwerbstätigkeit der Hauptbezugsperson (vgl. 2.5.3). Interessant ist das Ergebnis der Studie, dass das Haushaltseinkommen nicht als ein signifikanter Belastungsfaktor gilt (vgl. ebd.), zeigen doch andere Studien, dass als Gründe für die Nichtinanspruchnahme von Entlastungsangeboten von Hauptbezugspersonen u. a. des Öfteren ein zu niedriges Haushaltseinkommen angeführt wird (vgl. Catulli 2007, S. 54 ff.; Grond 1998,

Tab. 2.5 Belastungen von Hauptbezugspersonen. (Quelle: Tabelle erstellt nach: Gräßel (1998b, S. 46 ff.))

Items, in denen sich bei mehr als der Hälfte der Hauptbezugspersonen von demenziell veränderten Menschen Belastung ausdrückt	
Items	In %
Zu wenig Zeit für eigene Interessen	84,6
Pflege kostet viel Kraft	84,1
Traurigkeit über das Schicksal der gepflegten Person	79,3
Wunsch nach Ausspannung	76,4
Körperliche Erschöpfung	65,3
Außerhalb der Pflegesituation nicht abschalten können	65,8
Morgendliche Unausgeschlafenheit	63,2
Erschwerte Bewältigung pflegeunabhängiger Aufgaben	63,2
Aufgabe von eigenen Zukunftsplänen aufgrund der Pflege	58,3
Wunsch aus der Pflegesituation auszubrechen	57,2
Konflikt zwischen Pflege und sonstigen Anforderungen	54,9
Pflegebedingte Abnahme der Zufriedenheit mit dem Leben	53,9

S. 97 f.; sowie die Ausführungen unter 3.5). Die wesentlichen Ergebnisse sind in der folgenden Abb. 2.1 zusammengefasst:

Das Ausmaß der subjektiven Belastung der Hauptbezugsperson kann als ein wichtiger, wenn nicht sogar als der bedeutendste Indikator für die Beurteilung der Tragfähigkeit von Unterstützungsarrangements angesehen werden (vgl. Schäufele et al. 2008, S. 139). Ausbleibende Unterstützung aus dem sozialen, besonders dem familialen Umfeld verstärkt das subjektive Belastungsempfinden zusätzlich (vgl. 3.1). Besonders häufig auftretende nicht-kognitive Symptome (wie Aggression, umgekehrter Tag-Nacht-Rhythmus etc.) gepaart mit erheblichen Einschränkungen in Alltagsaktivitäten der Hauptbezugsperson lassen das subjektive Belastungsempfinden steigen, während die Unterstützung durch FreundInnen und NachbarInnen dieses tendenziell senken kann (vgl. Schäufele et al. 2008, S. 139). Neben dem Ausmaß der subjektiven Belastung und einer nicht ausreichenden oder als nicht ausreichend wahrgenommenen Unterstützung geben die AutorInnen (ebd.)

Signifikante Prädikatoren

- Betreuung von kognitiv beeinträchtigen Pflegebedürftigen mit nächtlichem Hilfebedarf
- Hohe Pflegestufe (Stufe 3)
- Defizite in der Hilfsmittelversorgung
- „Rund um die Uhr"-Verfügbarkeit der Hauptbezugsperson
- Fortsetzung der Erwerbstätigkeit der Hauptbezugsperson

Nicht signifikant sind hingegen
- Alter und Geschlecht der pflegebedürftigen Person
- Haushaltseinkommen, soziale Schicht und „Bildungsmilieu"
- Regionale Faktoren (Ost/West bzw. Stadt/Land)

Abb. 2.1 Belastungsfaktoren von Pflegearrangements. (Quelle: Schneekloth und Wahl (2008, S. 89))

noch das männliche Geschlecht der Hauptbezugsperson als dritten Indikator für die Instabilität von Versorgungsarrangements an. Der letztere Umstand ist besonders beachtenswert, wenn man bedenkt, dass in der rezipierten Untersuchung männliche Hauptbezugspersonen im Schnitt subjektiv deutlich weniger belastet waren als weibliche Hauptbezugspersonen (vgl. ebd.).

Ein Modellprojekt, das sich mit der Reduktion der subjektiven Belastung pflegender Angehöriger von Menschen mit Demenz durch eine zugehende Beratungs- und Interventionsstrategie beschäftigt hat, ist das Projekt „Optimierung der Unterstützung für Demenzkranke und ihre Angehörige im Kreis Minden-Lübbecke mit besonderer Berücksichtigung pflegepräventiver Ansätze" kurz *Entlastungsprogramm bei Demenz – EDe* (Emme von der Ahe et al. 2010, S. 10 ff.). Ausgangspunkt für das Forschungsprojekt war u. a. die Feststellung, dass pflegende Angehörige von Menschen mit Demenz durch die Pflege und Betreuung sowie eine Vernachlässigung ihres Gesundheitsverhaltens (Ernährung, ausreichender Schlaf etc.) einem hohen Risiko ausgesetzt sind, selber krank zu werden, gepaart mit der Feststellung, dass sie Entlastungsangebote zu spät oder gar nicht in Anspruch nehmen (vgl. ebd., S. 9 ff.). Damit ist – an vorangegangene Ausführungen anknüpfend – das häusliche Unterstützungsarrangement stark gefährdet. Dem Modellprojekt liegt ein Gesamtkonzept zugrunde, in dem die Belastungsprävention eine besondere Rolle spielt. Eigens dafür qualifizierte GesundheitsberaterInnen verfolgten assessmentbasierte zugehende proaktive Beratungsstrategien bei betroffenen Familien in der Region und ermittelten mit ihnen gemeinsam den individuellen Hilfe- und Unterstützungsbedarf. Dabei wurde ein besonderer Schwerpunkt auf die Schaffung von Freiräumen – den so genannten Pflegemoratorien – der Hauptbezugsperson gelegt. Die Ergebnisse des Modellvorhabens zeigen deutlich, dass individuelle, auf die Bedürfnisse der einzelnen Familien zugeschnittene Strukturkomponenten (dazu gehörten das Assessment, Beratungs- und Fallkonferenzen, Qualifizierungskonzepte, Professionalität der BeraterInnen, das regionale Angebotsspektrum etc.) und Prozesskomponenten (dazu gehörten die proaktiven Interventionsansätze, das auf die Familien zugeschnittene Unterstützungsprogramm etc.) ineinandergreifen müssen, um Effekte in der Stabilisierung des Unterstützungsarrangements und eine Belastungsreduktion der Hauptbezugsperson erzielen zu können.

2.5.1 Pflegende Angehörige unter einer gender-Perspektive

Demenz kann insofern als Familienkrankheit beschrieben werden, als die ganze Familie davon betroffen ist (Knauf 2004, S. 20). Dennoch sind es heutzutage (noch) überwiegend Frauen, die Pflege- bzw. Careaufgaben übernehmen. Betrachtet man den Begriff *Pflege* im Vergleich zu *Care*, wird deutlich, dass ersterer eine sprachliche Verengung auf eher verrichtungsbezogene Tätigkeiten vornimmt, während *Care* den Blick insofern weitet, als dass Aspekte der Fürsorge und Beziehungsarbeit hier einbezogen werden.[19] Gerade bei Menschen mit Demenz im Anfangsstadium sind es oftmals eher Careaufgaben, die die Angehörigen bewältigen müssen. Verrichtungsbezogene Pflegetätigkeiten werden in der Regel erst im Verlauf der Erkrankung verstärkt nötig. Care markiert dabei in der Diskussion aus einer feministischen Perspektive häufig weiblich konnotierte Fürsorgearbeit sowie die Betreuung und Pflege hilfe- und pflegebedürftiger Menschen (vgl. Stiegler 2009, S. 6), die allzu oft unentgeltlich erfolgt und eine geringe gesellschaftliche Anerkennung für diese Tätigkeiten mit sich bringt. Dabei wird der Umfang genauso wie die inhaltliche Ausrichtung der Tätigkeit politisch gesteuert (vgl. ebd.) und folgt man der Autorin weiter (ebd.), so kann festgestellt werden, dass „im Gegensatz

---

[19] Wenn in dieser Arbeit von pflegebedürftigen Menschen die Rede ist, meint dies die Verwendung des Begriffs in seiner weiten Interpretation. Bereits im wissenschaftlichen Diskurs fällt eine begriffliche Unschärfe an dieser Stelle auf: Denn wenn von pflegenden Angehörigen die Rede ist, meint dies keinesfalls lediglich Angehörige, die verrichtungsbezogene Tätigkeiten übernehmen, sondern vielmehr all jene, die ein Unterstützungsarrangement für ein hilfebedürftiges Familienmitglied arrangieren und dafür die Hauptverantwortung tragen. Daher wird in dieser Arbeit der Begriff der Hauptbezugsperson bevorzugt (vgl. zur Definition der Hauptbezugsperson Fußnote 3). Care eignet sich Backes et al. (2008, S. 26) folgend für diese Analyse nicht, da Care „im Sinne eines Halo-Effekts nicht von ihrer spezifischen Bewertung und von der Qualität des Warmen und Liebenden zu lösen sei" (ebd.).

zur ‚Care-Arbeit für Kinder' [...] die politische Diskussion um die ‚Care-Arbeit für Pflegebedürftige' unterbelichtet [ist]" (ebd.; Auslassung und Einfügung: S.F.-G.). Backes et al. (2008, S. 25 f.) weisen in diesem Zusammenhang darauf hin, dass Care genauso wie Pflege keine geschlechtsgebundene Eigenschaft darstellt, sondern eine Kompetenz, die sowohl beruflich als auch privat angewendet wird und die entlohnt werden sollte. Sowohl Care als auch Pflege sind allerdings bislang überwiegend weiblich konnotierte unbezahlte Arbeitsfelder, ohne dass im Diskurs hinterfragt wird, wie bzw. wodurch diese Attribuierungen hergestellt und im alltäglichen Handeln der beteiligten AkteurInnen permanent reproduziert werden. Nach den vorangegangenen Ausführungen mag es wenig überraschen, dass auch im Bereich der Betreuung von demenziell erkrankten Menschen 73 % der Hauptbezugspersonen weiblich sind (vgl. Schäufle et al. 2008, S. 124 ff.).

Immer noch wird eher anhand von Rollenzuschreibungen entschieden, wer die Pflegeaufgaben innerhalb der Familie übernimmt (vgl. Grond 1998, S. 85). Diese sind auf die häufig noch bestehende tradierte Arbeitsteilung zurückzuführen, wonach der Haushalt und die Versorgung der Kinder ein weiblich dominiertes Arbeitsgebiet darstellen. Die mit diesem – immer noch nicht überall anerkannten – Arbeitsfeld verknüpften Anforderungen und die dafür erforderlichen Fähigkeiten und Verhaltensweisen werden bereits im geschlechtsspezifischen Sozialisationsprozess erworben (vgl. Beck-Gernsheim 1980, S. 21 ff.). Dass Care- und Pflegeaufgaben überwiegend durch permanent unreflektiert reproduzierte Rollenverteilungen dem weiblichen Geschlecht zugeschrieben und häufig als nicht wirkliche Arbeit marginalisiert werden, lässt sich auch an der fehlenden gesellschaftlichen Anerkennung dieser Tätigkeiten festmachen. So kommen Blinkert und Klie (2008, S. 26 ff.) zu dem Schluss, dass sich die Erhaltung konservativer Milieus (mit einer konservativ interpretierten Frauenrolle) auf das familiale Pflegepotential positiv auswirken würde. Besonders durch steigende Erwerbsquoten von Frauen und durch die weiterhin bestehenden schlechten strukturellen Rahmenbedingungen in Bezug auf eine Vereinbarkeit von Erwerbstätigkeit und Pflegeaufgaben ist in Zukunft nicht mehr davon auszugehen, dass Frauen in gleichem Umfang wie heute diese Aufgaben übernehmen werden, insbesondere dann, wenn dies wie bisher dazu führt, dass sie gesellschaftlich schlechter gestellt werden. Denn aktuell wird die häusliche Angehörigenpflege in der Privatheit der Familie verortet. Dadurch fehlt es ihr an gesellschaftlicher, sozialer und nicht zuletzt auch finanzieller Anerkennung. Wie sich die Übernahme von Pflegeaufgaben auf aktuelle Kostenrechnungen auswirken, wird im folgenden Abschnitt näher betrachtet.

2.5.2 Der Beitrag pflegender Angehöriger aus einer volkswirtschaftlichen Perspektive

Der Gesetzgeber favorisiert aktuell die ambulante Pflege vor einer stationären Versorgung (vgl. § 3, SGB XI; Philipp-Metzen 2008, S. 43 f.). Dies entspricht ebenso dem Wunsch der meisten hilfe- und pflegebedürftigen Menschen (vgl. Philipp-Metzen 2008, S. 43). Demenziell veränderte Menschen bilden darin keine Ausnahme. Nach einer Studie von Hauser und Schneider-Schelte (2008, S. 1 ff.) wollen auch die meisten allein lebenden demenziell veränderten Menschen in der häuslichen Umgebung wohnen bleiben. Ob dies möglich ist, scheint besonders vom sozialen und infrastrukturellen Umfeld abzuhängen (vgl. ebd.). Die Gruppe der Angehörigen favorisiert ebenfalls mehrheitlich die ambulante Versorgungsform (vgl. Philipp-Metzen 2008, S. 43 f.). Trotz der in Abschn 3.3 skizzierten Transformationsprozesse von Familienleitbildern kann davon ausgegangen werden, dass der Großteil der Angehörigen weiterhin die Verantwortung für Versorgung und Pflege vorrangig in der Familie sieht (vgl. Meyer 2006, S. 42). Allerdings scheinen die älteren Hauptbezugspersonen (> als 70 Jahre) mit zwei Dritteln der moralischen Verpflichtung häufiger zuzustimmen als die Gruppe der 30- bis 49 Jährigen, deren Zustimmung hierfür um rund 10 % niedriger ausfällt (vgl. Runde et al. 2003, S. 9 f.).

Neben den Wünschen der beteiligten Personengruppen sprechen auch oder vor allem volkswirtschaftliche Überlegungen für einen Primat der ambulanten Versorgung: Weyerer (2007, S. 22 f.) berichtet mit Rekurs auf Statistiken zur Krankenkostenrechnung, dass für das Jahr 2002 bereits 5,6 Mrd. € auf demenzielle Veränderungen entfallen sind, wobei der größte Betrag für Kosten der teilstationären und stationären Pflege (3,6 Mrd.) aufgewendet werden musste. Dementsprechend gehörte Demenz damit bereits im Jahr 2002 zu den teuersten Erkrankungen im Alter (vgl. ebd.). Hallauer et al. (2000, S. 73 ff.) haben die direkten und indirekten Kosten[20] für eine Alzheimer-Demenz pro Person und Jahr berechnet.[21] Demnach fallen im Jahr im Durchschnitt Kosten von 43.767 € pro Person an. Davon trägt die gesetzliche Krankenversicherung Weyerer (ebd.) zufolge 2,5 % in Form von Medikamenten, Klinikaufenthalten und ÄrztInnenbesuchen,

---

[20] Unter direkte Kosten werden Kosten für die professionell erbrachten medizinischen und/oder pflegerischen Hilfen subsummiert, während zu den indirekten Kosten besonders der unbezahlte Betreuungsaufwand der Angehörigen, aber auch mögliche aus der Pflegebelastung resultierende Folgeerkrankungen der Angehörigen zählen (vgl. Weyerer 2007, S. 22 ff.; Philipp-Metzen 2008, S. 43 f.).

[21] Weyerer (2007, S. 22 ff.) hat die ursprünglichen DM-Angaben in Euro-Angaben umgerechnet, die im Folgenden angegeben werden.

während 29,6 % die gesetzliche Pflegeversicherung bspw. in Form von Pflegehilfsmitteln oder Pflegesachleistungen trägt. Den mit Abstand größten Anteil tragen jedoch mit 67,9 % die Familienangehörigen. Diese Leistungen der Angehörigen werden bisher nicht in Kosten- und Leistungsrechnungen aufgeführt (vgl. Weyerer 2007, S. 25). Wenn informelle Hilfen künftig stärker durch professionelle ersetzt werden müssen, weil durch sozialstaatliche Leistungsangebote eine Gleichzeitigkeit von Erwerbstätigkeit und Übernahme von Betreuungs- und Pflegeaufgaben ermöglicht werden soll, werden die sozialen Sicherungssysteme, das macht die Berechnung von Hallauer et al. (2000, S. 73 ff.; Weyerer 2007, S. 22 ff.) sehr deutlich, vor enormen – kaum zu bewältigenden – Belastungen stehen. Dennoch liegt der Schwerpunkt der aktuellen Forschungsaktivitäten trotz dürftiger Erfolge in Diagnostik und Therapie weiterhin auf medizinischer Grundlagenforschung. Auch die Forschungsschwerpunkte des 2002 gegründeten und vom Bundesministerium für Bildung und Forschung (BMBF) geförderten „Kompetenznetz Demenz" betrachtet beinahe ausschließlich das Phänomen Demenz aus medizinischer Perspektive (vgl. 2.1–2.3; Weyerer 2007, S. 24 f.).

Die Auswirkungen der Fürsorgeübernahme für einen demenziell erkrankten Angehörigen auf die eigene Erwerbstätigkeit wird im Folgenden diskutiert.

2.5.3 Die Vereinbarkeit einer Erwerbstätigkeit mit Pflegeaufgaben

Die Erwerbstätigkeit nimmt nach einer Untersuchung von Schäufele et al. (2008, S. 124 f.) mit zunehmendem Schweregrad der Demenz bei den Angehörigen ab. So waren unter den Hauptbezugspersonen, die einen Angehörigen mit einer mittelschweren bis schweren Demenz betreuten, lediglich 22 % berufstätig (vgl. ebd., S. 124). Auch Blinkert und Klie (2008) kommen zu dem Schluss, dass

> wenn häusliche Pflege – auch in veränderter Form – überhaupt eine Chance haben soll, sind [...] arbeitsmarktpolitische Regelungen und lokale Infrastrukturen erforderlich, die eine bessere Vereinbarkeit von Erwerbsarbeit und Pflege ermöglichen. (ebd., S. 32; Auslassung: S.F.-G.)

Der Vierte Bericht zur Lage der älteren Generation (BMFSFJ 2002, S. 199 ff.) ist auch in dieser Hinsicht instruktiv: Demnach sind in der Gruppe der 30- bis 64-jährigen Hauptbezugspersonen lediglich 34 % der Frauen erwerbstätig, während es in der Gesamtbevölkerung zumindest 62 % sind. Verheiratete Hauptbezugspersonen sind häufiger nicht erwerbstätig als nicht verheiratete und durch die verschiedenen Anforderungen ist die Belastung für allein stehende erwerbstätige Frauen am höchsten (vgl. ebd.).

Eine Erwerbstätigkeit bei gleichzeitigen Pflegeaufgaben hat zwei Seiten: Zum einen wird die Erwerbstätigkeit häufig als Entlastung erlebt. Soziale Kontakte bleiben bestehen, Gespräche über Themen jenseits des häuslichen Unterstützungsarrangements bleiben im Arbeitskontext von Bedeutung und nicht zuletzt wird so die finanzielle Situation aufgebessert und dadurch bei Bedarf die Inanspruchnahme von professionellen Diensten eher möglich (BMFSFJ 2002, vgl. S. 200 f.; Philipp-Metzen 2008, S. 58). Zum anderen treffen hier aber auch unterschiedliche Zeitregime aufeinander, was u. a. von ArbeitgeberInnen und ArbeitskollegInnen Verständnis für die Situation von Hauptbezugspersonen voraussetzt (ebd.). Insgesamt kommt der Vierte Bericht zur Lage der älteren Generation zu dem Schluss, dass

> die Belastungen bei mangelnder Vereinbarkeit [...] am Arbeitsplatz zu Abwesenheit, abnehmender Leistungsfähigkeit, verminderten Chancen für Karriere und Weiterbildung, erzwungener Arbeitszeitreduzierung und Einkommenseinbußen bis hin zur Berufsaufgabe [führen]" (BMFSFJ 2002, S. 200; Auslassung und Einfügung: S.F.-G.).

Am 1. Januar 2012 ist das so genannte Familienpflegezeitgesetzt (FPfZG) in Kraft getreten. Es soll zur besseren Vereinbarkeit einer Erwerbstätigkeit mit Pflegeaufgaben beitragen. Konkret sieht das Gesetz im Überblick folgende Leistungen vor: Die Arbeitszeit kann für einen Zeitraum von maximal 24 Monaten bis zu 15 h pro Woche verringert werden, wenn ein naher Angehörige zu Hause gepflegt wird (vgl. § 2, FPfZG). Durch einen Entgeltvorschuss können die ArbeitgeberInnen das reduzierte Einkommen aufstocken. Nach Beendigung der Pflegezeit bekommen die ArbeitnehmerInnen weiterhin das niedrigere Einkommen, während sie wieder in Vollzeit arbeiten, bis die durch den Vorschuss vorab vergütete Arbeitszeit nachgearbeitet wurde (vgl. ebd.). ArbeitgeberInnen können zur Finanzierung ein zinsloses Darlehen abrufen (vgl. § 3, FPfZG). Die ArbeitnehmerInnen müssen für die Zeit der Familienpflege selbstständig eine Versicherung zur Berufsunfähigkeit und zur Absicherung im Todesfall abschließen (vgl. § 4, FPfZG).

In dieser Form wurde das Gesetz noch in der Entwurfsfassung bereits von Vereinen und Wohlfahrtsverbänden stark kritisiert und Nachbesserungen wurden gefordert (DV 2011b, S. 148 ff.; Jäger 2011, S. 9 ff.). Kritisch gesehen wird vor allem, dass es keinen Rechtsanspruch auf Familienpflegezeit gibt. Vielmehr ist die Bereitstellung der Möglichkeit der temporären Arbeitszeitreduzierung – wie bisher – von der Kooperationsbereitschaft der ArbeitgeberInnen abhängig (vgl. ebd.). Betrachtet man das Gesetz aus der Perspektive von Hauptbezugspersonen von Menschen mit Demenz, so muss kritisiert werden, dass, um die Leistung überhaupt in Anspruch nehmen zu können, eine Pflegebedürftigkeit im Sinne des SGB XI bestehen muss. So wird das Darlehen nur gewährt, wenn der Arbeitnehmer/die Arbeitnehmerin:

die Pflegebedürftigkeit des nahen Angehörigen der oder des Beschäftigten durch Vorlage einer Bescheinigung der Pflegekasse oder des Medizinischen Dienstes der Krankenversicherung nachweist; bei in der privaten Pflegepflichtversicherung versicherten Pflegebedürftigen muss ein entsprechender Nachweis erbracht werden. (Absatz 2, § 3, FPfZG)

Gerade zu Beginn von demenziellen Erkrankungen, wo häufig noch keine Pflegebedürftigkeit im Sinne des SGB XI vorliegt, die Angehörigen aber einen hohen Anleitungs- und Beaufsichtigungsaufwand haben, kann die Familienpflegezeit folglich nicht in Anspruch genommen werden. Vorschläge u. a. von Wohlfahrtsverbänden, die bestehende Regelung auch für Angehörige von Menschen mit eingeschränkter Alltagskompetenz nach § 45a SGB XI auszuweiten, sind bisher allerdings nicht berücksichtigt worden (vgl. Jäger 2011, S. 10). Auch die zeitliche Begrenzung der Inanspruchnahme auf 24 Monate wird in diesem Zusammenhang kritisiert, denn die Pflege von Angehörigen erstreckt sich ab den ersten Beeinträchtigungen häufig über einen sehr viel längeren Zeitraum. So heißt es im Abschlussbericht der repräsentativen Erhebung zu Möglichkeiten und Grenzen selbständiger Lebensführung in privaten Haushalten (MuG III) von Ulrich Schneekloth und Hans Werner Wahl (2005):

Eine pflegerische Versorgung im Privathaushalt ist in der Regel keine kurzfristige Episode, sondern eine zum Teil jahrelang andauernde Form der Lebensführung. Im Schnitt sind bei Pflegebedürftigen die ersten relevanten Beeinträchtigungen bereits vor 8,2 Jahren und bei sonstigen Hilfebedürftigen vor 9,7 Jahren aufgetreten. (S. 73)

Ob das Familienpflegezeitgesetz in dieser Form überhaupt eine Verbesserung für erwerbstätige Hauptbezugspersonen von Menschen mit Demenz darstellt, kann den vorangegangen Ausführungen folgend, angezweifelt werden.

Eine faktische Erleichterung der Vereinbarkeit von Erwerbstätigkeit mit Pflegeaufgaben bedarf darüber hinaus auch oder sogar besonders eine Ausweitung entsprechender infrastruktureller Angebote der „Beratung, Bildung und Betreuung" (DV 2011b, S. 159).

Insgesamt wird aus den vorangegangenen Ausführungen deutlich, dass die aktuelle Konzeption der sozialen Sicherungssysteme nicht ausreichend Spielraum dafür bietet, neben einer Erwerbstätigkeit in Vollzeit Pflegeaufgaben in einem größeren Umfang zu übernehmen – schon gar nicht, wenn die hilfebedürftige Person primär kognitive Einbußen aufweist. Im Zuge des demographischen Wandels wird jedoch davon auszugehen sein, dass die Zahl der pflegebedürftigen Menschen weiter steigen wird, ohne dass aktuell flächendeckend angemessene Versorgungskonzepte einschließlich ihrer Finanzierung vorlägen.

Die vorliegende Untersuchung fokussiert eine wachsende Anzahl von Personen innerhalb der Gruppe der Pflegebedürftigen: Menschen mit Demenz und ihre Versorgungssettings. Im folgenden Kapitel erfolgt eine Zusammenschau über theoretische Konzepte und empirische Befunde, die für eine Beschreibung der häuslichen Situation bei Demenz relevant sein könnten.

Theoretische Grundlagen und relevante Forschungsergebnisse zum Thema häusliche Unterstützungsarrangements bei Demenz

3

Anliegen dieses Kapitels ist es, einige bereits im Vorfeld aus der Literatur gewonnene und als relevant identifizierte Themenfelder für eine Diskussion um die Tragfähigkeit häuslicher Unterstützungsarrangements bei Demenz zusammenführend dazustellen und somit im Sinne der in dieser Untersuchung genutzten Forschungsmethode der Grounded Theory (vgl. Strauss und Corbin 1996, S. 3 ff.) das Vorwissen zu explizieren. Es werden empirische Befunde und theoretische Zugänge aufgezeigt, um so die vermeintlich relevanten Aspekte für die Tragfähigkeit von Unterstützungsarrangements in der häuslichen Umgebung bei demenziellen Veränderungen zu identifizieren. Dahinter steht die Absicht, eine erste Idee von relevanten Gelingensfaktoren sowie Restriktionen zu bekommen, die für die Tragfähigkeit von häuslichen Unterstützungsarrangements bei Demenz eine Rolle spielen (könnten). Auf den Ergebnissen dieses Kapitels aufbauend wurden die Themenfelder für den Interviewleitfaden generiert. Im ersten Abschnitt wird es allgemein um das Thema der sozialen Unterstützung und im Besonderen um soziale Unterstützung von informellen HelferInnen (zu denen die Familie gehört) gehen, bevor im zweiten Kapitel Stressbewältigungsstrategien thematisiert werden. Diese sind von Bedeutung, weil davon ausgegangen werden kann, dass sie einen direkten Einfluss auf das für die Tragfähigkeit von Unterstützungsarrangements relevante subjektive Belastungsempfinden der Hauptbezugsperson haben. Das dritte Kapitel beschäftigt sich mit Transformationsprozessen familialer Leitbilder. Daran anschließend wird die Bedeutung des Kenntnisstandes von Versorgungsstrukturen und des (Krankheits-)Bildes von Demenz für die Tragfähigkeit von Unterstützungsarrangements in der häuslichen Umgebung beleuchtet. Abschließend wird die Bedeutung von finanziellen Ressourcen thematisiert.

S. Frewer-Graumann, *Zwischen Fremdfürsorge und Selbstfürsorge*,
Soziale Arbeit als Wohlfahrtsproduktion 3,
DOI 10.1007/978-3-658-05273-7_3, © Springer Fachmedien Wiesbaden 2014

3.1 Soziale Netzwerke und soziale Unterstützung

Häufig wird das Vorhandensein sozialer Netzwerke mit sozialer Unterstützung gleichgesetzt. Wie in diesem Kapitel dargelegt werden wird, ist der Einfluss von sozialen Netzwerken nicht immer und unter allen Umständen positiv zu bewerten. Vielmehr können soziale Netzwerke auch negative Wirkungen erzielen. In einem ersten Systematisierungsversuch werden zunächst soziale Netzwerke näher bestimmt. Darauf aufbauend wird im zweiten Teil das Thema der sozialen Unterstützung und daran anschließend soziale Unterstützung als informelle Hilfe näher analysiert. Einige Themen werden im Diskurs um soziale Unterstützung eher marginal thematisiert. Sofern sie für diese Untersuchung eine Relevanz aufweisen, werden sie in Abschn. 3.1.4 erörtert. Das Kapitel schließt mit einer Fokussierung der vorangegangenen Ausführungen auf den Untersuchungsgegenstand: Unterstützungsarrangements in der häuslichen Umgebung bei Demenz.

3.1.1 Soziale Netzwerke – ein Systematisierungsversuch

Ein Systematisierungsversuch sozialer Netzwerke beginnt unvermeidlich mit einer Begriffsbestimmung. In vielen Veröffentlichungen werden die Begrifflichkeiten soziale Netzwerke und soziale Unterstützung diffus und synonym gebraucht. Damit suggerieren sie eine zwangsläufige Interdependenz zwischen sozialen Netzwerken und sozialer Unterstützung. In dieser Untersuchung wird die Auffassung vertreten, dass soziale Netzwerke eine Voraussetzung für soziale Unterstützung sind, aber nicht aus jedem sozialen Netzwerk zwangsläufig soziale Unterstützung resultiert. Im Gegenteil: In diesem und im Ergebniskapitel werden auch negative Aspekte sozialer Netzwerke beleuchtet, wenn Familienangehörige beispielsweise das Unterstützungsarrangement manipulieren (vgl. Kap. 5). Dementsprechend wird Laireiter (2009) folgend unter sozialer Unterstützung eine „zentrale Konstituente sozialer Netzwerke" (S. 75) verstanden, die gleichzeitig aber nur eine ihrer Funktionen darstellt (vgl. ebd.). Töpfer et al. (1998) definieren soziale Netzwerke „als eine vom Menschen selbst geschaffene und aufrechterhaltene soziale Struktur" (S. 140). Diese Struktur wiederum wird durch äußere Rahmenbedingungen wie beispielsweise sozialräumliche oder institutionelle Grenzen beeinflusst. In der Regel sind Menschen in soziale Netzwerke eingebunden: Es gibt unterschiedliche NetzwerkpartnerInnen, beispielsweise FreundInnen, NachbarInnen, ArbeitskollegInnen, Familienmitglieder etc., mit denen man unterschiedlich häufig in Kontakt tritt. Mit Motzke und Schönig (2012) lassen sich Netzwerke somit als „anthropologische Konstante" (S. 232) beschreiben, denn „Menschen haben sich schon immer vernetzt, Beziehungen wurden bewusst geknüpft und genutzt, Austausch auf Gegenseitigkeit betrieben [. . .]" (ebd.; Auslassung: S.F.-G.).

Dass soziale Unterstützung und soziale Netzwerke oft gemeinsam thematisiert werden, hat damit zu tun, dass Umfang und Qualität der Unterstützung, die jemand von seinem sozialen Umfeld erhalten bzw. erwarten kann, abhängig ist von der Größe/Vielfalt und damit der Dichte des sozialen Netzwerks sowie der Qualität der Beziehung zwischen den NetzwerkpartnerInnen und der zu unterstützenden Person. Betrachtet man Netzwerke unter diesem Aspekt, so werden so genannte partiale Netzwerke z. B. von Familien oder egozentrierte Netzwerke z. B. von Hauptbezugspersonen in den Fokus genommen (vgl. Töpfer et al. 1998, S. 140 ff.).[1] In der vorliegenden Untersuchung richtet sich der Fokus auf die jeweilige Hauptbezugsperson (ego) und ihr soziales Netzwerk (alteri). Es interessierten hierbei vornehmlich die Beziehung zwischen ego und alteri und nicht so sehr die Beziehung unter den alteri.

Im Lebensverlauf verändern sich soziale Netzwerke hinsichtlich ihrer Größe, der NetzwerkpartnerInnen, mit denen in Kontakt getreten wird, und der Häufigkeit der sozialen Kontakte. Eine Autorin, die soziale Netzwerke im Alter genauer untersucht hat, ist Winter-von Lersner (vgl. 2006, S. 50 ff.). Die Autorin konnte in diesem Zusammenhang zeigen, dass nicht die Hochaltrigkeit per se ein Risikofaktor für die Verkleinerung von sozialen Netzwerken ist, sondern diese im Alter eher von dem Familienstand (z. B. verwitwet) und der Wohnform abhängig sind. Denn mit steigendem Alter erhöht sich die Wahrscheinlichkeit der Verwitwung und der Notwendigkeit eines Umzugs in ein Alten- bzw. Pflegeheim (vgl. Winter-von Lersner 2006, S. 25). So zeigen Untersuchungen, dass alte Menschen im Heim kleinere und anders strukturierte Unterstützungssysteme aufweisen als jüngere, verheiratete alte Menschen in Privathaushalten (vgl. Winter-von Lersner 2006).

Soziale Netzwerke können zudem nach bestimmten Merkmalen beispielsweise der Relation zwischen den NetzwerkpartnerInnen (alteri) und ego in unterschiedliche Netzwerkebenen differenziert werden. In der vorliegenden Untersuchung wurden drei Ebenen für die Einteilung des sozialen Netzwerks gewählt. Grundlage für diese Einteilung ist Trojan (1985, S. 42 ff.) folgend die Auffassung, dass die unterschiedlichen Netzwerktypen sich u. a. nach dem Grad der Organisiert-

---

[1] Unter einem egozentrierten Netzwerk wird das um eine Person (ego) verankerte soziale Netzwerk (alteri) verstanden. In der Behindertenhilfe werden egozentrierte Netzwerke auch dazu genutzt, die Integration bzw. Desintegration von Menschen mit Behinderung zu beschreiben. So vertritt Kirschniok (2011) die These, dass die „wohlfahrtsstaatliche Behindertenhilfe in Deutschland zu Netzwerkbeschränkungen im egozentrierten Netzwerk eines Menschen mit Behinderung beiträgt" (S. 45).

heit unterscheiden lassen, in dem sie Unterstützung gewähren. Der höchste Grad an Organisiertheit ist demnach bei den tertiären Netzwerken, also beispielsweise den professionellen Pflegediensten, Beratungsstellen, Tagespflegeeinrichtungen zu finden. Sie können zu einer guten kommunalen Infrastruktur beitragen, wenn sie „stabil und als Kollektivgut verfügbar sind" (Motzke und Schönig 2012, S. 235). In diesem Zusammenhang wird daher bei professionellen Netzwerken auch häufig von „künstlichen Netzwerken" im Vergleich zu nachbarschaftlichen und/oder familiären etc. „natürlichen Netzwerken" gesprochen (ebd.). Diese formale Hilfebeziehung ist durch eine klassische Tauschrelation (Geld gegen Dienstleistung) oder durch einen rechtlichen Anspruch auf diese Dienstleistung gekennzeichnet.

Die Familie als primäres Netzwerk hingegen weist einen sehr niedrigen Grad an Organisiertheit auf. Beziehungen in diesem Netzwerkbereich zeichnen sich i. d. R. durch eine hohe Stabilität in der Zeit und eine große Bandbreite mehr oder weniger wechselseitiger Unterstützungsleistungen aus (vgl. Motzke und Schönig 2012, S. 231 ff.). Die Familie spielt daher bei Hilfe- und Pflegebedürftigkeit noch immer eine herausragende Rolle. Auch wird davon ausgegangen, dass immer noch eine starke moralische Verpflichtung zur Fürsorge innerhalb einer Familie besteht, der FreundInnen, NachbarInnen etc. in dieser Form nicht unterliegen (vgl. 3.3).

Das sekundäre Netzwerk zeichnet sich durch eine geringere Verbindlichkeit im Vergleich zum primären und tertiären Netzwerk aus. Dieser Umstand wird in der Analyse und Rekonstruktion der subjektiven Relevanzstrukturen der Hauptbezugspersonen im fünften Kapitel bei der Frage der Inanspruchnahme unterschiedlicher NetzwerkpartnerInnen erneut thematisiert. Da die Angehörigen eine herausragende allumfassende Rolle bei der Betreuung und Unterstützung von hilfe- und pflegebedürftigen Menschen spielen, werden NachbarInnen und FreundInnen in der vorgelegten Untersuchung, entgegen der von Trojan (1985, S. 42 ff.) vorgeschlagenen Einteilung, dem sekundären Netzwerk zugeordnet. Hier herrscht eine größere Beziehungsflexibilität vor und die Beziehungen sind häufig schwächer als im primären Netzwerk.[2] Den vorangegangenen Ausführungen entsprechend, er-

---

[2] Die Einteilung der NetzwerkpartnerInnen erfolgt in der Literatur sehr heterogen. So zitiert Kirschniok (2011, S. 51) eine Studie, in der Familie, FreundInnen und NachbarInnen im Bereich der primären Bezüge gezählt wurden. Davon abgegrenzt werden öffentlich organisierte Netzwerke der sekundären Netzwerkebene zugewiesen. Selbst die Zuordnung zu der Gruppe der FreundInnen, NachbarInnen und/oder Bekannten ist nicht immer eindeutig. Zum einen mag dies dem Umstand geschuldet sein, dass eine Person Mitglied in mehr als einer Gruppe sein kann. Zum anderen werden die Begrifflichkeiten in der Literatur nicht immer eindeutig verwendet. Einen Vorschlag machen Reichert et al. (2003), indem sie Freundschaft durch eine „emotionale Verbundenheit" (21) und die Gruppe der FreundInnen in Bezug auf das Alter und die Lebensstile als homogene Gruppe charakterisieren,

Tab. 3.1 Einteilung der NetzwerkpartnerInnen in der vorliegenden Untersuchung

Primäres Netzwerk (informeller Sektor)	Sekundäres Netzwerk (informeller Sektor)	Tertiäres Netzwerk (formeller Sektor)
Familie	FreundInnen	ÄrztInnen
Schwiegerfamilie	NachbarInnen	Pflegedienste
	Ehrenamtliche	BeraterInnen
	Selbsthilfeorganisationen wie die Alzheimer Gesellschaft e. V. (da in der Regel wenig bis keine formalisierten Beschäftigungsverhältnisse)	Hilfe im Haushalt aus Osteuropa
	Nicht offiziell registrierte Beschäftigung in Privathaushalten	…
	…	

folgt die Netzwerkeinteilung in der vorliegenden Untersuchung wie in der Tab. 3.1 dargestellt.

3.1.2 Soziale Unterstützung[3] – eine Begriffsbestimmung

Wie bereits festgestellt wurde, ist soziale Unterstützung eine Leistung von sozialen Netzwerken. In Bezug auf die vorliegende Untersuchung wird davon ausgegangen, dass soziale Unterstützung durch verschiedene soziale Netzwerke für die Tragfähigkeit von Unterstützungsarrangements eine entscheidende Rolle spielt. Wie genau dieser Zusammenhang aussieht, soll Gegenstand dieses Forschungsprojektes sein. Sicher ist jedoch, dass die Alltagsbewältigung mit einem demenziell veränderten Familienmitglied für die in dieser Untersuchung ausschließlich aus dem familiären Umfeld kommenden Hauptbezugspersonen eine enorme Herausforderung mit Stresspotential darstellt (vgl. 2.4). Zur Vermeidung bzw. Bewältigung von

während nachbarschaftliche Beziehungen häufig eine emotionale Distanz aufweisen, sich aber andererseits durch eine räumliche Nähe beschreiben lassen. Bekanntschaften sind demgegenüber „die am wenigsten verbindliche Form informeller außerfamiliärer Beziehungen" (ebd., S. 22). Für die AutorInnen zeigen die Schwierigkeiten in der Einteilung in Supportgruppen, dass „die Lebenssituation älterer Menschen komplexer und divergenter ist, als das (sic!) Theorien und Begrifflichkeiten sie vollständig repräsentieren könnten" (ebd.). In dieser Untersuchung kommt erschwerend hinzu, dass die Interviewee die Begrifflichkeit FreundIn und Bekannte/Bekannter oftmals synonym benutzen.

[3] In der vorliegenden Arbeit werden die Begriffe social support und soziale Unterstützung synonym verwendet.

Belastungen und ihren Folgen spielt nach Nestmann (1988), neben der individuellen Bewältigungskompetenz, die „[soziale] Ressource, das heißt verschiedene Bewältigungsbeiträge aus Hilfe- und Unterstützungsquellen der Lebenswelt" (S. 10; Einfügung: S.F.-G.) eine Rolle. Die besondere Bedeutung von sozialer Unterstützung durch soziale Netzwerke sieht der Autor „gerade in den Lebensphasen, die von Rollenwechsel, Übergang in neue Identitäten etc. geprägt sind" (Nestmann 1989, S. 111). Dies scheint bei der Übernahme von Pflege- und/oder Betreuungsverantwortung der Fall, wenn beispielsweise Kinder plötzlich in der Entscheidungsverantwortung für ihre Eltern stehen (vgl. Kap. 5).

Generell lassen sich unterschiedliche Formen sozialer Unterstützung unterscheiden: Unter instrumenteller Unterstützung werden beispielsweise praktische Hilfen im Alltag subsummiert, emotionale Unterstützung meint die Hilfe durch Trost, Zuwendung etc. und kognitive Unterstützung bezieht sich beispielsweise auf eine Informationsbeschaffung oder Ratschläge (vgl. Heusinger und Klünder 2005, S. 75 ff.). Einige AutorInnen benennen darüber hinaus die evaluative Unterstützung (exemplarisch Aymanns 1995, S. 25). Töpfer et al. (1998, S. 151) fügen in Anlehnung an Gräbe (1991) ihrer Liste noch die Unterstützung durch Geselligkeit und soziale Aktivität hinzu. Die bedarfsangemessene Inanspruchnahme von sozialer Unterstützung kann als eine Bewältigungskompetenz angesehen werden.[4] In Bezug auf die Inanspruchnahme unterschiedlicher Hilfsangebote zeigen Untersuchungen zum social support aus den 1980er Jahren deutlich, dass in Lebenskrisen und bei Sorgen zuerst informelle HelferInnen angefragt werden, bevor professionelle Unterstützung in Anspruch genommen wird (Veroff et al. 1981; zit. nach Nestmann 1988).[5]

---

[4] Vgl. dazu die Ausführungen zu sozialer Unterstützung und Coping in diesem Kapitel oder bei Nestmann (1988, S. 43). Das Verhältnis von Copingstrategien und sozialer Unterstützung wird in der Literatur unterschiedlich diskutiert. Nach Shumaker und Brownell (1984, S. 25) können beide als verbundene Phänomene betrachtet werden, stellen allerdings keine synonymen Konstrukte dar. So kann nach Meinung der Autorinnen soziale Unterstützung unabhängig von Stressbewältigungsstrategien, beispielsweise Entspannungstechniken, existieren und Bewältigungsressourcen (Geld, Kompetenzen etc.) und Copingstrategien können ohne social support, also individuell gegeben sein (vgl. ebd.). Der Zusammenhang beider Phänomene wird beispielsweise dann deutlich, wenn soziale Unterstützung als „coping resource" (ebd.) interpretiert und damit unterstellt wird, dass in günstigen Fällen auf Ressourcen und Kompetenzen der UnterstützerInnen zurückgegriffen werden kann (vgl. Nestmann 1988, S. 43).

[5] Die Inanspruchnahme von unterschiedlichen Hilfeformen hat allerdings auch etwas mit der Morphologie von sozialen Netzwerken zu tun. So geben bereits Röhrle und Stark (1985, S. 31 f.) einen guten Überblick über Studien, die einen Zusammenhang in der Morphologie von Netzwerken und bestimmten PatientInnenkarrieren vermuten lassen. Nach diesen Ergebnissen sind Netzwerke von schizophrenen PatientInnen meist deutlich kleiner und be-

Dabei scheint nicht die Zugehörigkeit zu einer Supportgruppe[6] das ausschlaggebende Kriterium für die Hilfe und Unterstützungsleistung zu sein, sondern vielmehr „die emotionale Verbundenheit zwischen dem Hilfeempfänger und dem Hilfeleistendem (sic!)" (Reichert et al. 2003, S. 116). Dafür scheint ein Grund zu sein, dass in der Regel die Beziehungsdauer zwischen ego und alteri bei den Professionellen geringer ist und diese als so genannte „weak ties" (Granovetter 1982, S. 105) deutlich loser gehalten werden als beispielsweise freundschaftliche oder familiale Bezüge (vgl. Töpfer et al. 1998, S. 150). Erschwerend hinzu kommt sicherlich, dass für die Inanspruchnahme von professionellen NetzwerkpartnerInnen oft aus ökonomischen, leistungsrechtlichen, ökologischen etc. Gründen deutlich höhere Zugangsbarrieren bestehen (Nestmann 1988, S. 9; vgl. auch 3.5). Im Unterschied zu den eher schwachen Beziehungen beschreibt Granovetter (1982) die „strong ties" (S. 105) als dauerhafte, intensive, vertrauensvolle und reziproke Beziehungen. Sie scheinen eine entscheidende Bedeutung für die interaktive Bearbeitung von Lebenskrisen und Sorgen zu haben.

Die Frage, auf welche Formen der sozialen Unterstützung die betroffenen Personen mit Demenz und ihre Angehörigen zurückgreifen können, ist für die vorliegende Untersuchung folglich ein zentrales Thema. Bereits in den 1980er Jahren betont Badura (1981) die enorm wichtige gesundheitspolitische Bedeutung von social support als

> Fremdhilfen, die dem einzelnen durch Beziehungen und Kontakte mit seiner sozialen Umwelt zugänglich sind und die dazu beitragen, daß Gesundheit erhalten bzw. Krankheiten vermieden, psychische oder somatische Belastungen ohne Schaden für die Gesundheit überstanden und die Folgen von Krankheiten bewältigt werden (S. 157).

Soziale Unterstützungsbeziehungen sind jedoch nicht als vorhandene Struktur in der sozialen Welt zu finden. Sie müssen Wiedemann und Becker (1989) folgend als Konstruktionen verstanden werden, „die hergestellt, aufrechterhalten und verhandelt werden müssen" (S. 132). Dementsprechend muss Wissenschaft die spezifischen Konstruktionsprinzipien in den Blick nehmen, die sozialer Unterstützung zugrunde liegen. Soziale Unterstützung steht also

> für die Mechanismen, durch die zwischenmenschliche Beziehungen die Individuen gegen bedrohliche und beeinträchtigende Umgebungsfaktoren abschirmen können.

---

stehen vornehmlich aus wenigen Angehörigen und Professionellen. Die AutorInnen ziehen daraus den Schluss, dass Netzwerke „eine nicht unwesentliche psychologische Bedeutung bei der Entstehung und Aufrechterhaltung von psychischen Störungen haben können" (ebd., S. 31).

[6] Also die Zugehörigkeit zur Gruppe der Angehörigen, NachbarInnen, ArbeitskollegInnen, FreundInnen und/oder Professionellen.

> [...] social support rückt als ‚Puffer' zwischen belastende Lebensereignisse und psychische und physische Symptomatologie. (Nestmann 1988, S. 19; Auslassung: S.F.-G.; vgl. auch Keupp 1985)

Für die vorliegende Untersuchung könnte die Einbeziehung von social support-Konzepten, u. a. wegen der postulierten „abpuffernden" Wirkung der negativen Folgen kritischer bzw. belastender Lebensereignisse, wie das Eintreten einer Demenzerkrankung eines nahen Angehörigen, folglich interessant sein. Wie social support-Bezüge genau wirken, ist jedoch umstritten. So setzen unterschiedliche Konzepte sehr spezifische Schwerpunkte. Nestmann (1988) spricht von drei support-„Klassikern" (S. 26) und unterteilt die Konzepte nach den ihnen zugeschriebenen Wirkungsweisen:

Das erste Konzept sozialer Unterstützung geht davon aus, dass schon das Eingebundensein in soziale Bezüge positive Auswirkungen auf die Hauptbezugsperson hat und zusätzlich gesundheitsschädliche Abweichungen auf der Verhaltensebene im Sinne eines „feedback" (Cassel 1974, S. 405) durch die NetzwerkpartnerInnen korrigiert werden können. Psychosoziale Bezüge fungieren in diesem Konzept als „Soziales Immunsystem" (Nestmann 1988, S. 26). Cassel (1974) interpretiert die bloße Anwesenheit der UnterstützerInnen als social support, wenn er ausführt: „various social processes have also been shown to be protective. Chief among these are the nature and strength of the group supports provided to the individual" (Cassel 1974, S. 407; vgl. auch Reichert et al. 2003, S. 19 ff.).

Cobb (1976, S. 300 ff.) hingegen stellt das subjektive Wissen und die subjektive Erfahrung der UnterstützungsnehmerInnen in den Mittelpunkt. Indem Individuen die Erfahrung machen, dass sie Unterstützung bekommen bzw. bei Bedarf bekommen können, wird die schädigende Wirkung von Belastungssituationen abgemildert. Social support bedeutet also hier, dass das Subjekt davon ausgehen kann, dass jemand sich um es sorgt, es geschätzt und geliebt wird und es zu einem Kommunikationsnetzwerk mit gegenseitigem Engagement gehört (vgl. ebd.).

Im dritten „support-Klassiker" (Nestmann 1988, S. 28) integriert Caplan (1974, S. 4 ff.) mehrere Dimensionen von sozialer Unterstützung, indem er postuliert, dass social support nicht nur eine „abpuffernde" Wirkung von Stressereignissen habe, sondern auch zu einer Gesunderhaltung in einer stressreichen Umwelt beitrage, also in bestimmten Krisen- oder Gefahrensituationen von einem Direkteffekt ausgegangen werden kann. So konstatiert er, dass die Wirkweise von social support es Individuen auch ermögliche, „to maintain themselves in relative health and comfort in our noxious environment" (S. 4).

Allen drei Konzepten ist gemein, dass sie lediglich die problemabhängigen positiven Effekte von social support in den Blick nehmen. Soziale Unterstützung hat jedoch auch belastungsunabhängige Effekte, wie beispielsweise das Gefühl von Zugehörigkeit und Geborgenheit, das durch das Eingebundensein in soziale Bezüge besteht (vgl. Nestmann 1989, S. 113). Außerdem lassen sie die Wichtigkeit der subjektiven Bewertung durch die RezipientInnen in Bezug auf die Passgenauigkeit außer Acht. Geleistete Unterstützung muss nämlich von den EmpfängerInnen sozialer Unterstützung als auf die jeweilige Situation passend und beispielsweise nicht als ungebetener Ratschlag interpretiert werden.

Daher erscheint es sinnvoll, mit Shinn et al. (1984, S. 64 ff.) die bisher vorgeschlagene multidimensionale Konzeption des social supports um das Element der Passung zu erweitern. In Anlehnung an die AutorInnen werden dafür fünf Dimensionen der Passung von social support vorgestellt (vgl. ebd.):

1. Die Quantität sozialer Unterstützung („amount of support") muss dem subjektiven Bedarfsempfinden entsprechen. So kann zu viel Unterstützung problematisch werden und, wenn sie beispielsweise ungewollt ist, zu zunehmender Hilflosigkeit oder Selbstwertverlust führen.
2. Der Zeitpunkt der Unterstützung muss stimmen („timing of support"). Dabei können sich sowohl Inhalte der Unterstützung als auch ihr zeitlicher Umfang mit dem Belastungsprozess verändern.
3. Unterschiedliche UnterstützungsgeberInnen („source of support") variieren in der Effektivität und Angemessenheit der Unterstützung.
4. Die Struktur der sozialen Unterstützung („structure of support") kann genauso wie die jeweiligen NetzwerkpartnerInnen mit Bedürfnissen der UnterstützungsrezipientInnen korrespondieren oder eben auch nicht. Engere Netzwerkbezüge sind manchmal hilfreich, bisweilen aber auch hinderlich.
5. Die konkrete Funktion von social support („function of support"), zum Beispiel emotionale Unterstützung, muss auf die Situation und die Bedürfnisse der RezipientInnen passen und kann nicht selbstverständlich durch eine andere ersetzt werden.

Die Erweiterung der bestehenden mehrdimensionalen Konzeptionen um das Element der Passung verdeutlicht die Vielschichtigkeit des Themas social support (vgl. zum Thema Passung auch Heusinger und Klünder 2005, S. 76). Aus den vorangegangenen Ausführungen lässt sich zusammenfassend schlussfolgern, dass die Beurteilung von sozialer Unterstützung als Hilfe durch die RezipientInnen von einer Summe an spezifischen Faktoren abhängig ist.

Eine Frage, die in Zusammenhang mit Konzepten und in der Diskussion um soziale Unterstützung immer wieder auftaucht, ist die, ob ein Minimum definiert werden kann, das zur Problembewältigung bzw. Gesunderhaltung notwendig ist.

Aufgrund der beschriebenen Mehrdimensionalität des Themas social support ist eine solche „Mindestausstattung" (Nestmann 1988, S. 55) nach aktuellem Kenntnisstand nicht definierbar. Forschungsergebnisse zeigen, dass eine positive Bewertung der RezipientInnen von der Passung der geleisteten Unterstützung auf ihre konkreten Bedürfnisse abhängig ist. So reicht bei einigen RezipientInnen bereits eine Person zur Problembewältigung, manchmal sind dagegen mehrere Unterstützungsquellen nötig. Auch die Art der Unterstützung scheint eine bedeutsame Rolle zu spielen: Bei der Sicherung von Gesundheit spielt nach Nestmann (vgl. 1988, S. 55 f.) die emotionale Unterstützung offensichtlich eine herausragende Rolle. Folglich scheint der Hauptgrund von Unzufriedenheit mit geleisteter Unterstützung oft in einer fehlenden Passung zu liegen, wenn beispielsweise die RezipientInnen eine andere Form von Unterstützung bräuchten oder der Umfang der geleisteten Unterstützung in ihrer subjektiven Bewertung unzureichend ist (vgl. Shinn et al. 1984, S. 55 ff.). Allerdings finden sich in der Literatur auch hier sehr differente Ergebnisse. So kommt Nestmann (1988) zu dem Schluss, dass

> widersprüchliche Ergebnisse der Netzwerk – und social support – Forschung zu dichten und lockeren Bezügen [...] darauf hin[weisen], daß es von entscheidender Bedeutung ist, welche Gruppe bezüglich welcher Probleme und im Zusammenhang mit welchem Unterstützungsbedarf untersucht wurde. (S. 58, Auslassung und Einfügung: S.F.-G.)

3.1.3   Soziale Unterstützung als informelle Hilfe

Zur Unterstützung bei der Bewältigung von krisenhaften Lebensereignissen, wie sie eine Demenzerkrankung von einem nahestehenden Angehörigen darstellen kann, werden, wie im vorangegangenen Abschnitt erörtert, meistens und zuallererst informelle Hilfeformen beansprucht. Ihr Einbezug hat mittlerweile in vielen Bereichen des sozialen Lebens angesichts „erschöpfter Etats und in Folge des Abbaus staatlicher Sicherungssysteme und Dienstleistungen Konjunktur" (Günther 2005, S. 427).[7] Häufig übersehen wird bei diesen Versuchen, dass die Wirksamkeit von sozialen Unterstützungssystemen maßgeblich von einer funktionierenden sozialpolitischen Infrastruktur abhängt. Sollen informelle Unterstützungssysteme in

---

[7] Der häufig mit dieser Forderung einhergehende Appell einer stärken Verbindung von alltäglichen, natürlichen Netzwerken mit professionell organisierten und institutionalisierten Hilfen („linkage") ist nicht neu und wurde bereits in den 1980er Jahren diskutiert (vgl. exemplarisch von Kardorff und Stark 1987, S. 219 ff.).

der Familie, mit den NachbarInnen, FreundInnen etc. greifen, brauchen sie geeignete „ökonomische, ökologische und soziale Grundlagen" (Nestmann 1991, S. 53). Besonders im Bereich der Betreuung und Begleitung hilfe- und pflegebedürftiger – auch demenzkranker – Menschen ist vor dem Hintergrund weiter steigender Fallzahlen in den letzten Jahren immer mehr bürgerschaftliches Engagement[8] gefordert worden. Doch diese Ressource scheint nahezu ausgeschöpft, ist doch bereits jetzt belegt, dass bis zu drei Viertel „aller persönlichen Befindlichkeiten, Krankheitsepisoden [...] und erst recht psychosoziale Probleme, Krisen und Konflikte" (Nestmann 2005, S. 347; Auslassung: S.F.-G.) ausschließlich mit der Unterstützung informeller Hilfen und folglich ohne professionelle Unterstützung bewältigt werden (vgl. Günther 2005, S. 427 ff.; Nestmann 2009, S. 955 ff.). Gleichzeit legen Studien nahe, dass soziale Unterstützung und das Eingebettetsein in soziale Netzwerke das Morbiditäts- und Mortalitätsrisiko deutlich senken können (vgl. Siegrist 1995, S. 10 ff.). Den Löwenanteil an Unterstützungsleistungen unter den informellen HelferInnen tragen dabei immer noch die engen, familialen Bezüge. Andere HelferInnen sind „eher ergänzend, in differenziellen Zuständigkeiten oder in bestimmten Aktivitäts- und Anlassdomänen" tätig (Nestmann 2005, S. 355; vgl. auch Reichert et al. 2003, S. 24). So scheinen beispielsweise NachbarInnen in akuten Notfällen im Wohnumfeld aufgrund der geographischen Nähe die geeigneten AnsprechpartnerInnen. Die Möglichkeiten, Inhalte und Grenzen der gegenseitigen Inanspruchnahme von Hilfen sind hier im Vergleich zu der Familie und den FreundInnen relativ klar definiert (vgl. Nestmann 2005, S. 354).

Familiale Beziehungen hingegen gewährleisten oftmals eine längerfristige Versorgung und Pflege von Angehörigen, während FreundInnen und/oder Bekannte durch ihre heterogenen Beziehungen eine Vielzahl spezifischer Funktionen an Unterstützung übernehmen (vgl. Nestmann 1988, S. 70). FreundInnen leisten beispielsweise vermehrt psychosoziale Begleitung in zwischenmenschlichen Konflikten, insbesondere, wenn diese aus den Familienbeziehungen resultieren (vgl. Nestmann 2005, S. 353). Zusätzlich sind sie häufig genau wie NachbarInnen aufgrund des gleichen Wohnumfeldes InformationsgeberInnen, beispielsweise für bestehende Angebote von professionellen oder ehrenamtlichen Diensten (vgl. ebd.).

---

[8] Die stärkere Nutzung des Begriffs *bürgerschaftliches Engagement* im Vergleich zu dem des *Ehrenamts* kann als „Wandel in der Sicht des Ehrenamtes" (Mildenberger 2012, S. 168) betrachtet werden. Damit verbunden sind veränderte Erwartungshaltungen der gesellschaftlichen und politischen Akteure (vgl. Olk und Hartnuß 2011, S. 147). Betrachtet man die wissenschaftliche Verwendung der Begriffe, so muss konstatiert werden, dass „ganz offensichtlich keinerlei Unterschiede zwischen bürgerschaftlichem Engagement und freiwilligem Engagement gemacht werden" (ebd., S. 149). Für eine nähere Auseinandersetzung sei an dieser Stelle auf das „Handbuch bürgerschaftliches Engagement" von Thomas Olk und Birger Hartnuß (2011) verwiesen.

Interessant scheint in diesem Zusammenhang die Feststellung von Antonucci (1985), dass es in engen (familialen) Beziehungen möglich ist, Unterstützungsreserven anzusammeln, indem man beispielsweise ein Familienmitglied unterstützt, dies aber erst bei eigenem Bedarf zu einem späteren Zeitpunkt zurückbekommt, während bei loseren Bezügen Reziprozität „directliy and immediately" (S. 30) erwartet wird. Gerade mit der Unterstützung in engen (familialen) Bezügen gehen nach Meinung von Antonucci (ebd.) allerdings oft Schuldgefühle einher, die durch das Akzeptieren der Unterstützungsleistung bei den RezipientInnen hervorgerufen werden. Bei der Annahme von Unterstützung aus dem tertiären Netzwerk hingegen ist dies in der Regel nicht der Fall, da die UnterstützungsgeberInnen hier zeitnah eine monetäre Gegenleistung bekommen. Sind die Schuldgefühle zu stark, kann es vorkommen, dass keine oder zu wenig Unterstützung in Anspruch genommen wird, obwohl ein Hilfebedarf besteht (vgl. Greenberg 1980, S. 17 ff.).

In Zeiten leerer Kassen rücken die kostengünstigen informellen HelferInnen periodisch in den Fokus des öffentlichen Interesses. Bereits in den 1980er Jahren formuliert Nestmann (1988), dass

> [die] kostensparenden nichtprofessionellen Helfer in der Gemeinde, Nachbarschaft, Familie etc. [...] das geeignete ‚Füllmaterial' für sich erweiternde Versorgungslücken [zu sein scheinen]. (S. 8; Auslassung und Einfügung: S.F.-G.)

Angesichts wachsender Unterstützungsbedarfe einerseits und allenfalls marginaler Angebots- und Leistungserweiterungen im Sozialstaat andererseits scheint sich die Situation gegenwärtig weiter zuzuspitzen.

Umso mehr verwundert es, dass es relativ wenig aktuelle Forschung und Diskussion in diesem Bereich gibt. So verweist Nestmann (ebd.) explizit darauf, dass sich „die alltägliche Helferforschung der 80er Jahre kaum weiterentwickelt" (S. 347) hat und somit „fast nur ein Resümee der Wissensbestände der 80er Jahre bleibt, die bis heute kaum eine Erweiterung und Vertiefung erfahren haben" (S. 350; auch Reichert et al. 2003, S. 17 f.).[9] Offensichtlich fällt diese Form der Unterstützungsleistung erst auf, wenn sie ausbleibt und durch sozialstaatliche Leistungen beispielsweise einem Ausbau der professionellen Infrastruktur kompensiert werden muss.

---

[9] Daher mag es nicht verwundern, dass in diesem Kapitel häufig auf Literatur aus den 1980er Jahren zurückgegriffen wird. Als mögliche Ursachen für diese Beobachtung führt Nestmann (2005) an, dass im Gegensatz zur professionellen Unterstützung informelle Hilfe meist in „andere alltägliche Interaktionen" (S. 350) verwoben sei, so dass sie von der Wissenschaft übersehen werde. Unterstützung gehört eben zur „Normalität' einer menschlichen Sozialität und Gemeinschaft" (ebd.). Zudem, so führt der Autor aus, gibt es bei alltäglichen Hilfeleistungen durch die Familie, Verwandte, NachbarInnen häufig keine klare Rollenzuschreibung und reziproke, teilweise sehr komplexe Unterstützungsbeziehungen, die von wechselnden Funktionen gekennzeichnet sind (vgl. ebd.).

Allgemein basieren informelle, alltägliche Hilfen auf der persönlichen Beziehung zwischen ego und alteri, d. h. auf

> Erwartungen, Routinen und Normen des Austausches im jeweiligen Netzwerksektor und sie sind eingebettet in ein Gesamt an Interaktionen im Alltag und in der Lebenswelt. (Nestmann 2005, S. 351)

In der Gruppe der informellen HelferInnen (also dem primären und sekundären Netzwerk) scheint die Inanspruchnahme von spezifischen NetzwerkpartnerInnen, wie bereits skizziert, auch von der Art der Probleme abzuhängen. FreundInnen werden beispielsweise eher bei Einsamkeit und persönlicher Belastung[10], Familienmitglieder bei der Pflege und/oder Betreuung kranker Haushaltsmitglieder und NachbarInnen z. B. bei der Versorgung von Haustieren bzw. generell bei Hilfestellungen von Dingen des alltäglichen Lebens vorgezogen (vgl. Nestmann 1988, S. 15; Töpfer et al. 1998, S. 142). Insgesamt sehen die meisten Menschen ihr informelles soziales Netz als Haupthilfequelle an, erst, wenn diese Hilfe erschöpft, nicht ausreichend oder nicht zufriedenstellend ist, wendet sich der Großteil der Befragten an professionelle HelferInnen (vgl. Nestmann 1988, S. 12 ff.). In der Regel ist dann der Leidensdruck schon enorm angestiegen.

Die Wichtigkeit von funktionierenden sozialen informellen Netzwerken bei Eintreten einer Pflegebedürftigkeit wird u. a. von Reichert et al. (2003) betont. Der zu diesem Zeitpunkt geleistete social support kann enorm dazu beitragen, „dass die Betroffenen möglichst lange ein selbstbestimmtes Leben in der eigenen Wohnung führen können" (S. 21). Bei einer eintretenden Pflegebedürftigkeit oder in akuten Krisensituationen wird zuerst von den familialen Bezügen erwartet, dass sie Unterstützung leisten, während dies beispielsweise bei Ehrenamtlichen oder auch bei FreundInnen in der Regel kaum der Fall ist (vgl. 3.3). Umgekehrt bedeutet dies, dass das Ausbleiben sozialer Unterstützung durch die Familie negativer bewertet wird als das Ausbleiben nicht erwarteten supports durch Ehrenamtliche oder FreundInnen, der, unerwartet geleistet, als etwas Außergewöhnliches betrachtet und positiv attribuiert wird (vgl. Antonucci 1985, S. 33). Auch das Alter der UnterstützungsrezipientInnen spielt offenkundig eine Rolle für die Beurteilung, ob enge oder weite Bezüge als hilfreicher erlebt werden. Im Alter, wenn die Hilfebedürftigkeit in der Regel zunimmt, können schwache Bezüge zwar in bestimmten Bereichen an Bedeutung gewinnen. Wo Gefühle der Autonomie und Kontrolle eine wichtige Rolle

---

[10] Häufig bezieht sich die Literatur zur sozialen Unterstützung bei FreundInnen explizit oder implizit auf Frauenfreundschaften, da sie deutlich häufiger Unterstützung leisten. Ein Autor, der gezielt die geleistete soziale Unterstützung in Männerfreundschaften untersucht hat, ist Steve Stiehler (2005, S. 385 ff.).

spielen, sind es aber die engen Beziehungen zu Familienmitgliedern, besonders zu Kindern, die bei der Unterstützung in Krisensituationen sowie bei chronischen Erkrankungen eine Vorrangstellung einnehmen. So kommen Künemund und Kohli (2010) zusammenfassend zu dem Schluss, dass „im höheren Alter [...] 'starke' Beziehungen an Bedeutung [gewinnen]" (S. 310; Auslassung und Einfügung: S.F.-G.) Offenbar bleibt soziale Unterstützung im Alter durch eigene Kinder besonders stabil oder nimmt sogar zu. Generell scheint Unterstützung aus lockeren Beziehungen für Neuorientierungen nach krisenhaften Ereignissen (bspw. nach dem Tod des Ehepartners/der Ehepartnerin) für neue Perspektiven, Informationen oder einen Lebenswandel besser geeignet, während wenn es um die

> persönliche Versorgung, [eine] verlässliche und sichere Basis für Problemlösungen, [die] dauerhafte Betreuung und Pflege etc. [...] [geht], [...] können dichte, enge und multiple Netzwerke diesen Anforderungen [besser] nachkommen. (Nestmann 1988, S. 66; Auslassung und Einfügung: S.F.-G.)

In Bezug auf die Passung kann an dieser Stelle festgehalten werden, dass auch die angemessene Form sozialer informeller Unterstützung von dem Zusammenspiel von Bedürfnissen der RezipientInnen, den Kapazitäten der UnterstützungsgeberInnen, situativen Möglichkeiten und Gelegenheiten sowie den Grenzen des Settings abhängig ist (vgl. Nestmann 1988, S. 63). Für die vorliegende Fragestellung bedeutet dies, dass die gleichen informellen Entlastungsangebote von der einen Hauptbezugsperson als entlastend und von der nächsten u. U. als unpassend bewertet werden. Vor diesem Hintergrund gewinnt die Frage nach den individuellen Erwartungen an die Entlastungsangebote auf allen Netzwerkebenen an Bedeutung.

Betrachtet man nun die Frage, was Menschen dazu bringt oder daran hindert, informelle Unterstützung von FreundInnen, NachbarInnen, Ehrenamtlichen, Professionellen etc. für sich in Anspruch zu nehmen, genauer, so scheint der Aspekt der Reziprozität von Hilfen eine entscheidende Rolle zu spielen. Im günstigen Fall liegt eine Gegenleistung entweder in Form von Unterstützungsleistungen oder materiellen bzw. sonstigen Vergütungsformen (bspw. Erbversprechen) vor. Das Thema der Reziprozität von Unterstützungsleistungen wird im folgenden Kapitel näher betrachtet.

3.1.4 Vernachlässigte Themen im Diskurs sozialer Unterstützung

Bestimmte Themenfelder werden im Diskurs um soziale Unterstützung und informelle Hilfen, folgt man Nestmann, (eher vernachlässigt 1988, S. 87). Dazu zählt aus heutiger Sicht auch das Thema der Bedeutung von Reziprozität sozialer Unterstützung über die gesamte Lebensspanne, besonders für die Zielgruppe der älteren hilfe- und/oder pflegebedürftigen UnterstützungsnehmerInnen, das Thema der Möglichkeiten und Grenzen sozialer Unterstützung unter einer gender-Perspektive sowie die Frage nach negativen Aspekten sozialer Unterstützung.

Diese Themenfelder sollen im folgenden Kapitel umrissen werden, da davon ausgegangen wird, dass sie für die vorliegende Untersuchung eine Rolle spielen. Denn die Frage der Reziprozität stellt sich älteren Menschen mit Demenz und ihren Angehörigen unter anderen Gesichtspunkten. Da der Großteil der Hauptbezugspersonen weiblich ist, erscheint die Diskussion der gender-Perspektive von sozialer Unterstützung angezeigt. In Bezug auf negative Aspekte sozialer Unterstützung liegt die Vermutung nahe, dass unter den zu skizzierenden Bedingungen „negative" Unterstützungsformen, beispielsweise im innerfamilialen Umgang mit der Demenz, eine Rolle spielen könnten.

3.1.4.1 Reziprozität

Für die Inanspruchnahme und das Erbringen von sozialer Unterstützung ist die Reziprozität von Hilfeleistungen ein bedeutendes Faktum. Sie scheint eine Rolle dabei zu spielen, ob soziale Unterstützung gegeben und ob sie angenommen wird. Grundsätzlich können unterschiedliche Unterstützungsformen miteinander ausgeglichen werden. Beispielsweise wird instrumentelle Unterstützung von ego empfangen und emotionale Unterstützung gegeben. Dabei scheint, wie bereits erläutert, die Passung auf die Bedürfnisse der RezipientInnen das entscheidende Kriterium für die Zufriedenheit zu sein. Studien legen nahe, dass es nicht immer eine unmittelbare also zeitgleiche oder -nahe materielle oder immaterielle Gegenleistung geben muss. Gerade in der Betrachtung der Gruppe der älteren Menschen, die tendenziell eher auf Hilfe- und Unterstützungsleistungen angewiesen sind, diese selber aber lediglich eingeschränkt zurückgeben können, liegt die Schlussfolgerung nahe, dass social support Beziehungen nicht zwangsläufig durch eine zeitnahe Reziprozität gekennzeichnet sein müssen (vgl. auch 3.3). Eine mögliche Erklärung dafür ist, dass Reziprozität „auf der Basis generalisierter Normen erfolgen [kann]" (Reichert et al. 2003, S. 30; Einfügung: S.F.-G.). Demzufolge muss die Annahme einer Lebenslaufperspektive bei der subjektiven Beurteilung von Unterstützungsbeziehungen einbezogen werden, der zufolge sich das Geben und Nehmen nicht in konkreten Interaktionsbeziehungen ausgleichen muss, sondern im Verlauf der gesamten Lebensspanne. Ein Grund für den Abbruch von sozialen Beziehungen außerhalb der Familie kann Motze und Schönig (2012, S. 232) zufolge dann darin liegen, dass sie dauerhaft nicht auf dem Prinzip der Reziprozität beruhen. Die Häufigkeit von reziproken Beziehungen korreliert zudem mit dem Bildungsgrad, denn nach einer

Tab. 3.2 Mögliche Übereinstimmungskombinationen sozialer Unterstützung. (Quelle: Reynolds und Perrin (2004, S. 426); deutsche Übersetzung in Anlehnung an: Zimbardo et al. (2008, S. 484))

Unterstützung wird („support is")	Gewünscht („wanted")	Nicht gewünscht („not wanted")
Empfangen („received")	Positive übereinstimmende Unterstützung („positive congruent support")	Aufgezwungene Unterstützung („support commission")
Nicht Empfangen („not received")	Fehlende Unterstützung („support omission")	Keine Unterstützung („null support")

Untersuchung von Töpfer et al. (1998, S. 153) werden diese mit steigendem Grad des Bildungsabschlusses wichtiger und häufiger.

3.1.4.2 Negative Aspekte Sozialer Unterstützung

Neben den vielen positiven Effekten von sozialer Unterstützung auf die Stressvermeidung bzw. Gesunderhaltung, die zahlreiche Studien belegen, muss soziale Unterstützung nicht immer nur vorteilhaft sein. Vielmehr kann sie auch eine Quelle von Stress und Belastung darstellen, wenn beispielsweise gut gemeinte Unterstützung von den RezipientInnen als Bevormundung interpretiert wird (vgl. Antonucci 1985, S. 22 ff.; Töpfer et al. 1998, S. 142). Tab. 3.2 illustriert, unter welchen Bedingungen soziale Unterstützung nicht erwünscht und somit zu einer „aufgezwungenen Unterstützung" mit negativen Effekten werden kann.

Auch das Beschwichtigen bei schweren Krankheiten kann Stress eher erhöhen als vermindern (vgl. Wortman und Dunkel-Schetter 1979, S. 140 ff.). Kontraproduktive Hilfe kann außerdem darin begründet sein, dass Krisensituationen falsch eingeschätzt werden und/oder Erwartungshaltungen seitens der (meist informellen) UnterstützungsgeberInnen über den „richtigen" Umgang mit den kritischen Lebensereignissen dominieren. Nach Wortman und Lehman (1985, S. 463 ff.) wird besonders langes Leiden oder die immer wiederkehrende Thematisierung von Problemen von manchen Helfenden nicht akzeptiert, was bei den UnterstützungsrezipientInnen ein Gefühl fehlender Anerkennung hervorruft. Die AutorInnen beschreiben auch Tendenzen der HelferInnen, Gespräche über Emotionen der RezipientInnen aus Verunsicherung zu vermeiden oder nicht auf diese einzugehen (vgl. auch Wortman und Dunkel-Schetter 1979, S. 120 ff.). Probleme der Betroffenen werden manchmal auch trivialisiert mit der Folge misslingender Hilfen (Wortman und Lehman 1985, S. 464 ff.). Insgesamt sind solche Hilfeversuche eher schädigend, weil sie den Betroffenen ein Gefühl der Irrelevanz der Person und/oder der Inadäquatheit der emotionalen Krisenreaktion vermitteln (vgl. Nestmann 1988, S. 94).

Für die engen Familienmitglieder, besonders für die Hauptbezugsperson, sind die Betreuungs- und Hilfeleistungen häufig eine (äußert belastende) Pflichterfüllung, die von den EmpfängerInnen der Hilfeleistungen in vielen Fällen zusätzlich als selbstverständlich betrachtet werden (vgl. Antonucci 1985, S. 33).[11] Auch Mark Granovetter (1982) konnte zeigen, dass enge Bezüge nicht immer nur vorteilhaft sind. Nach den Ergebnissen seiner Untersuchung zum Prozess des Jobfindens sind schwache Beziehungen in bestimmten Situationen – beispielsweise wenn es um die Beschaffung einer breiten Informationsbasis geht – vorteilhafter da sie „as bridges between network segments" (S. 130) fungieren können und mehr Eigeninitiative fordern (vgl. auch Reichert et al. 2003, S. 20 ff.).[12] Shinn et al. (1984, S. 57 f.) weisen auf die reziproke Wirkung von social support hin, indem sie feststellen, dass social support zwar die individuellen Folgen von Krisen beeinflusst, aber auch von diesen beeinflusst wird, wenn beispielsweise nach kritischen Lebensereignissen wie Tod, Scheidung, Krankheiten – wie einer Demenzerkrankung – soziale Bezüge wegfallen. Bei Demenzerkrankungen passiert es beispielsweise häufig, dass sich FreundInnen oder Bekannte nicht auf die Erkrankung einstellen können und sich zurückziehen, was zu einer Verengung des sozialen Netzwerks führt. Auch Wertevorstellungen der UnterstützerInnen spielen in die Bereitschaft zu unterstützen hinein, wenn beispielsweise die HelferInnen ungeduldig werden, selber überfordert sind oder die geleistete Unterstützung aus ihrer Sicht nicht ausreichend gewürdigt wird. „Die Verzweiflung des einen wird dann möglicherweise zur Belastung des anderen, besonders in engeren sozialen Bezügen" (Nestmann 1988, S. 37).

3.1.4.3 Soziale Unterstützung unter einer gender-Perspektive

In Zusammenhang mit dem vielzitierten Primat weiblicher Pflege- und Unterstützungsleistungen (vgl. 2.5.1) sei an dieser Stelle auf eine weitere – besonders Frauen betreffende – negative Seite sozialer Unterstützung hingewiesen, die eher die UnterstützungsgeberInnen betrifft: In vielen Unterstützungskonstellationen

---

[11] Hier kann die Hauptbezugsperson UnterstützungsgeberIn und der hilfebedürftige Mensch UnterstützungsempfängerIn sein. Auch die Konstellation, dass die Hauptbezugsperson Unterstützungsempfängerin ist und andere Familienmitglieder (beispielsweise der Ehemann) Unterstützungsgeber ist denkbar. Ausschlaggebender Hinweis ist hier, dass in engen familialen Konstellationen das Geben von Unterstützung häufig als selbstverständlich betrachtet wird.

[12] Interessant ist in diesem Zusammenhang die Beobachtung, dass im Fachlexikon der Sozialen Arbeit kein Artikel zu sozialen Netzwerken vorhanden ist, sondern an entsprechender Stelle auf den Artikel zum sozialen Kapital verwiesen wird. Eine generelle Umdeutung von sozialen Netzwerken als soziales Kapital scheint, den oben genannten AutorInnen folgend, jedoch nicht unproblematisch.

führt das Zur-Verfügung-Stellen von social support zu einer (zu) starken Belastung der UnterstützerInnen. So zeigen Untersuchungen zu den Bereichen von Unterstützungsleistungen, dass Frauen als Helferinnen in den informellen Unterstützungsbereichen Familie, Nachbarschaft, Verwandtschaft, Gemeinde dominieren (vgl. Nestmann 1988, S. 101). Diese Bereiche sind häufig mit einem geringeren Ansehen und Status quo versehen (vgl. 2.5.1). Keupp (1985) nimmt bereits in den 1980er Jahren die höhere Depressionsrate von Frauen als Indikator dafür, „daß das weibliche Arbeitsvermögen keine ‚unerschöpfliche Ressource' für die Bereitstellung von kompensatorischen Stützaktivitäten ist" (S. 24). Auch Nestmann (1988) kommt etwas zynisch zu dem Schluss, dass

> [oft] wenn von ‚Leistungen der Netzwerke' von ‚Aufgaben der Unterstützungssysteme', der ‚Familienversorgung', ‚Hauspflege' oder ‚Nachbarschaftshilfe' etc. gesprochen wird (z. B. auch in Programmen konservativer Sozialpolitik), [...] eigentlich die ‚Beziehungsarbeit' von Frauen für andere gemeint [ist]. (S. 101; Auslassung und Einfügung: S.F.-G.)

Letztlich wird (immer noch) hauptsächlich von Frauen Unterstützung und Hilfe bei Gesundheitsproblemen in der nahen Verwandtschaft verstärkt erwartet. Im Vergleich suchen Männer auch häufiger die Unterstützung ihrer Frauen, während diese sich meistens an andere Unterstützungsquellen – beispielsweise FreundInnen – wenden (Nestmann 1988, S. 103, 2005, S. 353 f.). Dementsprechend werden die meisten alten Menschen mit Demenz, vor allem alleinstehende (Schwieger-)Elternteile, bevorzugt von Töchtern und Schwiegertöchtern versorgt und betreut (Schäufele et al. 2008, S. 124 f.).

Insgesamt kann Töpfer et al. (1998, S. 143 f.) folgend zusammengefasst werden, dass Aufgaben der sozialen Unterstützung überwiegend von weiblichen Personen übernommen werden. Ihr Arbeitsaufwand und ihre Kosten als HelferInnen werden häufig unterschätzt, marginalisiert und nicht angemessen gewürdigt. Vor dem Hintergrund des Abbaus sozialstaatlicher Leistungen und dem gleichzeitig steigenden Anteil älterer Menschen in der Gesellschaft, die spätestens ab dem vierten Lebensalter vermehrt auf Unterstützung und Hilfeleistungen im Alltag angewiesen sein werden, scheint die von Nestmann bereits 1989 formulierte Forderung aktueller denn je:

> das Augenmerk auf die Belastung derer, die die Belastung anderer verhindern, abpuffern, teilen oder gar übernehmen [zu richten] [...]. Will eine Gesellschaft ihre social support-Potentiale nicht verspielen, wird sie gezwungen sein, den dominanten informellen Hilferessourcen, d. h. den alltäglichen Helferinnen [...] praktisch, d. h. materiell, personell, psychologisch und sozial eine bedeutende Förderung und Unterstützung durch professionelle Hilfe zukommen zu lassen. (S. 119 f.; Auslassung und Einfügung: S.F.-G.)

3.1.5 Die Bedeutung von Sozialer Unterstützung für die vorliegende Untersuchung

Für die betroffenen Familien ist eine eintretende Demenzerkrankung ein Lebensereignis mit Krisenpotential. Für die Hauptbezugsperson ist die Pflege und Unterstützung eines demenziell veränderten Angehörigen eine äußerst belastende Situation (vgl. 2.4 und 2.5), die sie allerdings im günstigen Fall nicht gänzlich auf sich alleine gestellt bewältigen muss. In der Regel stehen der Hauptbezugsperson Hilfen und Unterstützung aus unterschiedlichen Netzwerken zur Verfügung. So zeigt sich auch bei der Pflege und Betreuung von demenziell veränderten Menschen, dass die Hauptarbeit im Rahmen von informeller Hilfe geleistet wird. Laut dem Vierten Bericht zur Lage der älteren Generation in der Bundesrepublik Deutschland nehmen 25 % der Hauptbezugspersonen professionelle Hilfe in Anspruch, 25 % leisten die Pflege allein und 50 % haben durch weitere informelle HelferInnen Unterstützung. Lediglich 11 % beziehen ausschließlich professionelle Unterstützung (BMFSFJ 2002, S. 203 ff.). Die Studienergebnisse von Schäufele et al. (2008, S. 138) verdeutlichen, dass die Last auf wenigen Schultern ruht, denn das private HelferInnennetz betrug in ihrer Untersuchung im Durschnitt 2,2 Personen. Dass immer noch zwei Drittel der Betreuung bei Demenz in der häuslichen Umgebung durch ausschließlich informelle Hilfe geleistet wird, kann im Gegensatz zu früheren Feststellungen nicht mehr mit fehlenden Informationen zu Hilfeangeboten oder fehlenden Angeboten selber erklärt werden (vgl. Catulli 2007, S. 54 ff.). Besonders für Menschen mit erhöhtem Betreuungsbedarf, wie das in der Regel ab einem gewissen Stadium bei demenziell veränderten Menschen der Fall ist, werden vermehrt (vermutete) Potentiale der so genannten Zivilgesellschaft und der Ausbau des bürgerschaftlichen Engagements fokussiert. (vgl. 2.3).[13] Antrieb dafür ist u. a. die Tatsache, dass der stetig wachsende Betreuungsbedarf bereits heute und noch

---

[13] So stellt Günther (2005) die steigende Bedeutung der nachbarschaftlichen Hilfen heraus, die als nahraumbezogene Unterstützungsleistung unter bestimmten Bedingungen dazu beitragen, dass ältere Menschen mit steigendem Unterstützungsbedarf länger in der häuslichen Umgebung verbleiben könnten. Außerdem hängt nach Meinung der Autorin die Wirksamkeit professioneller Unterstützung maßgeblich davon ab, ob im Wohnumfeld zusätzliche informelle Hilfen abgerufen werden können. Allerdings verweist Günther (2005, S. 436 f.) zu Recht darauf, dass, aufgrund der unausgeglichen Reziprozität informeller Hilfen unter der gender-Perspektive die Forderung nach einem Ausbau nachbarschaftlicher Hilfen eine Mehrbelastung der Frauen bedeuten würde. Der Umstand, dass nachbarschaftliche Hilfen Hilfeleistungen sind, die auf dem Reziprozitätsprinzip beruhen, also nicht umsonst zu haben sind, veranlasst die Autorin (2005) zu der Konklusion, dass diese Hilfeform „kein Allheilmittel ohne Risiken und Nebenwirkungen" (S. 439) darstellt.

viel weniger künftig ausschließlich mit professionellen HelferInnen finanzierbar ist (vgl. besonders 2.5.2).

Demenzerkrankungen verlaufen höchst interindividuell, daher ist es schwierig für die Angehörigen sich dem progressiven Verlauf der Demenz immer wieder neu anzupassen (vgl. die Ausführungen zu Demenz in Kap. 2). Die sich stetig veränderten alltäglichen Anforderungen führen meist irgendwann dazu, dass die Hauptbezugspersonen für neu eintretende Situationen keine adäquate (Stress-) Bewältigungsstrategien mehr zur Verfügung haben (vgl. 3.2). Dieser Umstand führt bei den Angehörigen zu Belastungs- und Angstgefühlen (vgl. Nestmann 1988, S. 4). Das Einbeziehen von anderen Familienmitgliedern, FreundInnen, Ehrenamtlichen oder NachbarInnen kann in diesem Zusammenhang als Bewältigungsstrategie bewertet werden. So konstatiert auch Aymanns (1995, S. 24 f.), dass in der Alltagserfahrung belastende Lebensereignisse und soziale Unterstützung eng miteinander verwoben sind, und verweist darauf, dass die abpuffernde Wirkung von social support bei kritischen Lebensereignissen dazu führt, dass Personen mit social support unbeschadeter aus den Krisen hervorgehen als Personen ohne entsprechende soziale Unterstützung. Denn bereits die Beurteilung, ob ein Lebensereignis als kritisch angesehen wird, wird maßgeblich von einem vorhandenen oder fehlenden „Passungsgefüge zwischen der Person und ihrer Umwelt bestimmt" (ebd., S. 25). Sind die Bewältigungsstrategien nicht mehr ausreichend, so kann soziale Unterstützung dies u. U. bis zu einem gewissen Grad ausgleichen, indem sie auf den Bewältigungsprozess einwirkt.[14] Insgesamt stellt der Autor heraus, dass

> je stärker das belastende Lebensereignis in unterschiedliche Bereiche des Lebens eingreift, um so vielfältiger dürften auch die Unterstützungsbedürfnisse der Person sein, und in der Tat scheint es so, daß bei Ereignissen mit einer großen Tragweite erst die Kombination mehrerer Unterstützungskomponenten [...] zu positiven Effekten führt. (ebd., S. 31; Auslassung: S.F.-G.)

Bei all dem scheint die emotionale Unterstützung eine herausragende Rolle zu spielen. So zeigen Untersuchungsergebnisse des Autors, dass die Informationsweitergabe der ÄrztInnen bei KrebspatientInnen ohne gleichzeitige emotionale Unterstützung als wenig hilfreich wahrgenommen wurde (ebd., S. 32).

Für die Frage der Tragfähigkeit von Unterstützungsarrangements in der häuslichen Umgebung bei Demenz ergibt sich daher die Frage nach der subjektiven

---

[14] Aymanns (1995, S. 26 ff.) unterscheidet dabei vier Wirkformen sozialer Unterstützung auf den Bewältigungsprozess: Den Einfluss von sozialer Unterstützung auf Kontroll- und Kompetenzerwartungen, auf ereignisbezogene Kognitionen, auf ereignisbezogene Emotionen und auf die Ausdauer in den Bewältigungsanstrengungen.

Bedeutung, die die Hauptbezugspersonen der (angebotenen) sozialen Unterstützung beimessen. Eine daran anschließende Frage ist, ob die den Hauptbezugspersonen zur Verfügung stehenden Entlastungs- und Unterstützungsangebote auch als solche wahrgenommen und dementsprechend auch genutzt werden können.

Aus den vorangegangenen Erörterungen ergibt sich, dass die Verfügbarkeit sozialer Unterstützung durch unterschiedliche NetzwerkpartnerInnen eine zentrale Rolle für die Tragfähigkeit von Unterstützungsarrangements in der häuslichen Umgebung bei Demenz spielt und somit ein wichtiges Themenfeld für die Interviews bildet. Dabei wird der Frage nachgegangen, ob in den spezifischen Arrangements auf UnterstützungsgeberInnen zurückgegriffen werden kann, welche Formen sozialer Unterstützung benötigt und in einem weiteren Schritt geleistet werden, oder auch nicht.

3.2 Stressbewältigungs- bzw. Copingstrategien

Im Diskurs um die Betreuung eines demenziell veränderten Menschen in der häuslichen Umgebung durch eine Hauptbezugsperson wird häufig darauf verwiesen, dass dies für letztere i. d. R. enorme Anforderungen und häufig auch Stress auf unterschiedlichen Ebenen bedeutet (vgl. die Ausführungen in Abschn. 2.4 und 2.5). Daher scheinen für die Tragfähigkeit von Unterstützungsarrangements bei demenziell veränderten Menschen Stressbewältigungsstrategien von Bedeutung zu sein. In der Sozialen Arbeit hat sich unter anderem Böhnisch (vgl. 2010, auch gemeinsam mit Lenz und Schröer 2009) mit dem Thema der Bewältigung von Anforderungen beschäftigt. Im Gegensatz zu klassischen Coping-Konzepten betrachtet Böhnisch (ebd.) in seinen Arbeiten jedoch stärker die Wechselwirkung zwischen gesellschaftlichen Transformationsprozessen und individuellen Bewältigungsanforderungen. Da es der vorliegenden Untersuchung aber vor allem um eine Betrachtung aus der Perspektive des Subjektes geht, werden im Folgenden primär klassische Coping-Konzepte rezipiert. Nach einer kurzen Skizzierung des Konzeptes von Böhnisch (ebd.) werden deshalb die Begriffe Coping und Stress, wie sie im Rahmen dieser Untersuchung verwendet werden, erörtert, bevor danach Unterschiede in Copingstrategien in den Blick genommen werden. Im dritten Teil dieses Kapitels wird das vorher Skizzierte in Bezug zu der Tragfähigkeit von Unterstützungsarrangements in der häuslichen Umgebung gesetzt.

3.2.1 Eine definitorische Annäherung

In der modernen Industriegesellschaft ist für viele Menschen ein hektischer Alltag Normalität geworden. Neben den steigenden (Leistungs-)Anforderungen im Berufsleben und den erhöhten Mobilitätsanforderungen (vgl. 3.3.2) müssen zusätzlich die Familie, FreundInnen ggf. Hobbys und/oder das zivilgesellschaftliche Engagement etc. in Einklang gebracht werden. Die Vielzahl der möglichen gesellschaftlichen Orte, in die Subjekte heute eintreten können, erhöht gleichzeitig auch die Notwendigkeit einer fortwährenden Identitätsfindung (vgl. Böhnisch 2010, S. 220 ff.). Auf der Suche nach der eigenen Identität ist Zeit zu einem knappen Gut avanciert. Angesichts dieser Veränderungen beschreiben viele Menschen in ihrem Alltag einen chronischen Zeitmangel.

Diese kurze Skizzierung einiger Folgen gesellschaftlicher Modernisierung auf der Ebene des Subjektes kennzeichnet nach Böhnisch (2010) das Zeitalter der „industriellen Moderne" (S. 219). Mit Rekurs auf den durkheim'schen Begriff der „Anomie" (ebd., S. 222) konstatiert Böhnisch eine neue Form sozialer Desintegration, indem er Tendenzen der „Entgrenzung, der Auflösung bisheriger sozialer Grenzen und Verlässlichkeiten" (S. 222) durch gesellschaftliche Transformationsprozesse feststellt. Diese führen für die Subjekte zu der Notwendigkeit, sich Handlungsräume neu zu erschließen und sich im gesellschaftlichen Gefüge fortlaufend zu verorten, um handlungsfähig zu bleiben.[15] Die Freiheit in der Wahl der Verortung markiert gleichzeitig ein Dilemma: Indem Handlungsräume aktiv besetzt werden müssen, wird das Subjekt permanent vor neue Bewältigungsanforderungen gestellt.

Im Vergleich zu Konzepten der herkömmlichen Coping-Forschung, die von Böhnisch (ebd.) durchaus auch rezipiert werden, nimmt diese Sichtweise verstärkt die Interdependenzen zwischen gesellschaftlichen Transformationsprozessen und subjektiven Bewältigungsanforderungen in den Blick. So definiert er „psychosoziale Probleme" (ebd., S. 220) als „lebensalter- und sozialstrukturtypische Bewältigungskonstellationen in der industriellen Risikogesellschaft" (ebd.).

Dabei geht Böhnisch (2010) auch auf die subjektive Perspektive ein. So definiert er Lebensbewältigung als „das Streben nach subjektiver Handlungsfähigkeit in kritischen Lebenssituationen, in denen das psychosoziale Gleichgewicht […] gefährdet ist" (S. 223; Auslassung: S.F.-G.). Das von Böhnisch (ebd.) postulierte Streben nach Handlungsfähigkeit der Subjekte ist, wie bereits angedeutet, anschlussfähig

---

[15] In diesem Kontext versteht Böhnisch (2010) die Sozialpädagogik/Sozialarbeit in Anlehnung an Siegfried Bernfeld als „gesellschaftliche Reaktion auf die Bewältigungstatsache" (S. 219).

an Coping-Konzepte, gehen sie doch davon aus, dass bestimmte Ereignisse zu Stressoren werden können und somit Subjekte in ihrer Homöostase stören und diese durch die Anwendung spezifischer Strategien nach der Wiedererlangung ihres Gleichgewichtszustandes streben.

Ein Aspekt des Konzeptes von Böhnisch (2010) soll noch Erwähnung finden, da er sich für die Diskussion der Ergebnisse als wichtig erweisen könnte: Böhnisch (ebd.) geht in seinem Beitrag davon aus, dass durch die gesellschaftliche Anerkennung von Ereignissen als soziale Probleme und in der Folge durch entsprechende sozialstaatliche Interventionen „Spielräume" (ebd., S. 224) eröffnet werden können, die den Subjekten andernfalls nicht zur Verfügung stünden (vgl. ebd.). Für den Fokus dieser Untersuchung wird Böhnisch (ebd.) folgend zu diskutieren sein, inwieweit die verbreitete Anerkennung von Demenz als soziales Problem bzw. soziales Phänomen (vgl. die Ausführungen zu Demenz aus einer sozio-kulturellen bzw. zivilgesellschaftlichen Perspektive in Abschn. 2.2 und 2.3) und die bisher initiierten sozialstaatlichen Interventionen den Hauptbezugspersonen neue Handlungsräume verschaffen (können). Im Folgenden soll es allerdings zunächst um eine Begriffsbestimmung von Stress und Coping gehen.

Da in dieser Untersuchung die Ebene des Subjektes im Fokus der Aufmerksamkeit steht, werden im Folgenden, wie bereits angedeutet, besonders Ergebnisse aus der Stress- und Copingforschung in ihrer Bedeutung für die Tragfähigkeit von Unterstützungsarrangements in der häuslichen Umgebung bei Demenz rezipiert.

Stress, nach Zimbardo et al. (2008)

> ist das Reaktionsmuster eines Organismus auf Stimulusereignisse, die dessen Gleichgewicht stören und dessen Fähigkeit, die Einflüsse zu bewältigen, stark beansprucht oder übersteigt. (S. 468)

Ob ein Ereignis zu einer Stressreaktion führt, hängt von einer Vielzahl innerer und äußerer Bedingungen ab. Derartige Ereignisse werden üblicherweise als Stressoren bezeichnet und können allgemein erst einmal als „ein Ereignis, das von einem Organismus eine Art von Anpassungsreaktion erfordert" (Zimbardo et al. 2008, S. 468) definiert werden. Die Unterteilung in „Eustress" (also Stressoren, die den Organismus positiv beeinflussen) und „Distress" (ebd., Stressoren, die den Organismus negativ beeinflussen) verdeutlicht, dass Stress nicht ausschließlich negativ attribuiert werden kann.[16] In Anlehnung an Zimbardo et al. (2008, S. 468) illustriert Abb. 3.1, dass es besonders von der individuellen kognitiven Bewertung[17] des Individuums abhängig ist, ob ein Stressor stressauslösend für ein Individuum ist.

---

[16] Für eine Vertiefung positiver Wirkungen von Stress vgl. Zimbardo et al. (2008, S. 485 ff.).

[17] Vgl. zum Phänomen der kognitiven Bewertung Lazarus und Folkman (1984, S. 31 ff.).

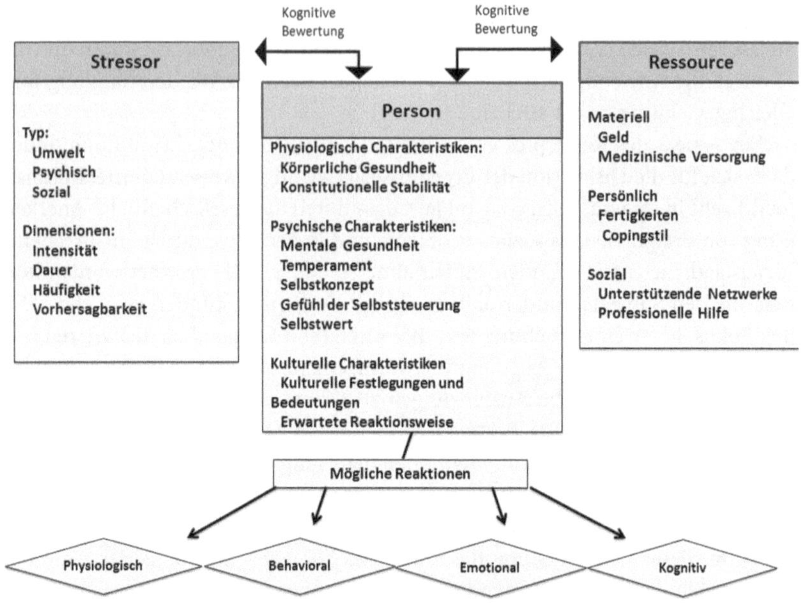

Abb. 3.1 Ein Stressmodell. (Quelle: Zimbaro et al. (2008, S. 468))

Dieser kann hinsichtlich der Dauer, Intensität, Häufigkeit und der Vorhersagbarkeit variieren. Je nachdem, welche physiologischen, psychischen und kulturellen Charakteristiken dem Individuum zu eigen sind und auf welche Ressourcen es glaubt zurückgreifen zu können, werden entsprechend der erfolgten kognitiven Bewertung unterschiedliche physiologische, behaviorale, emotionale und kognitive Reaktionen hervorgerufen.

Haben Stressoren keinen klar definierbaren Anfang und kein eindeutig definierbares Ende, kann – im Gegensatz zu akutem – von chronischem Stress ausgegangen werden. Als eine physiologische Reaktion des Körpers hierauf ist dann beispielsweise häufig das Immunsystem geschwächt. Auch als Ursache für eine Reihe von Erkrankungen muss chronischer Stress in Betracht gezogen werden (vgl. Zimbardo 2008, S. 471 ff.). Größere und/oder nachhaltige kritische Lebensereignisse können als ursächlich für chronischen Stress angesehen werden. Als ein kritisches Lebensereignis kann beispielsweise die Demenzerkrankung des Ehepartners/der Ehepartnerin respektive eines anderen nahestehen Angehörigen betrachtet werden. Diese kann enormen Stress verursachen, da sie als Ereignis unkontrollierbar, unvorhersehbar (ebd., S. 475), langwierig, stetig fortschreitend und unheilbar ist.

Auch ein prekärer sozioökonomischer Status und finanzielle Notlagen können zu chronischem Stress führen (vgl. Zimbardo et al. 2008, S. 477). Armut wird in der Stressforschung ebenfalls als ein Risikofaktor angesehen. Sie scheint auch die Fähigkeit, den Alltag kompetent zu bewältigen, negativ zu beeinflussen (vgl. ebd.). Untersuchungen zeigen, das ökonomische Notlagen negative Effekte auf das „physische und kognitive Funktionieren" (ebd., S. 477) haben können. Chronischer Stress wiederum hat darüber hinaus einen negativen Einfluss auf die Gesundheit. Untersuchungen von Lazarus (1981, S. 58 ff, 1984, S. 375 ff.) haben gezeigt, dass je häufiger Alltagsprobleme auftreten und je intensiver sie als belastend erlebt werden, desto schlechter kann der mentale und körperliche Zustand der Personen ausfallen.

Jeder Mensch kennt Phasen von akutem und chronischem Stress. Neben möglichen Strategien zur Vermeidung ist in den letzten Jahren immer mehr die Frage nach dem „richtigen" – möglichst nicht die Gesundheit negativ beeinflussenden – Umgang mit alltäglichen Stressoren diskutiert worden. Ein Konzept, das in diesem Kontext immer wieder genannt wird, ist das „Stresscoping" (Zimbardo et al. 2008, S. 478).

Der Begriff Coping leitet sich von dem englischen to cope ab und meint in etwa „zurechtkommen"; to cope with something kann demnach mit „etwas gewachsen sein" oder „etwas bewältigen" übersetzt werden. Coping bezieht sich also auf einen Prozess des Umgangs mit inneren oder äußeren Anforderungen, die einen Menschen beeinträchtigen, einschränken oder seine respektive ihre vorhandenen Ressourcen (und die des Umfeldes) überschreiten (vgl. Lazarus und Folkman 1984, S. 141).

Ob bestimmte Reize bei einem Individuum Stress auslösen, ist in der Regel interindividuell unterschiedlich. Allerdings gibt es Ereignisse, die bei den meisten Menschen Stress auslösen (ein Wohnungsbrand beispielsweise oder ein Autounfall). Dabei scheint die subjektiv wahrgenommene Kontrolle über einen Stressor eine erhebliche Rolle bei der kognitiven Bewertung zu spielen. Zimbardo et al. (2008) stellen in diesem Zusammenhang eine Studie vor, in der selbst angesichts einer fortschreitenden nicht heilbaren Krankheit ein subjektives Kontrollempfinden von einigen Untersuchungsteilnehmenden aufrechterhalten werden kann und diese Personen in der Folge „mentale und körperliche Gesundheitsvorteile" (S. 483) aufweisen. Im Allgemeinen ist es von der individuellen kognitiven Bewertung abhängig, ob ein Stressor als stressauslösend beurteilt wird (Lazarus 1984, S. 375 ff.; Abb. 3.1). Der Prozess der Bewertung wiederum ist abhängig von

> der persönlichen Lebenssituation, der Relation einer bestimmten Anforderung zu den zentralen Zielen im Leben, der Kompetenz, mit der Anforderung zurechtzukommen, und der Selbsteinschätzung dieser Kompetenz. (Zimbardo et al. 2008, S. 479)

Lazarus und Folkman (1984), bekannte VertreterInnen der These der kognitiven Bewertung, unterteilen diese in „primary appraisal and secondary appraisal" (S. 31). Demnach entscheidet die primäre Bewertung zuerst einmal, ob ein Ereignis als bedrohlich oder als Herausforderung und daher als Stressor wahrgenommen wird und somit Stress erzeugt. Wenn dies der Fall ist, also das Individuum zu der Einschätzung gekommen ist, „something must be done to manage the situation" (S. 35), beginnt die sekundäre Bewertung. Jetzt wird evaluiert, welche „coping options are available" (ebd.). Persönliche und soziale Ressourcen werden auf ihre Verhaltensoptionen hin überprüft. Wird vermutet, dass die bislang angewandten Strategien nicht zu einer Stressreduktion führen, werden weitere mögliche Strategien in Augenschein genommen (ebd., S. 35 ff.). Sind keine Strategien (mehr) für das Individuum verfügbar, kommt es zu Stressreaktionen wie ziellosem Agieren, Lähmungserscheinungen, psychische und/oder somatische Symptombildungen etc.

Erst im Prozess der kognitiven Bewertung wird also entschieden, ob ein Reiz zu einem Stressor wird und welche Reaktionsmöglichkeiten zur Verfügung stehen. Zimbardo et al. (2008, S. 479 f.) führen in diesem Zusammenhang an, dass auch von der körperlichen und/oder psychischen Verfassung abhängig ist, ob ein Stressor tatsächlich stressauslösend wirkt. Dabei gilt, dass je mehr unterschiedliche Copingstrategien zur Verfügung stehen, desto wahrscheinlicher ist es, dass eine dieser Strategien auf die konkrete Situation passt. Unterschiedliche Copingstrategien können auch miteinander kombiniert werden. Betrachtet man die Taxonomie von Copingstrategien, so lassen sich besonders zwei Formen unterscheiden: Entweder wird der Stressauslöser direkt angegangen oder die Copingstrategie zielt eher auf eine Reduktion des mit ihm verbundenen emotionalen Unbehagens (Zimbardo 2008, S. 480). Im Folgenden werden daher zwei unterschiedliche Formen von Coping vorgestellt, erstens das problemorientierte Coping („Problem-focused") (Lazarus und Folkmann 1984, S. 150) und zweitens das emotionale Coping („Emotion-focused") (ebd., S. 152).

3.2.2 Problemorientiertes versus emotionales Coping

Emotionales Coping bezieht sich auf die Bewältigung der mit einem Stressor einhergehenden negativen Emotionen. Diese Copingstrategie wird besonders angewandt, wenn Menschen Stressoren ausgesetzt sind, an deren objektivem Vorhandensein sie von ihrem subjektiven Standpunkt aus glauben erst einmal nichts ändern zu können. Eine Form des emotionalen Copings ist beispielsweise eine kognitive Neubewertung des Stressors ohne etwas an der objektiven Situation zu ändern. Lazarus und Folkman (1984) definieren diese Form des emotionalen Copings als „a coping effort qua reappraisal" (S. 150). Gleichzeitig heben die AutorInnen hervor, dass neben der Neubewertung andere emotionale Copingstrategien bestehen, die nicht direkt die Bedeutung des Ereignisses für das Subjekt verändern. In diesem Zusammenhang wird von den AutorInnen Sport, Meditation, oder auch „seinem Ärger Luft machen" („venting anger"; ebd., S. 151) etc. genannt. Durch die Anwendung dieser Copingstrategien wird lediglich die individuelle Reaktion respektive der individuelle Umgang mit dem Stressor verändert. Im Vergleich zum „reappraisal" (Lazarus und Folkman 1984, S. 38) erfolgt aber keine Neubewertung des Reizes.

Problemorientierte Copingstrategien hingegen beziehen sich direkt auf den Umgang mit dem Stressor. Nach Lazarus und Folkman (1984) sind sie häufig identisch mit „strategies used for problem solving" (S. 152). Diese Strategien setzten allerdings durch das Individuum beeinflussbare bzw. kontrollierbare Stressoren voraus, also Stressoren, auf die durch die Handlung von Personen Einfluss genommen werden kann. Die AutorInnen unterscheiden in diesem Zusammenhang zusätzlich zwischen Strategien, die sich unmittelbar auf die Umwelt beziehen, und solchen, die sich auf die Person beziehen. Als Beispiel für erstere führen sie Strategien zur Veränderung von Schadensursachen, Barrieren, Ressourcen oder Verfahren an, während zu Strategien, die sich auf die Person beziehen, motivationale und/oder kognitive Veränderungen zählen (vgl. ebd.).

Generell müssen für eine erfolgreiche Bewältigung von Stressereignissen die vorhandenen Ressourcen zu den gestellten Anforderungen passen. Dabei kann im Lebensverlauf das Repertoire an Copingstrategien stetig weiterentwickelt werden. Besonders dann, wenn immer wieder neue Anforderungen gestellt werden, ist eine stetige Weiterentwicklung des Copingrepertoires notwendig. Auch der Rückgriff auf soziale Netzwerke kann eine Copingstrategie darstellen. Auf diese Weise können zum einen Kompetenzen und Ressourcen der NetzwerkpartnerInnen genutzt werden, zum anderen besteht eine der wichtigsten Funktionen der NetzwerkpartnerInnen in der Bereitstellung emotionaler Unterstützung, da so das Gefühl entsteht, „dass man geliebt, umsorgt, wertgeschätzt" (Zimbardo et al. 2008, S. 483) wird (vgl. auch 3.1).

Nachdem nun ein Überblick über inhaltliche und definitorische Aspekte von Copingstrategien und Stress gegeben wurde, wird das folgende Kapitel die Bedeutung von Copingstrategien für die Tragfähigkeit von häuslichen Unterstützungsarrangements bei Demenz in den Blick nehmen.

3.2.3   Die Bedeutung von Copingstrategien der Hauptbezugspersonen für die Tragfähigkeit häuslicher Unterstützungsarrangements bei Demenz

Den vorangegangenen Ausführungen folgend, kann die Demenzerkrankung eines nahestehenden Angehörigen als ein Stressereignis eingestuft werden, das nicht durch Handlungen der Hauptbezugsperson oder anderer Familienmitglieder verändert werden kann. Zusätzlich tritt die Erkrankung mit der Diagnosestellung für viele Angehörige a prima vista ein, dementsprechend sind sie nicht vorbereitet – beide Umstände beinhalten ein erhöhtes Stresspotential. Nach Schneewind (2010, S. 111) hängt es besonders von der familieninternen Definition ab, ob ein Reiz als Herausforderung oder Belastung interpretiert und dadurch eine angemessene Bewältigung behindert oder ermöglicht wird. Das Belastungsniveau der Familienmitglieder bei einer Demenzerkrankung wird ähnlich wie bei anderen chronischen Erkrankungen als hoch eingeschätzt, da in diesen Fällen häufig „eine radikale Umgewichtung des gesamten Wertekanons und der grundlegenden Lebensphilosophie" (ebd., S. 113) erfolgen muss. Insofern kann Demenz auch als potentielle Familienkrankheit beschrieben werden (vgl. die Ausführungen dazu in Kap. 2), da sie mit erheblichen Auswirkungen auf den familialen Alltag einhergeht.

Demenzerkrankungen weisen typischerweise einen progressiven Verlauf auf und sind unheilbar. In dieser Situation adäquate Stressbewältigungsstrategien zur Verfügung zu haben, ist für die Hauptbezugspersonen besonders wichtig, um ihre Gesundheit zu schützen. Empirische Untersuchungen belegen, dass Belastungen im Zusammenhang mit chronischen Erkrankungen für die Hauptbezugspersonen bedeuten, dauerhaft Stressoren – u. a. durch die permanente Beanspruchung – ausgesetzt zu sein und darüber hinaus persönliche Einschränkungen, beispielsweise in der Pflege sozialer Kontakte oder bei der Ausübung der Berufstätigkeit, hinnehmen zu müssen (Gabriel et al. 2008; Philipp-Metzen 2008, S. 50 ff.). Bereits in den 1980er Jahren weist Nestmann (1988) darauf hin, „daß Belastungen, denen Menschen ausgesetzt sind, in einer Beziehung zu den Krankheitshäufigkeiten stehen" (S. 3). Untersuchungen von Gräßel (1998a, S. 59) zeigen, dass Hauptbezugspersonen von Menschen mit Demenz ihre gesundheitliche Situation schlechter einschätzen als Hauptbezugspersonen von Pflegebedürftigen ohne Demenz. Unter den Bedingungen der Pflege eines demenziell erkrankten Angehörigen – so könnten die Ergebnisse vorsichtig interpretiert werden – scheint Coping besonders schwer zu gelingen. Wenn Hauptbezugspersonen aufgrund eigener gesundheitlicher Beeinträchtigungen längerfristig ausfallen, drohen viele Unterstützungsarrangements in der Folge zu scheitern.

Angehörige von demenziell veränderten Menschen müssen ihre Strategien zur Alltagsbewältigung stetig neu an den progressiven Verlauf der Demenz anpassen. Sie sehen sich daher mit der Notwendigkeit einer permanenten Erweiterung ihres Repertoires an Copingstrategien konfrontiert. Auf diese Weise kann ein stetiger Lernprozess bzw. eine stetige Erweiterung des Copingrepertoires stattfinden. So ist aus einer pädagogischen Perspektive darauf hinzuwirken, dass generell durch die Konfrontation mit Bewältigungsaufgaben, also neuen Stressoren, auch neue Kompetenzen herausgebildet werden können. Allerdings darf ein Scheitern von Copingstrategien gerade im Bereich von Hilfe und Pflege von Menschen mit Demenz nicht kausal als individuelles Scheitern gesehen werden, sondern muss auch im Kontext „strukturbedingter Belastungen" (Badura 1981, S. 157), beispielsweise einer fehlenden Angebotsstruktur, betrachtet werden. Die Situation pflegender Angehöriger bei Demenz ist hier besonders prekär: selbst wenn ausreichend Entlastungsangebote vorhanden sind, werden sie oft nicht angefragt, da viele Angehörige bereits die Inanspruchnahme von professionellen Diensten als Ausdruck des Scheiterns betrachten (vgl. Philipp-Metzen 2008, S. 53 ff.).

So werden häufig auftretende zwischenmenschliche Konflikte im Alltag mit einem Menschen mit Demenz schnell zur Belastungsprobe. Für die Hauptbezugspersonen bedeutet dies, dass sie einer Vielzahl von Stressoren ausgesetzt sind, die es zu bewältigen gilt. Als Folge dieser Belastung kommt es bei den Pflegenden vermehrt zu depressiven Verstimmungen, Burnout, psychosomatischen Störungen und zu einer erhöhten Einnahme von Psychopharmaka (Gräßel 1996, S. 189 ff.; Clipp und George 1990, S. 227 ff.; vgl. die Ausführungen zur Situation pflegender Angehöriger in Abschn. 2.5). Interessant sind die Studienergebnisse von Gräßel (1996, S. 192 f.), die zeigen, dass das subjektive Belastungsempfinden nicht mit dem Grad der Pflegebedürftigkeit steigt, sondern dieses vielmehr von typischen Demenz-Symptomen (Ruhelosigkeit, etc.) beeinflusst wird. Daher kann die Forderung von Gräßel (ebd.) nur unterstützt werden, dass sich die Bereitstellung von unterstützenden Maßnahmen in der häuslichen Umgebung nicht in erster Linie nach objektiven Kriterien wie dem Grad der Pflegebedürftigkeit richten sollte, sondern vielmehr nach der subjektiven Einschätzungen der Belastung durch die Hauptbezugsperson.

Emotionale Copingstrategien scheinen daher für diese Gruppe pflegender Angehöriger eine herausragende Bedeutung zu haben. Gesprächsmöglichkeiten, wie der Austausch in Angehörigengesprächsgruppen, können in schwierigen Situationen dabei helfen, einen angemessenen Umgang mit der Erkrankung zu finden. Gleichzeitig können dort unterschiedliche Strategien ausgetauscht und sich gegenseitig Mut zugesprochen werden. Die auf diese Weise erfolgte Erweiterung des Wissens um die Erkrankung kann helfen, Verhaltensweisen besser einschätzen zu können (vgl. 3.4).

Wie im Kapitel zur sozialen Unterstützung deutlich wird, liefern besonders enge Bezüge im sozialen Netzwerk emotionale Unterstützung. Folglich ist in den Blick zu nehmen, welche Möglichkeiten der emotionalen Unterstützung den jeweiligen Hauptbezugspersonen zur Verfügung stehen. Der Rückgriff auf die Unterstützung durch andere NetzwerkpartnerInnen muss daher in diesem Kontext als wichtige Copingstrategie betrachtet werden (vgl. 3.1). Denn besonders bei misslingenden Stressbewältigungstechniken können vertraute Personen dem Scheitern eine günstige Attribuierung geben (vgl. Röhrle 1994, S. 130). Auch die Sicherung von häuslichem Wohlstand und die Erweiterung des Wissens in Bezug auf das Krankheitsbild können in diesem Zusammenhang als Copingstrategien gewertet werden. Ihr Zusammenhang mit der Tragfähigkeit von Unterstützungsarrangements in der häuslichen Umgebung bei Demenz wird allerdings in separaten Abschnitten behandelt (vgl. 3.4 und 3.5).

Aus den vorangegangenen Ausführungen ergibt sich, dass angemessene Stressbewältigungsstrategien, respektive der Prozess der stetigen Adaption des Copingrepertoires an die immer neuen Herausforderungen im Alltag mit einem demenziell veränderten Familienmitglied vermutlich eine Rolle für die Tragfähigkeit von Unterstützungsarrangements in der häuslichen Umgebung spielen und somit als Themenfeld in die Erhebung aufgenommen werden.

3.3 Familie als primärer Ort der Fürsorge

> Wer die Pflege übernimmt, entscheidet meist das Familiensystem aufgrund der Familienbiographie, die abhängig ist vom Partner- und Familiensystem, wer in der Partnerschaft Macht und Kontrolle ausübte, wie die Gefühlsbeziehungen und Abgrenzungsfähigkeit sich entwickelten und wie offen die Partner miteinander kommunizierten, welche Regeln, Hierarchien, Rollen und Koalitionen die Familienmitglieder miteinander aushandelten oder ausübten und wie stark Zusammenhalt und Anpassungsfähigkeit gewachsen sind. Am häufigsten fällen vorbestimmte Rollen die Entscheidung, wer pflegen soll, [...]. (Grond 1998, S. 85; Auslassung: S.F.-G.)

Wie aus diesem Zitat deutlich wird, haben familiale Beziehungen und die darin ausgehandelten Rollen eine besondere Bedeutung für die Entscheidung darüber, wer in welchem Umfang Hilfe- und Unterstützungsaufgaben übernimmt. Diese Entscheidung wird maßgeblich durch Familientraditionen und damit verknüpfte Wertvorstellungen bestimmt.

Anliegen dieses Kapitels ist es, die Bedeutung von Familie besonders mit Bezug auf sich transformierende Wertevorstellung im Nexus mit ihren Unterstützungsmöglichkeiten zu thematisieren. Dazu werden in einem ersten Schritt – in einer kurzen Rundschau – Transformationsprozesse von Familienformen und -leitbildern betrachtet, bevor es im zweiten Abschnitt um die Frage der immer wieder diskutierten (potentiellen) Abnahme familialer Unterstützungspotentiale geht. Die Frage, ob familiales Pflegepotential künftig abnehmen wird, ist anhand der empirischen Datenlage nicht eindeutig zu beantworten. So kann an dieser Stelle lediglich der kontrovers geführte Diskurs nachgezeichnet werden. Was sich allerdings historisch und empirisch sicher nachzeichnen lässt, ist der Wandel, dem familiale Beziehungen unterliegen. Diesem – im Rahmen dieser Untersuchung lediglich skizzierbaren – Wandel[18] müssen sozialstaatliche Rahmungen Rechnung tragen, um Familien auch künftig die Chance einzuräumen, sich (Handlungs-)„Spielräume" (Böhnisch 2010, S. 224) für die Übernahme von Unterstützungsleistungen zu erhalten. Das Kapitel schließt mit einer Zusammenschau des Themas Familie in ihrer potentiellen Bedeutung für die Tragfähigkeit von Unterstützungsarrangements in der häuslichen Umgebung bei Demenz.

3.3.1 Familienformen im Wandel

Die steigende Anzahl erwerbstätiger Frauen, neue Lebensstile jenseits von Ehe und/oder Partnerschaft, die in der steigenden Zahl von Singlehaushalten und den sinkenden Geburtenraten Ausdruck zu finden scheinen, markieren in der öffentlichen Diskussion Aspekte sich verändernder Wertevorstellungen von Familie. Neue Familienformen wie Ein-Eltern-Familien, Patchworkfamilien oder so genannte „Inseminationsfamilien"[19] (Peuckert 2008, S. 224) treten neben die tradierte Kleinfamilie. So ist nach Philipp-Metzen (2008) zwar das „bürgerlich-urbane Familienmodell" (S. 81) mit seiner hohen normativen Verbindlichkeit für die Ausgestaltung von familialen Beziehungen immer noch dominant, andere Familienformen gewinnen aber zunehmend an Bedeutung. Als eine Folge dieses Transformationsprozesses familialer Lebensformen – so wird von einigen ExpertInnen prognostiziert – gilt die Abnahme des familialen Pflegepotentials aus oben genannten Gründen (exemplarisch Reichert et al. 2003, S. 13 ff.).

---

[18] Einen etwas ausführlicheren Überblick geben beispielsweise Philipp-Metzen (2008, S. 69 ff.) und Peuckert (2008, S. 167 ff.).

[19] Der Begriff bezeichnet Familienformen, die durch eine künstliche Befruchtung einer Ei- oder Samenspende entstanden sind. Dadurch ergeben sich beispielsweise neue Themen wie die „doppelte Vaterschaft", da es hier sowohl einen biologischen als auch einen sozialen Vater gibt.

Dem gegenüber steht die Notwendigkeit der Aufrechterhaltung – eigentlich, aufgrund des demographischen Wandels und der höheren Lebenserwartung sogar die Ausweitung des familialen Pflegepotentials, da prospektiv vermehrt mit alterskorrelierten Unterstützungsbedarfen zu rechnen ist. Die Beanspruchung des familialen Pflegepotentials nimmt also in der Tendenz zu, während die Möglichkeiten von Familie, Unterstützungs- und Pflegeaufgaben zu übernehmen, vor dem Hintergrund gesellschaftlicher Transformationsprozesse, abzunehmen scheinen (exemplarisch Runde et al. 2003, S. 28 ff.).

Der negative Einfluss sich verändernder struktureller Rahmenbedingungen und arbeitsmarktpolitischer Anforderungen auf familiale Unterstützungsressourcen ist unbestritten. Die immer stärker geforderte arbeitsmarktpolitische Mobilität und Flexibilität führt zwangsläufig zu Binnenwanderungstendenzen und verunmöglicht geradezu das Festhalten an für die Pflege und Versorgung von Angehörigen notwendiger räumlicher Nähe (vgl. Reichert et al. 2003, S. 14). Die AutorInnen (2003, S. 12 ff.) prognostizieren im Zuge der oben skizzierten Transformationsprozesse zudem eine weitere Werteveränderung im Sinne einer Abnahme des Verpflichtungscharakters von familialen Beziehungen.

Betrachtet man die Werteentwicklung von Familie historisch, so lässt sich mit Kröger und Wälter (1995, S. 126 f.) die Haushaltsfamilie als die dominierende Familienform der Neuzeit bezeichnen. Sie kennzeichnete eine patriarchalische, als eine Wirtschaftsgemeinschaft organisierte Struktur. In der „modernen Familie" (ebd., S. 131) hingegen ist die Instrumentalisierung von Beziehungen für das wirtschaftliche Überleben in den Hintergrund getreten. Familie ist nunmehr ein „emotionales Gefüge" (ebd.) und die Selbstverwirklichung der einzelnen Familienmitglieder bekommt eine wichtige Bedeutung. Damit einher geht die Entwicklung, dass gefühlsmäßige Beziehungen in den Vordergrund des familialen Zusammenhaltes treten. Während die Funktion von Familie früher primär in der Sicherung des Überlebens und des sozialen Status bestand, ergibt sich aus dem tendenziellen Wegfall dieser wichtigen Funktion plötzlich eine neue Wahlfreiheit in Bezug auf die Gestaltung familialer Beziehungen (vgl. ebd.). In der Folge, so argumentieren beispielsweise Reichert et al. (2003), ist die Ehe als Fundament von Familie heute „nicht mehr selbstverständlich, sondern weit mehr als früher Resultat einer freien Entscheidung" (S. 13). Damit einher geht eine Pluralität von Lebensformen, die in Zukunft dazu führe, dass der „Verpflichtungscharakter von familiären Bindungen nicht mehr so stark ausgeprägt ist wie heute" (ebd., S.12 f.).

Andererseits zeigen aktuelle Ergebnisse aus der support-Forschung, dass Familie und hier besonders die weiblichen Familienmitglieder immer noch die Hauptunterstützungsquellen darstellen (vgl. 2.4, 2.5 und 3.1). Die im Zuge der Diskussion immer wieder angeführte Konstruktion der „Sandwich-Generation" (Peuckert

2008, S. 314), also die Annahme, dass Menschen mittleren Alters sowohl für ihre Kinder als auch für ihre Eltern Fürsorgetätigkeiten leisten und folglich doppelt belastet sind, wird von einigen ExpertInnen als „gerontologischer Mythos" (ebd.) eingestuft. In diesem Punkt ist Peuckert (ebd.) folgend der Alterssurvey in seiner zweiten und dritten Erhebungswelle (2002, 2008) bezüglich der Frage nach Zu- oder Abnahmetendenzen innerfamilialer Solidarität instruktiv, zeigt er doch, dass das Vorhandensein einer ganzen Sandwich-Generation empirisch nicht belegbar ist (vgl. die Ausführungen unter 3.3.2). Mit Philipp-Metzen (vgl. 2008, S. 87 f.) kann zumindest konstatiert werden, dass es aktuell keine empirischen Belege für den vielzitieren Bedeutungsverlust von Familie gibt, allerdings von einer Veränderung der Bedeutung von Familie ausgegangen werden kann. Als ein Ausdruck dieser Veränderung können beispielsweise die zitierten divergenten Formen von Familie betrachtet werden.[20]

In der öffentlichen Diskussion ist der Begriff Familie nicht unproblematisch, wird er doch „weder in der Alltags- noch in der Forschungssprache einheitlich verwendet" (Philipp-Metzen 2008, S. 79). Daher scheint eine begriffliche Annäherung hilfreich: Aus einer wissenssoziologischen Perspektive betrachtet, ist die Familie nicht greifbar. Erst die im gesellschaftlichen Diskurs entstehenden – und damit durch Macht- und Herrschaftsverhältnisse geformten – „Familienleitbilder" (Philipp-Metzen 2008, S. 85) ermöglichen es,

> dass wir von der Familie im Singular, also von *der* traditionellen, bürgerlichen, modernen oder postmodernen Familie sprechen können. (Heut 2004, S. 142; Hervorhebung im Original)

In der Diskussion um Familie und in der Forschung über sie muss es also um eine Rekonstruktion ihrer jeweils diskursiv, zwischen den Familienmitgliedern hergestellten und in den alltäglichen familialen Praktiken Ausdruck findenden, spezifischen Familienkonstruktionen gehen. Diese familialen Praktiken und das Erbringen von Leistungen wie sozialer Unterstützung können als Ergebnis des innerfamilialen Diskurses über Wertevorstellungen und kulturelle Traditionen in der Interaktion mit herrschenden gesellschaftlichen Leitbildern angesehen werden (vgl. Lange 2011, S. 282 f.), so dass in diesem Punkt von einem wechselseitigen Bedingungsgefüge ausgegangen werden kann.

Im Fokus des folgenden Abschnitts soll die Frage nach den Potentialen aktueller Familienformen als Unterstützungsquelle stehen. Dabei wird die These vertreten, dass die oben skizzierte Bedeutungsveränderung von Familie im Nexus mit gesellschaftlichen Transformationsprozessen und den veränderten struktu-

---

[20] Einen guten Überblick über aktuelle Familienformen liefert Peuckert (2008).

rellen Rahmenbedingungen das Erbringen familialer Unterstützungsleistungen zunehmend erschweren oder gar verunmöglichen, und somit ohne entsprechende Veränderungen perspektivisch mit einer Zunahme von professionellen Unterstützungsformen, eben „formal forms of support" (Döhner et al. 2008, S. 30) zu rechnen ist.

3.3.2   Aktuelle Befunde zur Diskussion um familiale Unterstützungspotentiale

Im sozialpolitischen Diskurs und in Zusammenhang mit häuslichen Pflegearrangements ist allzu oft von einer Überbelastung der mittleren Generation die Rede. Peuckert (2008, S. 314 ff.) folgend zeigen die empirische Befunde des Alterssurvey von 2002 jedoch, und damit untermauern sie die Ergebnisse der ersten Erhebungswelle von 1996, dass die Gruppe der 40- bis 60-Jährigen zwar aufgrund der Generationskonstellationen eine „Sandwich-Generation" darstellt,

> eine Gleichzeitigkeit von Pflege und Betreuung älterer und jüngerer Angehöriger verbunden mit eigener Erwerbstätigkeit [...] aber recht selten ist. (ebd., S. 314; Auslassung: S.F.-G.)

Nimmt man ausgewählte einzelne Ergebnisse aus der zweiten Erhebungswelle 2002 genauer in Augenschein, so zeigt sich, dem Autor (ebd.) zufolge, dass 75 % der 40- bis 44-Jährigen und immerhin noch fast 50 % der 55- bis 59-Jährigen sowohl Angehörige der älteren als auch der jüngeren Generation besitzen. Bezieht man nun die Frage nach Unterstützungsleistungen ein, so wird deutlich, dass jedoch lediglich 5 % der 40- bis 54-Jährigen sowohl einen (Schwieger-)Elternteil betreuen als auch mit ihren Kindern in einem Haushalt wohnen oder Enkelkinder regelmäßig betreuen und zugleich mindestens eine Stunde monatlich einer Erwerbstätigkeit nachgehen (vgl. ebd.). Die These einer erhöhten Belastung der „Sandwich-Generation" ist somit empirisch zumindest nicht anhand der Ergebnisse des Alterssurveys, einer bundesweit angelegten repräsentativen Untersuchung, belegbar.

Auch die Ergebnisse der dritten Erhebungswelle von 2008 untermauern die Befunde von 1996. Dort ist in Bezug auf den Bedeutungsverlust von Familie zu lesen, dass es „wenige Anhaltspunkte für den befürchteten ‚Zerfall der Familie'" gibt (BMFSFJ 2012, S. 49). Allerdings lassen sich Hinweise für die oben skizzierten veränderten Rahmenbedingungen finden, die das Familienleben beeinflussen. So ist die Entfernung zwischen den Wohnorten der einzelnen Familienmitglieder aufgrund gestiegener Mobilitätsanforderungen zwar gewachsen, der regelmäßige Kontakt zwischen den Generationen besteht aber fort. Immerhin geben 81 % der Älteren an, dass sie in einem mindestens wöchentlichen Kontakt mit ihren erwachsenen Kindern stehen. So heißt es in dem abschließenden Resümee des Alterssurveys 2008:

> Die meisten Menschen sind im engen Kontakt mit den verschiedenen Generationen der eigenen Familie, fühlen sich einander emotional eng verbunden und finden dort auch verlässliche Unterstützung. Daran hat sich in den letzten zwölf Jahren kaum etwas geändert. (BMFSFJ 2012, S. 49)

Die Tatsache, dass die Entfernung zwischen den Wohnorten größer geworden ist, kann, wie bereits erörtert, als Ausdruck für die sich wandelnden Rahmenbedingungen familialen Lebens gedeutet werden. Für die Familienmitglieder hat dies zur Folge, dass sie für den persönlichen Kontakt zunehmend größere räumliche Entfernungen überwinden und somit einen größeren Aufwand für die Pflege von Familienbeziehungen leisten (müssen). Angesichts dieser Befunde und „steigender Erwerbsquoten von Frauen wird es zukünftig schwieriger werden, eingespielte Konstellationen familialer Unterstützungsleistungen aufrechtzuerhalten" (ebd.). Sozialstaatliche Maßnahmen haben in diesem Punkt bisher nicht die gewünschten Steuerungseffekte erzielen können. So hat es beispielsweise die Pflegeversicherung bisher nicht im großen Umfang geschafft, andere Zielgruppen für die Übernahme von Pflegeaufgaben zu gewinnen. Der Anteil der in Vollzeit Erwerbstätigen, die gleichzeitig die Hauptbezugsperson für einen hilfe- und pflegebedürftigen Menschen sind, ist weiterhin überschaubar. Viele Menschen steigen weiter aus der Erwerbstätigkeit aus, wenn sie Pflegeaufgaben übernehmen (vgl. Runde et al. 2003, S. 17).[21]

Wie bereits diskutiert, bedeuten die quantitativ weiter an Bedeutung gewinnenden „multilokalen" (Philipp-Metzen 2008, S. 101) Familienformen für die Unterstützung leistenden Angehörigen häufig einen größeren zeitlichen, organisatorischen und nicht zuletzt finanziellen Aufwand.[22] Wie im vorangegangenen

---

[21] Runde et al. (2003, S. 17) begründen die fehlenden Steuerungseffekte der Pflegeversicherung in diesem Punkt u. a. damit, dass das zeitliche Kontingent der Pflegesachleistungen so gering ausfällt, dass der Großteil der Angehörigen, „die sich solidarisch zeigen würden, aber erwerbstätig sind und mehr zeitliche Entlastung benötigen, für die Pflege verloren" (S. 17) bleiben. Dies hat zur Folge, dass die häusliche Pflege eigentlich auf Arbeitslose oder geringfügig Beschäftigte angewiesen ist (vgl. ebd.).

[22] Philipp-Metzen (2008) führt als einen in der öffentlichen Diskussion häufig vernachlässigten wichtigen Grund für die vermehrten Singlehaushalte an, dass die Großelterngeneration in der Regel nicht mehr in den Haushalt der Kinder zieht, „wofür als Gründe u. a. bessere technische, finanzielle und gesundheitliche Ressourcen genannt werden" (S. 100). Auch scheint die Bedeutung einer „Intimität auf Abstand" insgesamt zuzunehmen.

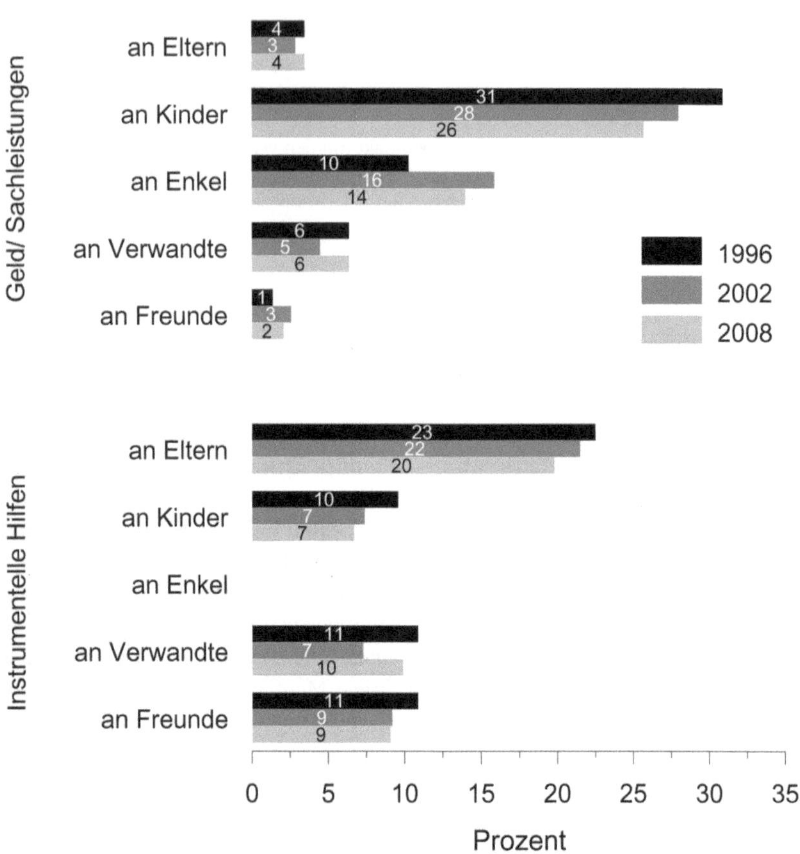

Abb. 3.2 Vergabe von Transfer- und Hilfeleistungen an Familienmitglieder und FreundInnen. (Quelle: BMFSFJ 2012, S. 48)

Abschnitt zur sozialen Unterstützung deutlich geworden ist, ist von den dort beschriebenen Unterstützungsformen besonders die instrumentelle Unterstützung von einer geringen Distanz zwischen den Wohnorten der Familienmitglieder abhängig.

In Bezug auf diese Unterstützungsform zeigen die Ergebnisse der dritten Erhebungswelle des Alterssurveys bereits eine Tendenz zur Abnahme instrumenteller Hilfen von Familienmitgliedern im Vergleich zu ortsunabhängiger materiell geleisteter Unterstützung (BMFSFJ 2012, S. 48). Abbildung 3.2 zeigt für die Jahre 1996, 2002 und 2008, wie viel Prozent der 40- bis 85-Jährigen Eltern, Kindern,

Enkelkindern, Verwandten und FreundInnen Geld- und Sachgeschenke sowie instrumentelle Hilfe zukommen lassen. Betrachtet man die Abbildung genauer, so zeigt sich, dass instrumentelle Hilfen für alle RezipientInnengruppen rückläufig sind. Die Rückläufigkeit der instrumentellen Unterstützung ist vielschichtig begründbar. Als mögliche Erklärungen sind hier sicherlich die steigenden Entfernungen zwischen Wohnorten oder sich verändernde Wertevorstellungen, die erhöhte Erwerbstätigkeit von Frauen als Hauptunterstützungsgeberinnen sowie ein in der Regel besserer Gesundheitszustand der älteren Generation anzuführen. Allerdings sind instrumentelle Unterstützungen im Vergleich zu anderen Unterstützungsformen (vgl. 3.1) auch leichter durch formelle und informelle UnterstützungsgeberInnen außerhalb der Familie ersetzbar.

Andere ExpertInnen gehen nicht von einem dramatischen Rückgang des familialen Pflegepotentials in den nächsten Jahren aus. So prognostizieren beispielsweise Künemund und Kohli (2010, S. 311 ff.), dass in der nächsten Zeit eher nicht mit familiendemografisch bedingten Engpässen bei der Pflege und Unterstützung hilfebedürftiger älterer Menschen zu rechnen sei. Vielmehr werde im Alter, so die Autoren (ebd.), der kriegsbedingte höhere Anteil von Frauen weiter zurückgehen und somit die Wahrscheinlichkeit von (Ehe-) Partnerschaften erhöht, „der Anteil der Kinderlosen im höheren Alter wird kaum ansteigen, die Zahl der Kinder wird nicht dramatisch abnehmen, und gleiches gilt für die Zahl der Geschwister" (S. 311). Als ursächlich für die kleineren Netzwerke älterer Menschen sehen die Autoren die Verwitwung und den Rückgang sozialer Kontakte, beispielsweise durch das Ausscheiden aus dem Erwerbsleben. Gleichzeitig betonen sie, dass das familiale Netzwerk im Alter konstant stabil bleibt. Die These „einer Krise der Familie" (ebd., S. 311) wird auch hier infrage gestellt. Mit Blick auf die familiale Solidarität und unter Hinzunahme der Daten des Alterssurveys von 1996 und 2002 stellen sie fest,

> dass erwachsene Kinder und Eltern sich emotional eng miteinander verbunden fühlen, häufig miteinander in Kontakt stehen und sich gegenseitig mit finanziellen und immateriellen Hilfeleistungen unterstützen. (ebd., S. 312)

Die Eltern fungieren dabei häufig verstärkt als UnterstützungsgeberInnen. Erst durchschnittlich ab dem 80. Lebensjahr überwiegt das Empfangen von Hilfe- und Unterstützungsleistungen (vgl. ebd.).[23]

Auch Winter-von Lersner (2006, S. 21 f.) unterstreicht mit Rekurs auf die Berliner Altersstudie, dass persönlich nahestehende Personen wie Kinder auch im

---

[23] Diese Ergebnisse stärken die in dieser Untersuchung vertretene Auffassung der enormen Bedeutung der Reziprozität von Unterstützungsleistungen über die Lebensspanne (vgl. 3.1.4.1).

höheren Alter verfügbar bleiben und Unterstützung leisten. Die Autorin (ebd.) führt dies auf Seiten der Kinder auf Gefühle der Verpflichtung und der Solidarität zurück, die stabil und relativ unabhängig von der Beziehungsqualität zwischen Eltern und Kindern bestehen. Die Ergebnisse ihrer Vergleichsstudie sozialer Beziehungen von älteren hilfe- und/oder pflegebedürftigen Menschen in der häuslichen Umgebung und in Heimen zeigen, dass Kinder die Beziehung zu ihren alten Eltern u. a. aus Verpflichtung und Solidarität aufrechterhalten. So zeigen die Untersuchungsergebnisse der Autorin (ebd., S. 52 f.), dass erwachsene Kinder für ihre Eltern auch nach dem Umzug in ein Pflegeheim immer noch zu den stabilsten UnterstützungslieferantInnen zählen. Selbst nach der durch einen Umzug formal erfolgten Abgabe der täglichen Verantwortung an Professionelle wird emotionale Unterstützung häufig von Angehörigen erbracht.

Das Gefühl der Verpflichtung, wie es von Winter-von Lersner (2006) und anderen beschrieben wird, ist kulturell geprägt (Döhner et al. 2008, S. 29; auch Koeppe et al. 2003, S. 20 ff.) und damit normativen, inkorporierten Wertevorstellungen unterlegen. Dabei scheint es so wirkmächtig zu sein, „dass das Nichtübernehmen der Pflege [...] oft Schuldgefühle mit sich bringt und besonderer Rechtfertigung bedarf" (Heusinger und Klünder 2005, S. 78; Auslassung: S.F.-G.).

In diesem Zusammenhang ist es instruktiv, empirische Belege für die Nichtinanspruchnahme von professionellen Diensten näher zu betrachten. Demnach ist der wichtigste Grund für die Nichtinanspruchnahme ein ausreichend stabiles soziales Netz. Als weitere Gründe werden eben genau die oben skizzierten, kulturell geprägten normativen Vorstellungen von Pflege als Familiensache und damit einhergehende Schuld- und Versagensgefühle genannt. Auch die Angst vor der Einmischung von Fremden scheint eine Rolle zu spielen (vgl. BMFSFJ 2002, S. 204). Offensichtlich beinhalten aktuelle Familienleitbilder noch einen starken normativen Fürsorgeaspekt zwischen den Generationen.

Unter dem herrschenden, wenn auch als rückläufig zu betrachtenden (s. u.), intergenerationalen Fürsorgeparadigma in der Familie wird die Unterstützung durch Familienmitglieder im Vergleich zu der durch FreundInnen oder NachbarInnen immer noch häufig als Selbstverständlichkeit gesehen und als Fürsorgearbeit von Frauen marginalisiert (vgl. 2.5.1). Viele Angehörige erleben die Pflegeübernahme offensichtlich – wie bereits erörtert – immer noch als moralische Verpflichtung und von den Unterstützungsbedürftigen scheint sie erwartet zu werden. Bereits in den 80er Jahren konnte Antonucci (1985, S. 32 f.) zeigen, dass ausbleibender erwarteter suppport von Familienmitgliedern einen weitaus höheren Negativeffekt auf das „well-being" (S. 33) hat als das Ausbleiben unerwarteten supports von FreundInnen.

Selbst wenn Familienmitglieder in eine andere Gemeinde ziehen, bleibt die Identifikation mit der Herkunftsfamilie erhalten und trotz geringerer face-to-face-Kontakte bleiben Familienbezüge mit die wichtigsten Unterstützungsquellen (vgl. Nestmann 1988, S. 69). An diesen Befunden hat sich bis heute kaum etwas geändert. So konstatieren Spieß und Schupp (2006, S. 72 ff.) mit Bezug auf Ergebnisse des sozio-ökonomischen Panels (SOEP), dass im Jahr 2001 zwar ein Drittel aller 60-Jährigen oder Älteren in Einpersonenhaushalten wohnten. Davon hat allerdings die Hälfte der Personen ein Unterstützungsnetzwerk von Kindern innerhalb der zeitlichen Erreichbarkeit von einer Stunde zur Verfügung. Bezieht man sonstige Verwandte und PartnerInnen ein, dann zeigt sich, dass von diesem Drittel in Singlehaushalten lediglich 7 % ohne familiäres Netzwerk verbleiben (vgl. ebd.). Familiäre Bindungen sind also auch im Kontext von Singlehaushalten (noch) tragend bezüglich der Frage nach sozialer Unterstützung.[24]

Dennoch mehren sich die Hinweise, dass der Primat der moralischen Verpflichtung zur Begründung der Fürsorgeübernahme rückläufig ist. Nach Döhner et al. (2008) nennen jüngere Generationen dieses Verpflichtungsgefühl im Vergleich zu den älteren Familienmitgliedern weniger häufig. Eine mögliche Erklärung dafür könnte der Bedeutungswandel von Familie und der beschriebene Diversifizierungsprozess respektive das Streben nach Individualität sein (vgl. 3.3.1). In der jüngeren Generation werden bereits häufiger „rational calculations" (ebd., S. 29, auch Runde et al. 2003, S. 9) als Grund für die Pflegeübernahme genannt. So müssen Angehörige in der aktuellen Konzeption der Pflegeversicherung u. U. mit hohen Zuzahlungen bei einem Umzug in ein Alten- oder Pflegeheim ihres hilfe- und/oder pflegebedürftigen Angehörigen rechnen (vgl. 2.4).

Internationale Forschungsergebnisse zeigen, dass das familienzentrierte Fürsorgeparadigma in Europa nichtsdestotrotz noch weit verbreitet ist. So gaben über 90 % der im Rahmen von „Eurofamcare" befragten Angehörigen an, dass sie die Betreuung weiterhin übernehmen, wenn sich die Situation nicht grundlegend verändere. Als Hauptgründe für die Übernahme von Unterstützungsleistungen nannten sie „emotional bonds" (45,1 %), „a personal sense of obligation" (17,9 %) und „a sense of duty" (16,6 %) (Döhner et al. 2008, S. 119). Allerdings divergiert die Zustimmung zur Familienverantwortung in diesem Punkt innereuropäisch stark. Auch eine Studie von Runde et al. (2003, S. 9) zur Auswirkung der Pflegeversicherung auf die häusliche Pflege bestätigt zumindest für die ältere Generation ein intergene-

---

[24] Philipp-Metzen (2008) spricht in diesem Zusammenhang von „multilokalen Mehrgenerationsfamilien" (S. 98), denn entscheidende Merkmale familialer Beziehungen treffen auch auf diese Form zu, beispielsweise die lebenslange, nicht aufkündbare Verbundenheit (vgl. ebd.).

rationales familiales Fürsorgeparadigma. Die Untersuchung zeigt, dass noch zwei Drittel aller über 70-jährigen Befragten meinen, dass eine moralische Verpflichtung zur gegenseitigen Unterstützung innerhalb der Familie besteht, bei den 30- bis 49-Jährigen hingegen sind es bereits rund 10 % weniger. Deutlich wird aus den Ergebnissen, dass neben altruistischen oder moralischen Gründen auch hier vermehrt finanzielle Aspekte angegeben werden. In diesem Zusammenhang plädieren die AutorInnen künftig für „spezielle Anreize, die geschaffen werden müssen, wenn Angehörige noch Pflegeleistungen übernehmen sollen" (ebd., S. 9).

Insgesamt kann festgehalten werden, dass vor allem bei der älteren Generation die Intergenerationssolidarität als kulturelles Leitbild weiterhin im gesellschaftlichen Gefüge verankert ist (vgl. Meyer 2006, S. 43 ff.; Runde et al. 2003, S. 9), jedoch treten neben die moralische Verpflichtung als Grund für die Übernahme von Unterstützungsleistungen zunehmend andere (finanzielle etc.) Gründe in den Vordergrund. Betrachtet man den Vergleich zwischen den Generationen, so fällt auf, dass die nachrückende Generation dem Fürsorge- und Verpflichtungsparadigma weniger häufig zustimmt und häufiger andere Gründe für die Pflegeübernahme anführt. Ein Grund dafür mag die Pflegeversicherung und damit das Vorhandensein einer Alternative sein, wie Meyer (2006) konstatiert. Die Autorin fasst zusammen, dass

> die Pflegeversicherung [...] den Typus des wahlrationalen Entscheiders geschaffen und neue Werte an die Stelle handlungsregulierender Normen [hat] treten lassen. (S. 44; Einfügung und Auslassung: S.F.-G.)

Allerdings kann der Sachverhalt auch vice versa interpretiert und die Pflegeversicherung als eine unumgängliche strukturelle Antwort auf den Wertewandel von Familie betrachtet werden.

Auch nach den Ergebnissen von Runde al. (2003, S. 46) ist das intergenerationale familiale Fürsorgeparadigma rückläufig: Während 1997 noch 58,7 % eine moralische Verpflichtung für die Übernahme von Pflegeaufgaben angaben, waren dies 2002 nur noch 52,1 %. Wie in Tab. 3.3 deutlich wird, ist auch der Anteil derer, die unter EhepartnerInnen einen gegenseitigen Anspruch auf Pflege sehen, mit 62,3 % in 2002 im Vergleich zu 71,1 % in 1997 rückläufig.

Aus der vorangegangenen Darstellung empirischer Untersuchungen wird deutlich, dass neben der von Runde et al. (2003, S. 9 f.) geforderten Anreize für Familienmitglieder Pflegeaufgaben zu übernehmen, alternative Unterstützungsquellen mobilisiert werden müssen. Dabei zeigen empirische Befunde zu der Frage nach weiteren Quellen, dass durchaus andere (potentielle) NetzwerkpartnerInnen vorhanden sind. Bereits die Ergebnisse der dritten Erhebungswelle des Alterssurvey (BMFSFJ 2012, S. 41) verdeutlichen, dass FreundInnen, Bekannte und NachbarIn-

Tab. 3.3 Veränderung der normativen Ansichten der Angehörigen zur Pflege (Zustimmung in Prozent). (Quelle: Runde et al. (2003, S. 46))

Moralische Einstellungen in Pflegehaushalten	Jahr der Datenerhebung	
	1997	2002
Moralische Verpflichtung, die häusliche Pflege zu übernehmen*	58,7 (N = 1.060)	52,1 (N = 1.189)
Eltern haben einen Anspruch darauf, von ihren Kindern gepflegt zu werden	55 (N = 1.057)	45,3 (N = 1.187)
Anspruch gegenseitiger Pflege durch den Ehepartner/die Ehepartnerin	71,1 (N = 1.041)	62,3 (N = 1.176)

$^*p \leq 0.001$

nen vermehrt – besonders wenn die RezipientInnen über schwache familiale Bezüge verfügen – als emotionale UnterstützunggeberInnen tätig werden. Allerdings gibt es noch keine Ergebnisse zu der Frage, inwieweit das sekundäre Netzwerk ähnlich intensiv wie familiale Bezüge im höheren Alter verlässliche Hilfe und Unterstützung auch im Pflegefall bieten kann.

Angemerkt sei an dieser Stelle noch, dass die Frage der emotionalen Unterstützung im öffentlichen Diskurs im Vergleich zu der instrumentellen alltagspraktischen Hilfe häufig vernachlässigt wird. Dabei scheint die Frage danach, wer der älteren Generation emotionalen Beistand leistet, von immenser Bedeutung. Instrumentelle Hilfe im Sinne hauswirtschaftlicher und pflegerischer Versorgung ist prinzipiell leichter durch Dienstleister ersetzbar als emotionale Unterstützung, für die in der Regel ein Gefühl von Vertrautheit und eine gewisse Beziehungsqualität vorhanden sein müssen (vgl. BMFSFJ 2012, S. 38).

Mit der Pluralisierung von Familienformen gehen aber auch weitere, bisher kaum diskutierte Klärungsbedarfe einher. So werden Familien sich künftig auch mit der Frage befassen müssen, ob beispielsweise die Stiefmutter/der Stiefvater innerhalb der Familie unterstützt und gepflegt wird.

3.3.3 Die Bedeutung familialer Unterstützungsleistungen für die Tragfähigkeit von Unterstützungsarrangements bei Demenz in der häuslichen Umgebung

Die Übernahme von Pflege- und Betreuungsverantwortung ist besonders bei einer Demenzerkrankung des zu pflegenden Angehörigen eine emotionale Herausforderung für die betreffenden Personen. Dennoch gaben nach einer Untersuchung von

Schneekloth und Wahl (2008, S. 131) 80 % der Hauptbezugspersonen demenzkranker wie nicht demenzkranker Angehöriger an, dass Pflege sich ihrer Meinung nach lohne. Interessanterweise war die Zustimmung unter den Personen, die Menschen mit mittelschwerer bzw. schwerer Demenz betreuten, mit 83,4 % am höchsten.

Wie bereits im Kapitel zum social support (vgl. 3.1) diskutiert, hat das Vorhandensein sozialer Unterstützung generell einen positiven Effekt auf das subjektive Belastungsempfinden. Die subjektive Belastungsempfindung der Hauptbezugsperson wiederum bestimmt maßgeblich, wie stabil das häusliche Unterstützungsarrangement ist (vgl. ebd.). Die entscheidende Frage ist daher, wer unterstützt eigentlich die UnterstützerInnen, besonders emotional in der Alltagsbewältigung? Dies ist allerdings eine im aktuellen Diskurs kaum thematisierte Frage.

Insgesamt zeigt die Analyse empirischer Untersuchungen zu Unterstützungsbezügen und -möglichkeiten von Familie, wie vielschichtig das Thema ist und wie heterogen die Befunde sind. Eine eindeutige Einschätzung oder gar Prognose, ob familiale Unterstützungsbezüge abnehmen oder gleichbleiben, ist nicht abzugeben. Wie in diesem Kapitel skizziert wurde, kann allerdings von einem Bedeutungsrückgang des innerfamilialen moralisch begründeten Fürsorgeparadigmas für die Übernahme von Unterstützungsaufgaben vor dem Hintergrund einer Diversifizierung familialer Lebensformen respektive sozialstaatlicher Transformationsprozesse ausgegangen werden. Inwieweit finanzielle Erwägungen diesen Rückgang kompensieren können, ist noch nicht in Gänze absehbar. Vor dem Hintergrund der steigenden Anzahl partner- und kinderloser Menschen wird sich zukünftig die Frage nach dem informellen Pflegepotential unter veränderten Voraussetzungen stellen (vgl. BMFSFJ 2012, S. 38 ff.). Diese Veränderungen vollziehen sich allerdings sehr schleichend, so dass letztlich die konkreten Folgen noch nicht absehbar sind.

Noch wird also der Großteil der Menschen mit Demenz zu Hause von Angehörigen versorgt. Gleichzeitig ist eine Demenz heute aber bereits der wichtigste Grund für eine Heimaufnahme (vgl. Kap. 2). Wie bereits erörtert, ist die emotionale Belastung von pflegenden Angehörigen bei einer Demenzerkrankung, zahlreichen Untersuchungen zufolge, deutlich höher als bei anderen Gruppen. Hauptbezugspersonen, die einen demenziell veränderten Angehörigen begleiten und betreuen, sind also vermehrt auf (emotionale) Unterstützung durch andere angewiesen. Auch diese wird oftmals durch die Familie oder FreundInnen erbracht.

Ob Pflege- und Betreuungsaufgaben übernommen und durch die Familie Unterstützung im konkreten Einzelfall geleistet wird, hängt zum einen stark von den Rahmenbedingungen und zum anderen von der in jeder Familie spezifischen Konstruktion familialer Beziehungen und Praktiken ab. Die gültigen innerfamilialen Wertevorstellungen und Leidbilder haben hierbei eine große Bedeutung. Daher scheint es für die Beantwortung der Frage, welche Indikatoren die Tragfähigkeit von Unterstützungsarrangements in der häuslichen Umgebung bei Demenz anzeigen, in einem ersten Schritt hilfreich, die jeweils spezifischen innerfamilialen Wertevorstellungen und Leitbilder zu rekonstruieren, um auf diese Weise u. a. etwas über die Motive der Hauptbezugsperson zur Übernahme von Pflege- und Betreuungsaufgaben zu erfahren. Dabei sollte auch der Frage nachgegangen werden, wer in den konkreten Familien welche Unterstützung leistet, diese verweigert oder das Unterstützungsarrangement vielleicht sogar torpediert.

3.4 Kenntnisse der betroffenen Familien über die Versorgungsstrukturen und das Krankheitsbild

Auf der Suche nach Gelingensfaktoren bzw. Restriktionen für die Tragfähigkeit von Unterstützungsfaktoren in der häuslichen Umgebung bei Demenz scheint die Frage nach Kenntnissen über die Erkrankung, ihre Symptomatik, typische Verläufe etc. sowie über das Versorgungssystem eine wesentliche Rolle zu spielen. In diesem Kapitel werden daher theoretische Annahmen und empirische Befunde diskutiert, die für eine genauere Betrachtung des oben genannten Zusammenhangs instruktiv sein können.

Koeppe et al. (2003, S. 20 f.) weisen in Anlehnung an Grond (1998) darauf hin, dass eine dauerhafte Pflegebereitschaft von Angehörigen u. a. von vorhandenen entlastenden Hilfeangeboten abhängig ist. Ihre Inanspruchnahme setzt allerdings gute Kenntnisse über das Versorgungssystem voraus.

Für pflegende Angehörige besonders von demenziell veränderten Menschen, ist der „Zeitmangel das größte Problem" (Koeppe et al. 2003, S. 27). Häufig werden, um diesen zu kompensieren, zuerst soziale Kontakte außerhalb der Familie eingespart. Diese sind jedoch für die persönliche Gesunderhaltung der Hauptbezugspersonen ein wichtiger Faktor (vgl. die Diskussion zu Direkteffekten von social support in 3.1). Die Inanspruchnahme außerfamilialer Unterstützungsleistungen kann erstens dieser Tendenz und somit der Gefahr einer sozialen Isolation entgegenwirken. Zweitens können alltagspraktische, instrumentelle Unterstützungsleistungen, wie sie beispielsweise von professionellen Diensten oder häufig auch von NachbarInnen erbracht werden (vgl. 3.1), einen wesentlichen Beitrag zur Beziehungspflege zwischen Hauptbezugsperson und demenziell verändertem Angehörigen leisten, indem unliebsame Tätigkeiten an Dritte abgegeben werden können (vgl. Koeppe et al. 2003, S. 30 f.). Auch hier sind fundierte Kenntnisse über das Versorgungssystem die Grundvoraussetzung, damit Alternativen gefunden und eine Übernahme von Tätigkeiten durch andere formelle und informelle UnterstützerInnen erreicht werden können. Für die Inanspruchnahme von Angeboten des Versorgungsystems ist nach Koeppe et al. (ebd.) zudem ein „Wissen über Rechtsgrundlagen" (S. 29) eine Grundvoraussetzung. Die AutorInnen konstatieren in diesem Zusammenhang ein großes Informationsdefizit und weisen auf die Notwendigkeit einer frühen Beratung und Informationsweitergabe hin (vgl. ebd.).

Neben dem Umstand, dass häufig genug noch Informationen über das Versorgungssystem und Möglichkeiten der Akquise von Geldern über die sozialen Sicherungssysteme (Krankenversicherung, Pflegeversicherung, Grundsicherung, Rentenversicherung) fehlen, weisen viele Angehörige besonders zu Beginn der Erkrankung und bei sehr schnell fortschreitenden und/oder untypischen Krankheitsverläufen ein Defizit im Bereich der Kenntnisse über das Krankheitsbild auf. Verhaltensauffälligkeiten oder abweichende Verhaltensweisen können folglich schwerlich dem Krankheitsbild zugeordnet werden. Koeppe et al. (ebd., S. 29 f.) kommen in diesem Punkt zu dem Schluss, dass ein fundiertes Wissen über das Krankheitsbild, die Symptomatik, den Verlauf sowie Kenntnisse über demenzbedingte Verhaltensauffälligkeiten Konfliktsituationen vorbeugen können. Besonders ein adäquater Umgang mit den vielfältigen Herausforderungen im Bereich der zwischenmenschlichen Beziehungen setzt fundierte Kenntnisse über das Krankheitsbild voraus, um sich beispielsweise erklären zu können, warum Eltern ihre Kinder nicht mehr erkennen. Auch häufig auftretende Symptome wie Halluzinationen und Verfolgungswahn können schnell zu einer emotionalen Überbelastung der Hauptbezugsperson führen, dann, wenn sie beispielsweise stetig der Verdächtigung ausgesetzt wird, Gegenstände entwendet zu haben und sich dafür im Extremfall vor Dritten (NachbarInnen, der Polizei etc.) erklären muss (vgl. Philipp-Metzen 2008, S. 50 f.).

Auch die demenziell veränderten Familienmitglieder profitieren von einem fundierten Wissen der Hauptbezugsperson über das Krankheitsbild, indem sie u. a. weniger häufig mit nicht mehr zu erfüllenden Erwartungshaltungen konfrontiert werden (vgl. Koeppe et al. 2003, S. 25 ff.). Insgesamt kann Elisabeth Philipp-Metzen (2008) folgend festgehalten werden, dass die „Beratung und Informationsvermittlung für pflegende Angehörige [...] einen essenziellen Baustein für eine Belastungsprävention [bilden]" (S. 61; Auslassung und Einfügung: S.F.-G.).

Einige Untersuchungen in diesem Kontext zeigen, dass es offensichtlich einen Zusammenhang zwischen dem Bildungsabschluss und den Zugangsmöglichkeiten zu Unterstützungsleistungen gibt. In einem Forschungsprojekt von Töpfer et al. (1998, S. 139 ff.), in dem die Netzwerke formeller und informeller sozialer Unterstützung von SeniorInnen betrachtet wurden, zeigte sich, dass mit 88,1 % die AbiturientInnen signifikant mehr Unterstützung empfangen als die HauptschulabsolventInnen. In dieser Gruppe empfingen mit 54,5 % lediglich knapp die Hälfte Unterstützung aus dem verfügbaren Netzwerk. Die AutorInnen führen diese großen Differenzen erstens auf Unterschiede in den Kenntnissen über das Versorgungssystem, ferner auf Unterschiede hinsichtlich der Bereitschaft, sich die eigene Unterstützungsbedürftigkeit einzugestehen, und drittens auf Differenzen hinsichtlich finanzieller Möglichkeiten zurück (vgl. ebd., S. 150).

Insgesamt scheint die Frage von Kenntnissen über das (kommunale) Versorgungssystem einerseits und Kenntnissen über das Krankheitsbild, seine Symptomatik und Verlaufsmöglichkeiten andererseits ein wichtiger Aspekt für die Frage nach Mechanismen für die Tragfähigkeit von Unterstützungsarrangements in der häuslichen Umgebung bei Demenz zu sein.

3.5 Finanzielle Situation von betroffenen Familien

Wie bereits im vorangegangenen Kapitel erörtert, spielt die finanzielle Situation beim Zugang zu Entlastungsangeboten offensichtlich eine Rolle. Dies belegt u. a. die Studie von Töpfer et al. (2003, S. 142 ff.), in der die AutorInnen herausarbeiten konnten, dass in Abhängigkeit vom sozioökonomischen Status eine Vergrößerung der Netzwerke hinsichtlich frei wählbarer Beziehungen stattfindet. Gleichzeitig sehen sie einen Grund dafür, dass HauptschulabsolventInnen im Vergleich zu AbiturientInnen weniger Unterstützung empfangen in ihren oftmals beschränkteren finanziellen Mitteln.

Bereits in den 1980er Jahren stellt Frank Nestmann (1988) fest, dass ökonomische Gründe eine wesentliche Rolle bei dem individuellen Zugang zu professionellen HelferInnen spielen (vgl. ebd., S. 9 f.). Auch Koeppe et al. (2003) kommen zu dem Schluss, dass finanzielle Aufwendungen für die Betreuung und Pflege durch Dritte mit erheblichen finanziellen Belastungen für die Angehörigen verbunden sein können, „die das Haushaltseinkommen und damit die allgemeine Lebensqualität erheblich mindern können" (S. 28). Durch die Pflegeversicherung mit ihrer weiterhin bestehenden Orientierung an somatischen Erkrankungen sowie ihrer Struktur als „Teilkaskoversicherung" wird diese Problematik eher noch verschärft, als dass ihr entgegengewirkt wird. Zwar besteht für Angehörige seit einiger Zeit die Möglichkeit, einen erhöhten Betreuungsaufwand bei einer Demenz geltend zu machen (vgl. 2.4.3). Dieser steht oftmals allerdings in keinem Zusammenhang mit dem tatsächlich zu leistenden Betreuungsumfang. Ob Hauptbezugspersonen sich Entlastungsdienste „einkaufen" können, hängt dementsprechend größtenteils weiterhin davon ab, ob entsprechende finanzielle Mittel zur Verfügung stehen. So kommen auch Blinkert und Klie (2008) zu dem Schluss, dass es

> im Hinblick auf die häusliche Versorgung von Pflegebedürftigen [. . .] wichtig [wäre], in sehr viel stärkerem Maße Unterstützung durch professionelle Helfer zu gewähren; es müssten viel mehr Möglichkeiten angeboten werden, die auf ein kreatives Pflege-Mix hinauslaufen. (S. 32; Auslassung und Einfügung: S.F.-G.)

Diese Möglichkeiten der Entlastung durch professionelle Dienste müssen für alle Hauptbezugspersonen mit unterschiedlichem sozialen Status und damit in der Regel auch unterschiedlichen finanziellen Ressourcen zugänglich und bezahlbar sein. Dies gilt umso mehr vor dem Hintergrund gesellschaftlicher Modernisierungsprozesse, die dazu führen, dass die sozialen Milieus, in denen die Pflege eines Angehörigen tendenziell als selbstverständlich betrachtet wird, weiter an Bedeutung verlieren (vgl. ebd.). Die „Gewinner-Milieus" (Blinkert und Klie 2008, S. 31) der Modernisierungsprozesse weisen – nach den Ergebnissen der o.g. Studie – eine deutlich geringere Bereitschaft auf, Pflegeaufgaben selbst zu übernehmen. Die Autoren führen dies auf die für diese Gruppe höheren „ ‚Opportunitätskosten' " (ebd., S. 28) zurück. Diese entstehen, wenn durch Pflegeverpflichtungen auf „attraktive berufliche und soziale Möglichkeiten" (ebd.) verzichtet werden muss. Mit der steigenden Erwerbstätigkeit von Frauen und vor dem Hintergrund der in Abschn. 3.3 skizzierten Veränderungen in Bezug auf Familienformen ist davon auszugehen, dass sich diese Entwicklung verschärfen wird. Dabei spielt sicherlich die sich noch in den Anfängen befindende und noch nicht ausreichend geführte Diskussion um die Vereinbarkeit von Pflegeaufgaben mit einer Erwerbstätigkeit in Vollzeit eine wesentliche Rolle.

Schon heute weist eine Vielzahl von Untersuchungen darauf hin, dass für die Nichtinanspruchnahme von Hilfeleistungen finanzielle Gründe eine erhebliche Rolle spielen (Catulli 2007, S. 54 ff.; Grond 1998, S. 97 f.; Beyrodt und Roling 2007, S. 46 ff.). Bereits im Vierten Bericht zur Lage der älteren Generation (BMFSFJ 2002, S. 204) wird darauf verwiesen, dass für 29 % der Hauptbezugspersonen in Westdeutschland und 18 % in Ostdeutschland begrenzte finanzielle Möglichkeiten ein wesentlicher Grund für die Nichtinanspruchnahme von formellen Diensten sind. Für die Tragfähigkeit von Unterstützungsarrangements ist – darauf weisen zumindest alle Untersuchungen hin – ein HelferInnen-Mix mit unterschiedlichen NetzwerkpartnerInnen hilfreich, bei dem professionelle (instrumentelle) Unterstützung eine wichtige Rolle spielt (vgl. 3.1). Auch für die Bereitschaft der Übernahme von Pflegeaufgaben durch Angehörige ist das Vorhandensein von formellen Hilfeleistungen, ihre Erreichbarkeit und Bezahlbarkeit eine Voraussetzung (vgl. Koeppe et al. 2003, S. 20 ff.)

Aus der in diesem Kapitel dargestellten Zusammenschau von theoretischen Grundlagen und empirischen Forschungsergebnissen ergeben sich die Themenfelder für den Interviewleitfaden im Sinne von möglichen relevanten Aspekten für die Frage nach Faktoren, die zum Gelingen oder zur Tragfähigkeit von Unterstützungsarrangements in der häuslichen Umgebung bei Demenz beitragen oder sie prekär machen. Anliegen des zweiten Teils dieser Arbeit ist es, die empirischen Ergebnisse darzulegen. Dies erfolgt in einem Dreischritt: Zunächst wird das Forschungsdesign vorgestellt, bevor die Ergebnisse des Forschungsprozesses in Form der als relevant identifizierten Kategorien vorgestellt und mit konkretem Interviewmaterial illustriert werden. Dem folgt die Typenbildung. Es konnten vier Typen im Rahmen dieser Untersuchung identifiziert werden, die sich hinsichtlich der Motive für die Übernahme von Betreuungsaufgaben und der Gestaltung des Unterstützungsarrangements unterscheiden.

Die empirische Analyse – methodische und methodologische Aspekte 4

Im vorangegangenen Kapitel ist die theoretische Fundierung der Themenfelder im Leitfaden und somit eine Explikation des Vorwissens erfolgt.[1] Aus einer sozialpädagogischen Perspektive betrachtet sind dabei auch die Forschungsdesiderate im Bereich der Demenzforschung in einer immer noch durch ein bio-medizinisch geprägtes Forschungsparadigma dominierten Forschungslandschaft deutlich geworden. In diesem Kapitel werden nun methodische und methodologische Aspekte der Datengewinnung und -auswertung beleuchtet. Evident ist, dass es wenig bis keine empirischen Befunde zu der Frage nach den subjektiven Einschätzungen des Funktionierens von Unterstützungsarrangements in der häuslichen Umgebung bei Demenz aus Sicht der Hauptbezugspersonen gibt, auf die in dieser Untersuchung aufgebaut werden könnte. Im ersten Teil dieses Kapitels wird daher expliziert, warum ein qualitativer und zugleich explorativer Ansatz für diese Untersuchung angemessen scheint, bevor das Leifadeninterview als Instrument zur Datenerhebung vorgestellt wird. Der Feldzugang hat sich in dieser Untersuchung als sehr schwierig erwiesen. Ein Grund dafür mag die immer noch weit verbreitete Tabuisierung des Themas Demenz in der Gesellschaft sein. Details zum Feldzugang sowie zur Zusammensetzung der Stichprobe werden im vorletzten Teil dieses Kapitels erläutert. Daran anschließend wird im letzten Abschnitt die Grounded Theory als Auswertungsmethode und Forschungshaltung vorgestellt.[2]

---

[1] Zum Umgang mit Vorwissen in der Grounded Theory weisen Schröer und Schulze (2010) darauf hin, dass die aus dem Datenmaterial entwickelten *„sensibilisierende[n] Konzepte"* (S. 281; Hervorhebung im Original; Einfügung: S.F.-G.) keinesfalls voraussetzungsfrei entstehen, sondern vielmehr durch theoretische Vorkenntnisse und persönliche Erfahrungen beeinflusst werden. Auch Strauss und Corbin (vgl. 1996, S. 31 ff.) explizieren, dass das aus persönlicher Erfahrung oder der Fachliteratur gewonnene Vorwissen die theoretische Sensibilität anregen kann.

[2] Schröer und Schulze (2010) machen darauf aufmerksam, dass unter dem Schlagwort Grounded Theory „divergierende Bedeutungsdimensionen" (ebd., S. 277) zusammengefasst

S. Frewer-Graumann, *Zwischen Fremdfürsorge und Selbstfürsorge,*   97
Soziale Arbeit als Wohlfahrtsproduktion 3,
DOI 10.1007/978-3-658-05273-7_4, © Springer Fachmedien Wiesbaden 2014

4.1 Viele offene Fragen – ein Plädoyer für ein exploratives Forschungsdesign

Wie im dritten Kapitel dieser Arbeit verdeutlicht wurde, gibt es kaum bis keine empirischen Befunde zu der Frage, was Unterstützungsarrangements bei Demenz in der häuslichen Umgebung aus der Perspektive der Hauptbezugsperson tragfähig macht, also welche Faktoren zu ihrem Gelingen bzw. Scheitern beitragen. So gab es im Vorfeld zu dieser Untersuchung allenfalls Vermutungen, welche Faktoren eine Rolle spielen könnten, die – aus unterschiedlichen theoretischen Ansätzen und empirischen Untersuchungen gewonnen – in der Erstellung der Themenfelder im Leitfaden Ausdruck finden (vgl. Kap. 3). In Anbetracht der forschungsleitenden Fragestellung *Was macht Unterstützungsarrangements in der häuslichen Umgebung bei einer Demenz tragfähig?* und des aktuellen Forschungs- und Diskussionsstandes zum Thema häusliche Unterstützungsarrangements bei einer Demenz ist somit eine qualitativ-explorative Forschungsmethode vielversprechender als beispielsweise eine konfirmatorische also eher hypothesenprüfende Ausrichtung der Forschung. Denn bekanntermaßen ist ein Charakteristikum explorativer Forschung, folgt man beispielsweise Merkens (2010), „dass der Fall noch nicht bekannt ist, sondern im Verlauf der Untersuchung konstruiert wird" (S. 295).

Qualitative Forschung hat per se einen starken Bezug zur Praxis (vgl. Miethe und Bock 2010, S. 10 ff.). Um der in dieser Arbeit formulierten eher praxisnahen Fragestellung nachgehen zu können, scheint ein qualitatives Vorgehen daher die angemessenere Wahl. Qualitative Forschung macht bedeutend stärker auf Abläufe, Deutungsmuster und Strukturmerkmale aufmerksam und kann so zu einem besseren Verständnis sozialer Wirklichkeit beitragen (vgl. Flick et al. 2010). So definieren die AutorInnen qualitative Forschung als eine „entdeckende Wissenschaft" (S. 24) und empfehlen diese Forschungsausrichtung dort, „wo es um die Erschließung eines bislang wenig erforschten Wirklichkeitsbereichs" (S. 25) geht. Dieser Aspekt trifft, wie im vorangegangenen Kapitel deutlich wurde, auf die dieser Forschung zugrundeliegenden Fragestellung zu. Interessant ist dabei die Grundannahme der AutorInnen, dass vorhandene Deutungsmuster, die das Alltagshandeln bestimmen, den in ihrer Alltagswelt gefangenen AkteurInnen – in diesem Fall den Hauptbezugspersonen eines demenziell veränderten Angehörigen – oft nicht bewusst sind (vgl. ebd.). Da qualitative Forschung in ihrer Ausrichtung von Offenheit geprägt ist, wird in der Folge „ein wesentlich konkreteres und plastischeres Bild davon

---

werden: Nach diesem Verständnis kann mit Grounded Theory entweder eine Methodologie, ein Forschungsstil bzw. eine Forschungshaltung, eine Methode oder das Ergebnis eines Forschungsprozesses gemeint sein (vgl. ebd.).

deutlich, was es aus der Perspektive der Betroffenen heißt" (ebd., S. 17), mit einem demenziell veränderten Familienmitglied zusammenzuwohnen. Dem gegenüber brauchen standardisierte Methoden eine feste Vorstellung über den untersuchten Gegenstand, „wohingegen qualitative Forschung für das Neue im Untersuchten, das Unbekannte im scheinbar Bekannten offen sein kann" (ebd., S. 17).

Die vorliegende Untersuchung konzentriert sich also in erster Linie auf die Rekonstruktion der Formen und Inhalte der Herstellungsprozesse von sozialer Wirklichkeit. Dabei spielen die bereits erwähnten subjektiven Sichtweisen und Deutungsmuster der sozialen Akteure eine tragende Rolle. Sie gilt es zu rekonstruieren und somit für ein besseres Verständnis zugänglich zu machen. Generell kann soziale Wirklichkeit als Ergebnis von in sozialer Interaktion hergestellten Bedeutungen verstanden werden (vgl. Flick et al. 2010, S. 20). Diese werden von den Handelnden in konkreten Situationen und im Rahmen ihrer subjektiven Relevanzhorizonte interpretiert und stellen damit die Grundlage für ihr Handeln dar. Soziale Wirklichkeit kann somit, dem Verständnis von Flick et al. (2010) folgend, definiert werden als Ergebnis „beständig ablaufender sozialer Konstruktionsprozesse" (S. 20). Somit kann festgehalten werden, dass „das Erkenntnisprinzip qualitativer Forschung [...] auch eher das Verstehen von komplexen Zusammenhängen [ist]" (ebd., S. 23; Auslassung und Einfügung: S.F.-G.) eben im Sinne eines „Nachvollzug der Perspektive des anderen" (ebd.).

Da es in dieser Untersuchung primär darum geht, die Perspektive der Hauptbezugspersonen einzufangen, die tagtäglich den größten Aufwand betreiben (müssen) und in Bezug auf ihre individuelle Lebensplanung am stärksten dadurch bestimmt werden, soll ihren Deutungsmustern und den Strukturmerkmalen ihrer Alltagswelt nachgegangen werden. In dieser Forschung steht also die Sichtweise des Subjektes im Vordergrund.

Denn im Zuge der Refamiliarisierung von Hilfe- und Pflegeleistungen (vgl. 2.4 und 2.5) kommt den Hauptbezugspersonen in häuslichen Pflege- und Unterstützungsarrangements eine herausragende Rolle zu. Da die Pflegeversicherung als so genannte Teilkaskoversicherung angelegt ist (vgl. 2.4.3), sind es immer noch größtenteils die Familien, die für die nicht durch die Versicherung abgedeckten Leistungen durch das Erbringen dieser Leistungen aufkommen oder sie einkaufen müssen. Ihrer subjektiven sozialen Wirklichkeit kommt bei der Annäherung an die Forschungsfrage eine besondere Bedeutung zu. So wird im Rahmen dieser Erhebung auch der Frage nachgegangen, was subjektive Relevanzhorizonte und individuelle Handlungslogiken von Hauptbezugspersonen demenziell veränderter Menschen in der häuslichen Umgebung sind.

4.2 Das Leitfadeninterview als Forschungsinstrument

Die hier vorgestellte Forschungsausrichtung steht in der Tradition des Symbolischen Interaktionismus (vgl. Denzin 2010, S. 36 ff.; Griese und Griesehop 2010, S. 58 ff.), spürt sie doch den „subjektiven Bedeutungen und individuellen Sinnzuschreibungen" (Flick et al. 2010, S. 18) der Hauptbezugspersonen nach. Als Methode der Datenerhebung wurde auf das Leitfadeninterview zurückgegriffen, da mit diesem eine Balance zwischen der vorgegebenen Strukturierung durch die Interviewerin einerseits und der Möglichkeit der Strukturierung durch die Interviewee andererseits hergestellt werden kann (vgl. Marotzki 2003, S. 114). Im Vergleich zu narrativen Interviews ermöglichen Leitfadeninterviews, die der Gruppe der teilstandardisierten Interviews zugeordnet werden können (vgl. Hopf 2010, S. 351), eine höhere Vergleichbarkeit, da ihnen in der Regel der gleiche Leitfaden zugrunde liegt, und sie stellen sicher, dass bestimmte – für die Beantwortung der forschungsleitenden Fragestellung als relevant erachtete – Aspekte angesprochen werden. Der in dieser Forschung angewandte offene Fragestil (vgl. Lamnek 2010, S. 314 f.) lädt die Interviewee zur Narration ein und ermöglicht in der Auswertung die Codierung mit in vivo-Kodes[3], also den Verbleib in der Sprache der Interviewee. Den Interviewee ermöglicht ein offener Fragestil das Erzählen in ihren Bedeutungsstrukturen und Sinnzusammenhängen. Dabei spielt die Reihenfolge, in der die Themenfelder angesprochen werden, keine Rolle. Der Leitfaden dient der Interviewerin eher als Gedächtnisstütze, um – ohne die subjektiven Relevanzstrukturen der Themenentwicklung der Interviewee zu unterbinden – die als relevant erachteten Themenkomplexe anzusprechen.

Folgt man Marotzki (2003, S. 114), so setzt die Entwicklung eines Leitfadens gute Kenntnisse des Objektbereichs voraus, um relevante Themenbereiche zu ermitteln. Die Diskussion zum Umgang mit Vorwissen hat in der qualitativen Sozialforschung eine lange Tradition.[4] Dieser Untersuchung wird Meinefeld (2010) folgend die Auffassung zugrunde gelegt, dass auch die *erste* Konstitution von Daten bereits eine aktive Leistung des Forschers darstellt, die auf seinem Forschungsinteresse und

---

[3] Als in vivo-Kodes werden Kodes bezeichnet, die als Äußerungen von den InformantInnen selbst verwendet wurden (vgl. Strauss und Corbin 1996, S. 50).

[4] So widmen Strauss und Corbin (1996, S. 31 ff.) dem Thema ein eigenes Kapitel, indem sie u. a. erläutern, dass in jede Untersuchung ein Hintergrundwissen mitgebracht wird, das nicht zu negieren sei. So kann das beispielsweise aus Fachliteratur oder Alltagserfahrungen gewonnene Hintergrundwissen dazu dienen, die theoretische Sensibilität zu erhöhen. Aus Fachliteratur gewonnenes Hintergrundwissen kann, folgt man den AutorInnen weiter, auch beim theoretical sampling nützlich sein (vgl. auch Meinefeld 2010, S. 266; Schröer und Schulze 2010, S. 280 ff.).

Vorverständnis aufbaut" (S. 269; Hervorhebung im Original). Demgegenüber steht die Auffassung, die von Kelle (2003) als „induktivistisches Selbstmissverständnis" (S. 3) beschrieben wird, nach der ForscherInnen sich dem Forschungsgegenstand ohne Forschungsfrage und Vorverständnis nähern sollen und können, da „theoretische Kategorien aus empirischen Daten quasi von selbst ,emergieren'" (ebd., S. 3). Der ersten Auffassung folgend, explizieren im Rahmen der vorliegenden Erhebung die Themenkomplexe im Leitfaden das Vorverständnis der Forscherin, während der zur Narration einladende Fragestil Raum für die subjektiven Perspektiven und Relevanzstrukturen der Hauptbezugspersonen lässt. Im Folgenden erfolgt eine kurze Erörterung des Fragebogens sowie eine Vorstellung der Themenkomplexe:

Der Fragebogen beginnt mit einem einleitenden Teil, in dem – wie zuvor bereits telefonisch bei der Terminvereinbarung geschehen – die Person der Interviewerin und kurz der Rahmen der Forschung (Dissertationsprojekt) vorgestellt werden. An dieser Stelle wird auch nach der Erlaubnis für die Aufnahme des Gesprächs gefragt und die Anonymität erneut zugesichert. Die Forschungsfrage wird dabei auf eine Frage reduziert: „Wie bewältigen Familien eine Demenzerkrankung in der häuslichen Umgebung?", damit die Interviewee einen Eindruck davon bekommen, worum es in der Untersuchung geht. Um gut in die Interviewsituation zu finden, folgt darauf eine Einstiegsfrage mit einer Einladung zur Narration: „Erzählen Sie mir doch bitte zu Beginn, wie sich der Alltag heute von dem Alltag vor Beginn der Erkrankung Ihrer Mutter, Ihrer Ehefrau etc. unterscheidet?" Dieser Einstiegsfrage folgen Fragen zu den fünf im Vorfeld als relevant identifizierten Themenkomplexen (vgl. 3.1–3.5):

Copingstrategien:

Beschreiben Sie mir bitte einen typischen Tag/Beschreiben Sie mir doch bitte, wie Sie sich im Alltag etwas Zeit für sich nehmen?

Unterstützungssysteme:

Beschreiben Sie mir bitte einmal, wer Ihnen im Alltag hilft?/Welche Menschen in Ihrer Umgebung können Sie ansprechen, wenn sie Unterstützung benötigen?

Werte und Moralvorstellung:

Was bedeutet Familie für Sie? Welchen Stellenwert/welche Bedeutung, würden Sie sagen, hat Familie in Ihrem Leben?

Wissen (um Erkrankung und Versorgungsystem):

Wie haben Sie sich Ihr Wissen über die Erkrankung angeeignet? Wie haben Sie sich Ihr Wissen über Hilfsangebote/Anlaufstellen angeeignet?

Finanzielle Situation:

> Mögen Sie mir etwas über Ihre finanzielle Situation erzählen?/Haben Sie beispiels-
> weise einen Spielraum, sich Entlastungsdienste einkaufen zu können?

Den Themenkomplexen folgen zwei offene Fragen nach weiteren fördernden bzw. hemmenden Faktoren in der Alltagsbewältigung:

Fördernde Faktoren:

> Wir haben jetzt bereits eine Menge angesprochen, gibt es denn darüber hinaus Dinge,
> die Sie für die Bewältigung in Ihrem Alltag als sehr hilfreich erleben?

Hemmende Faktoren:

> Gibt es auch noch Dinge, die wir noch nicht angesprochen haben, die Sie im Alltag
> als hinderlich empfinden?

Dem Leitfaden ist ein so genannter Kurzfragebogen angeschlossen, in welchem einige soziodemographische Daten wie das Alter, die berufliche und familiäre Situation und der Typ der Demenzerkrankung[5] bzw. ihr Schweregrad abgefragt wurden.

Nachdem im vorangegangenen Abschnitt der Aufbau des Leitfadens als der Fragebogen, mit dem in dieser Untersuchung gearbeitet wurde, vorgestellt wurde, wird im Folgenden der Feldzugang und das Sample näher betrachtet.

4.3 Zugang zum Feld und Aufbau der Forschung

Wie bereits skizziert, hat sich der Feldzugang in diese Untersuchung als sehr schwierig erwiesen. In der ursprünglichen Forschungskonzeption war vorgesehen, eine breite Varianz von Hauptbezugspersonen demenziell erkrankter Angehöriger unterschiedlichster Demenzformen und Schweregrade zu befragen. Wie aber kommt man in Kontakt mit den Angehörigen? Pflegende Angehörige von demenziell veränderten Menschen haben ein erhöhtes Risiko der sozialen Isolation (vgl. Kap. 2), da ihr Alltag von der Betreuung des erkrankten Familienmitglieds bestimmt wird und dieses aufgrund seiner/ihrer Orientierungslosigkeit häufig einer 24-Stunden-Betreuung bedarf. Ihre Hauptbezugspersonen können in der Folge vermutlich eine

---

[5] Im Laufe der Untersuchung hat sich herausgestellt, dass einem Teil der Interviewee der Typ der Demenzerkrankung (vgl. die Ausführungen zum Demenzsyndrom unter 2.1) nicht bekannt war. Dies hat sicherlich auch etwas mit den Schwierigkeiten in der Diagnostik zu tun. So gaben einige Interviewee an, die einzige Mitteilung des Arztes/der Ärztin sei gewesen, dass es sich bei der Erkrankung ihrer/ihres Angehörigen um ein Demenzsyndrom bzw. um demenzielle Züge handle.

Vielzahl klassischer Beratungs- und Gesprächsangebote nicht wahrnehmen und verlieren auch sonst häufig soziale Kontakte. Eine Vermutung zu Beginn der Untersuchung war, dass sie aber weiterhin den Hausarzt/die Hausärztin bzw. den Facharzt/die Fachärztin aufsuchen und/oder in Apotheken gehen, um sich dort die verschriebenen Medikamente aushändigen zu lassen. Ein erster Versuch über ÄrztInnen und Apotheken Kontakt zu Hauptbezugspersonen aufzunehmen, brachte allerdings nicht den gewünschten Erfolg. Über die Gründe kann an dieser Stelle letztlich nur spekuliert werden. Erste Hinweise geben jedoch die geführten Interviews: Einige interviewte Hauptbezugspersonen machten deutlich, dass ein Interview für sie nur infrage käme, wenn der/die demenziell veränderte Angehörige anwesend sein kann, da sie die Zeit, wo er oder sie anderweitig betreut wird, für sich selbst bzw. eigene Aktivitäten und/oder Erledigungen nutzen möchten. Der Faktor Zeit scheint bei Unterstützungsarrangements in der häuslichen Umgebung eine große Rolle zu spielen. Gleichzeitig ist das Schamgefühl bei einer Demenzerkrankung sehr hoch (vgl. Kap. 2).[6] Die Hauptbezugspersonen, die jede Öffentlichkeit meiden und kaum bis keine Unterstützung und Entlastung erhalten, somit im Alltag auf sich alleine gestellt sind und denen in der Folge wenig Zeit für sich bleibt, werden sich, so die Vermutung, kaum für ein Interview zur Verfügung stellen (können). In diesem Zusammenhang stellt Merkens (2010) fest, dass das Problem der Zugänglichkeit zum Forschungsfeld in Forschungsarbeiten häufig nicht thematisiert wird. Dabei sollte Hindernissen oder Verweigerungen von einzelnen Personen Bedeutung gemessen werden, da diese „oft systematischer Natur sind" (ebd., S. 288).[7]

Vor dem Hintergrund dieser Erfahrung kam aus forschungspraktischen Gründen die Datenerhebung nach der Methode des theoretical samplings (Strauss und Corbin 1996) nicht mehr in Betracht. Allerdings weisen Strauss und Corbin ausdrücklich darauf hin, dass „Forscher intensives theoretisches Sampling *innerhalb*

---

[6] Angehörigen demenziell veränderter Menschen fällt es oft schwer, sich mit ihrem erkrankten Familienmitglied in der Öffentlichkeit zu zeigen. In den letzten Jahren ist allerdings eine Entwicklung zu beobachten, die der Stigmatisierung von demenziell veränderten Menschen entgegenwirken könnte: Menschen mit Demenz in einem frühen Stadium treten vermehrt in der Öffentlichkeit und auch in der Fachwelt auf und machen sich für ihre Bedürfnisse stark. So trat beispielsweise auf dem 6. Kongress der Deutschen Alzheimergesellschaft im Oktober 2010 eine an Demenz erkrankte Frau auf und hielt ein Referat mit dem Titel: „Die neue Herausforderung Demenz" (vgl. Rohra 2010, S. 25 ff.).

[7] Hier kann das Nichtzustandekommen von Interviewsituationen über ÄrztInnen und Apotheken beispielsweise als ein Ausdruck der permanenten Überforderungssituation gewertet werden, in der sich viele Hauptbezugspersonen bei der häuslichen Versorgung eines demenziell veränderten Angehörigen befinden.

ihren (sic!) tatsächlichen Daten durchführen können und sollen" (ebd., S. 164; Hervorhebung im Original), also eben in jenen Daten, die ihnen für ihre Untersuchung zur Verfügung stehen. Auch Schröer und Schulze (2010) betonen, dass es sich bei dem Postulat der Beendigung des Forschungsprozesses nach der Sättigung der Schlüsselkategorie um einen „Idealtypus" (S. 281) handle, und verdeutlichen, dass

> weitere *(exit-)* Szenarien, z. B. im Hinblick auf pragmatische Abschlusskriterien wie die endgültige Ausschöpfung zeitlicher und finanzieller Ressourcen, möglich [sind]. (ebd.; Hervorhebung im Original; Einfügung: S.F.-G.)

In der vorliegenden Untersuchung wurde in einem zweiten Versuch der Kontakt zu so genannten „gatekeepers" (Wolff 2010, S. 342) gesucht, die als „Türöffner" den Zugang zum Forschungsfeld erleichtern können. Dabei wurden unterschiedliche Beratungsstellen in Nordrhein-Westfalen angeschrieben und um ihre Mithilfe gebeten. Letztlich konnten vierzehn Interviews an drei Standorten in Nordrhein-Westfalen geführt werden. Bei den Standorten handelt es sich um eine kreisfreie Großstadt und zwei Kreise.

Auf das Sample hat diese Vorgehensweise erheblichen Einfluss: Durch das beschriebene Vorgehen wurden nun lediglich solche Hauptbezugspersonen erreicht, die bereits im Hilfesystem „inkludiert" waren. Also Personen, die sich bereits Hilfe und Unterstützung durch professionelle BeraterInnen gesucht haben. Dieses Vorgehen ist sicherlich nicht unproblematisch, und die Ergebnisse müssen um weitere Forschungen ergänzt werden. So wäre es beispielswiese interessant, in einer Vergleichsstudie Angehörige einzubeziehen, die noch keinen Kontakt zu Beratungsstellen hatten, oder Angehörige, die ein demenziell erkranktes Familienmitglied in der häuslichen Umgebung betreuen, zu einem späteren Zeitpunkt erneut zu befragen.

Wie oben skizziert, haben in dem dieser Untersuchung zugrunde liegenden Sample alle Hauptbezugspersonen irgendwann einmal Kontakt zu einer Beratungsstelle gehabt. Die Intensität des Kontaktes reicht dabei von eher kurzen (einmaligen) Informationsgesprächen über das Vermitteln von Diensten bis hin zu längeren Beratungsprozessen.

Während einige AutorInnen den Anteil weiblicher Hauptbezugspersonen bei Demenz mit 70 % beziffern (vgl. Schäufele et al. 2008, S. 118) und die Pflege und Unterstützung von Angehörigen immer noch als eine vorwiegend weibliche Tätigkeit gilt (vgl. 2.5.1), weist das vorliegende Sample – wie der Tab. 4.1 zu entnehmen ist – in diesem Punkt ein ausgeglichenes Verhältnis und eine breite Varianz von familialen Betreuungskonstellationen auf: Insgesamt sieben Unterstützungsarrangements

Tab. 4.1 Anzahl der Fallkonstellationen nach Familienbeziehung

3	Ehefrau sorgt für ihren Ehemann
5	Ehemann sorgt für seine Ehefrau
1	Tochter sorgt für ihre Mutter
2	Sohn sorgt für seine Mutter
1	Schwiegertochter sorgt für ihre Schwiegermutter
2	Familie bzw. Ehepaar sorgt gemeinsam für die (Schwieger-) Mutter bzw. Oma

werden von einer männlichen Hauptbezugsperson gestaltet, und in zwei weiteren Unterstützungsarrangements ist eine der Hauptbezugspersonen männlich:

Die geschlechtsspezifischen Verzerrungen dürften ein Hinweis darauf sein, dass Männer sich in der Regel schneller externe Hilfe suchen, während Frauen häufiger dazu neigen, die Rolle als Hauptbezugsperson – auch aufgrund tradierter Rollenzuschreibungen – alleine auszufüllen und sich dementsprechend stärker zurückziehen und schwerer zu erreichen sind (vgl. Abschn. 3.1–3.3).

Fünf der befragten Hauptbezugspersonen[8] waren zum Zeitpunkt der Untersuchung in Teil- oder Vollzeit berufstätig, einige waren bereits berentet, Hausfrauen oder arbeitslos. Die Altersspanne im Sample erstreckt sich von 18 bis 85 Jahre.

Alle Interviews wurden im Erhebungszeitraum zwischen April 2009 bis September 2009 geführt und anschließend vollständig transkribiert. Sowohl sämtliche Personennamen als auch alle Ortsangaben und Namen von Trägern und Diensten wurden aus Anonymitätsgründen verändert. Das kürzeste Interview dauerte 36 min, das längste zwei Stunden und fünf min. Knapp die Hälfte der Interviews dauerte über eine Stunde.[9] Insgesamt ergaben die Interviews knapp 322 Seiten Datenmaterial. Nach jedem Interview wurde ein Postskript angefertigt. Ein Postskript wird kurz nach einem Interview üblicherweise durch die InterviewerInnen angefertigt und dient der Sicherung möglicher, für die Interpretation wichtiger Aspekte.

---

[8] Die Anzahl der Hauptbezugspersonen stimmt nicht mit der Fallzahl überein, da in einigen Unterstützungsarrangements mehr als eine Person als Hauptbezugsperson fungiert und entsprechend mehrere Personen am Interview teilgenommen haben.

[9] In einigen Interviews entstand der Eindruck, dass die Interviewee die Interviewsituation auch als ein Gespräch (mit einer nicht demenziell veränderten Person) wertschätzten. Sie lenkten das Thema immer wieder auf für sie relevante Themenfelder, die mit Untersuchungsfragen teilweise nichts zu tun hatten. Im Rahmen dieser Untersuchung wurde diese „Gesprächskontrolle"(vgl. 5.3.3) als Bewältigungsstrategie gedeutet, da aus einer Interviewsituation eine in Bezug auf die Inhalte von den Interviewee völlig bestimmte Gesprächssituation wurde, um so zumindest temporär den Verlust wegfallender GesprächspartnerInnen zu kompensieren.

Darin enthalten sein können je nach Forschungsfrage Angaben zum Wohnumfeld, Anwesenheit Dritter etc. (vgl. Lamnek 2010, S. 357 f.) Der Großteil der Interviewee gab der Forscherin das Einverständnis, Einblick in die jeweilige Beratungsakte nehmen zu dürfen, in der sich u. a. Briefe der behandelnden ÄrztInnen, Korrespondenzen mit dem Medizinischen Dienst der Krankenkassen und die Dokumentation der Beratungsverläufe befanden. Einige InterviewpartnerInnen hatten eigens für das Interview Kopien der für sie wichtigen Unterlagen, z. B. des Schriftverkehrs mit dem Medizinischen Dienst der Krankenkassen oder wichtiger Briefe der behandelnden ÄrztInnen, angefertigt, um diese der Forscherin auszuhändigen.[10] So konnte die Forscherin in der Auswertung zum einen auf die von ihr geführten Interviews und Postskripte zurückgreifen, zum anderen verschafften die Einblicke in die oben genannten Dokumente ihr einen Eindruck von der ärztlichen Perspektive auf eine Demenz, mit der Angehörigen konfrontiert sind (vgl. zu den verschiedenen Perspektiven 2.1–2.3).

4.4 Die Grounded Theory als Auswertungsmethode und Forschungshaltung

Während im vorangegangenen Abschnitt der Feldzugang und die Zusammensetzung der Stichprobe skizziert wurden, werden im Folgenden die Auswertungsmethode und die der vorliegenden Untersuchung zugrundeliegende Forscherhaltung thematisiert. Als Forschungsstil hat sich die Grounded Theory mittlerweile auch in der Sozialen Arbeit etabliert (vgl. Schröer und Schulze 2010, S. 277 ff.). Dabei wird der Begriff der Grounded Theory ausgesprochen heterogen verwendet. Nach Schröer und Schulze (2010) lassen sich besonders vier Verwendungen identifizieren: Ursprünglich wurde dieser „Forschungsstil" (1) bzw. diese „Methodologie" (2) bzw. diese „Methode" (3) bzw. die „Grounded Theory als Ergebnis eines Forschungsprozesses" (4) (ebd., S. 277) von Barney Glaser und Anselm Leonard Strauss entwickelt,

> um die empirisch begründete Konstruktion von Theorien anhand von Daten als eine allgemeine Strategie empirischer (qualitativer und quantitativer) Sozialforschung zu begründen und zu beschreiben. (Kelle 2003, S. 2)

---

[10] Viele von ihnen nutzten die Gelegenheit, ihrem „Ärger Luft zu machen" und ihre überwiegend schlechten Erfahrungen mit der Begutachtungssituation und der Verfahrensweise des Medizinischen Dienstes der Krankenkassen mitzuteilen.

Als Gegensatz zum damaligen Primat quantitativer hypothesenprüfender Verfahren bzw. dem herrschenden „hypothetiko-deduktiven Modell" (ebd., S. 4) in der soziologischen Forschung stellten die AutorInnen eine induktive Vorgehensweise vor, indem sie die Emergenz von empirisch relevanten Befunden aus den Daten postulierten. Beide Autoren waren durch unterschiedliche Strömungen beeinflusst. Strauss, der von der University of Chicago mit einer langen Tradition in qualitativer Forschung kam, wurde stark von interaktionistischen AutorInnen wie Herbert Blumer und Ernest Burgess beeinflusst, während Glaser an der Columbia University durch Paul Lazarsfeld mit quantitativen Strömungen in Berührung kam (vgl. Schröer und Schulze 2010, S. 277 f.). Die unterschiedliche Ausbildung der beiden Autoren mag ein Grund dafür sein, dass die Grounded Theory seit ihrer frühen Konzeption auch für die Interpretation quantitativer Daten gedacht war und bis heute ist.[11]

Der Umgang mit Vorwissen führte schließlich zum Methodenstreit zwischen den beiden Autoren.[12] Während Glaser betont, dass ForscherInnen sich dem Forschungsgegenstand ohne Hintergrundwissen nähern sollen, indem er postuliert „there is a need not to review any of the literature in the substantive area under study" (Glaser 1992, S. 31), empfiehlt die von Strauss und seiner Kollegin Juliet Corbin vorgeschlagene Vorgehensweise ausdrücklich die Verwendung eines theoretischen Rahmens (vgl. Kelle 2003, S. 12 ff.). Die AutorInnen widmen dem Thema des Hintergrundwissens durch (Fach-)Literatur sogar ein eigenes Kapitel (Strauss und Corbin 1996, S. 31 ff.). Demnach kann der Einsatz von Fachliteratur die theoretische Sensibilität erhöhen, indem sie beispielsweise das Fragerepertoire, mit dem ForscherInnen zu Beginn einer Untersuchung ins Feld gehen, erweitern kann. So lassen sich aus der Literatur in einem ersten Schritt Fragen ableiten, die den InterviewpartnerInnen – wie im Rahmen dieser Forschung mit dem Instrument des Leitfadeninterviews geschehen – gestellt werden können. Dabei betonen sie mehrfach die notwendige Offenheit im Forschungsprozess, indem sie den LeserInnen folgenden Rat geben:

> Sie können alle Arten von Literatur benutzen, die Ihnen relevant erscheint, aber hüten Sie sich davor, ein Gefangener der Literatur zu werden. (ebd., S. 38)

---

[11] So führt Kelle (2003) aus, dass Glaser und Strauss (1967) „der statistischen Analyse quantitativer Daten" (S. 4) ein eigenes Kapitel widmen, das in der Sekundärliteratur kaum rezipiert würde.

[12] Für eine detaillierte Beschreibung und Übersicht über die methodische Weiterentwicklung der jeweiligen Ideen von Glaser und Strauss eignet sich der Aufsatz von Udo Kelle (2003, S. 10 ff.).

Die absolute Ausblendung allen Hintergrundwissens scheint auch bei der vorliegenden Untersuchung aus oben genannten Gründen nicht möglich. Daher ist im Folgenden, wenn von Grounded Theory die Rede ist, die methodische Vorgehensweise von Strauss und Corbin (1996) gemeint. Allerdings gehen Strauss und Corbin (1996) davon aus, dass im iterativ angelegten Prozess des Kodierens zwischen „induktivem und deduktivem Denken hin und her" (S. 89) gependelt wird. So werden erste Vermutungen über Phänomene induktiv aus den Daten gewonnen, im weiteren Forschungsprozess durch deduktive Aussagen über ihre Beziehungen ergänzt, um diese dann wieder am Datenmaterial zu prüfen.

Kelle (2003) folgend wird der vorliegenden Untersuchung folgende Annahme zugrunde gelegt, die der Bedeutung des Hintergrundwissens im Prozess der Interpretation von Daten hinreichend Rechnung trägt: „Schlussfolgerungen, die zu neuen theoretischen Aussagen führen, sind weder induktiv noch deduktiv" (S. 17), denn neues Wissen „emergiert" nicht einfach aus dem Datenmaterial – ebenso wenig wie allein aus theoretischen Konstrukten.

> Es handelt sich vielmehr um eine Art ‚Zangengriff', bei dem ein Forscher kreativ neue Einsichten auf Basis neuen empirischen Datenmaterials unter Rückgriff auf theoretisches Vorwissen gewinnt. (ebd.)

Diese Form der Schlussfolgerung wird in der Literatur auch als Abduktion bezeichnet.[13]

Im Forschungsprozess unterscheiden Strauss und Corbin (1996, S. 41 ff.) drei Formen des Kodierens der Daten: Das *offene, axiale und selektive Kodieren.*

Im Prozess des *offenen Kodierens* werden Phänomene aufgebrochen und konzeptualisiert und so zu Konzepten und ersten Kategorien zusammengefasst. Erste, eng am Datenmaterial bleibende, Kodes werden erstellt. Dabei werden in vivo-Kodes vor theoretischen Kodes bevorzugt gebraucht. Ziel des Prozesses ist die Erstellung vorläufiger Kodes, die zu einer ersten Klärung der im Datenmaterial gefundenen Phänomene beitragen können. Hierzu werden Memos geschrieben, die auf Zusammenhänge zwischen unterschiedlichen Kodes verweisen bzw. in denen offene Fragen festgehalten werden können, die die Richtung der weiteren Datenerhebung vorgeben.

Im zweiten Kodierschritt – dem *axialen Kodieren* – werden Daten nach dem Prozess des offenen Kodierens neu zusammengesetzt, um Verbindungen zwischen den Kategorien systematisch offenzulegen. Dies geschieht unter Hinzunahme des Kodierparadigmas (vgl. Strauss und Corbin 1996), „das [sich] aus Bedingungen,

---

[13] Zum Verhältnis von Abduktion, Deduktion und Induktion empfiehlt sich der Aufsatz von Reichertz (2010, S. 276 ff.). Allerdings thematisiert der Autor dieses nicht in Bezug auf die Grounded Theory.

Kontext, Handlungs- und interaktionalen Strategien und Konsequenzen" (ebd., S. 75; Einfügung: S.F.-G.) zusammensetzt. Ziel dieses Kodierschritts ist die Entwicklung von „Achsenkategorien" (Schröer und Schulze 2010, S. 284), also die Entwicklung von einem „relationalen Modell" (ebd.), das Aufschluss über die Verbindungen zwischen den mittels des Kodierparadigmas verdichteten Kategorien gibt. Den Achsenkategorien lassen sich je nach Ausprägung unterschiedlich viele Dimensionen zuordnen, die in der Beschreibung der jeweiligen Kategorien im Auswertungsteil kursiv gedruckt sind.

Im letzten Kodierschritt, dem *selektiven Kodieren*, werden die Kategorien nun so verdichtet, dass eine analytische Leitidee in Bezug auf die forschungsleitende Fragestellung entsteht. Alle anderen Achsenkategorien werden dieser „Schlüsselkategorie" (ebd., S. 285) in Form von Subkategorien untergeordnet. Diese ist nun „der rote Faden der Geschichte" (Strauss und Corbin 1996, S. 99). Die Schlüsselkategorie ist das Hauptthema der Geschichte, alle anderen Konzepte werden in dieses integriert (vgl. Corbin 2003, S. 70 ff.). Sie zu finden ist nicht einfach. So raten die AutorInnen (ebd., S. 99 ff.), sich hier die Frage zu stellen, was das zentrale Ergebnis der Analyse – zusammengefasst in wenigen Sätzen – sein könnte. Auch ist dieser Kodierschritt besonders schwierig, weil dazu eine gewisse Distanz zum Material nötig ist, die häufig nach dem Prozess des offenen und axialen Kodierens fehlt, da dort in der Regel sehr eng am Material gearbeitet wird.

Die üblicherweise klassischen quantitativen Verfahren zugrunde liegenden Kriterien der Reliabilität, Validität und Objektivität sind im Rahmen der Grounded Theory „sowohl aus theoretischen als auch aus methodischen Gründen von untergeordneter Bedeutung" (Schröer und Schulze 2010, S. 282). Vielmehr verweisen Strauss und Corbin (1996) auf folgende vier Gütekriterien, nach denen Untersuchungen mit der Grounded Theory beurteilt werden sollen: Als erstes nennen sie das Kriterium der empirischen Verankerung der Studie, also die Frage danach, ob Konzepte aus den Daten entwickelt wurden und „tatsächlich in den Daten verankert" (S. 218) sind. Als zweites Kriterium nennen die AutorInnen das systematische In-Beziehung-Setzen der Konzepte zueinander, sie nennen diesen Vorgang „systematische Konzeptualisierung durch konzeptuelle Verknüpfung" (ebd., S. 218). Das dritte Kriterium bezieht sich auf die „konzeptuelle Dichte" der Theorie (ebd., S. 219), während das vierte Kriterium sich auf „die Bandbreite der Variationen" (ebd., S. 219) und Perspektiven bzw. auf die „Triangulation von Daten und Perspektiven"[14] (Schröer und Schule 2010, S. 282) bezieht. Damit wird noch einmal

---

[14] Flick (2010, S. 309 ff.) diskutiert in seinem Beitrag Möglichkeiten der Triangulation in der qualitativen Forschung. In Anlehnung an Denzin hebt der Autor (2010, S. 312 ff.) vier unterschiedliche Möglichkeiten der Triangulation, wie sie in der qualitativen Forschung

auf die notwendige Vielfalt in der Charakterisierung von Phänomenen verwiesen, die nach Schröer und Schulze (2010) durch die oben beschriebene Triangulation erreicht werden kann. Auch Strauss und Corbin (1996) betonen die Notwendigkeit von Vielfalt im Sinne einer mehrdimensionalen Perspektivität, indem sie darauf hinweisen, dass es nicht ausreichend ist, „nur über ein einziges Phänomen und nur über ein paar Bedingungen" (219) zu berichten. Eine Spezifikation kann nicht nur anhand weniger „Handlungen oder Interaktionen, die das Phänomen charakterisieren und nur eine begrenzte Zahl oder Bandbreite von Konsequenzen" (ebd.) beleuchten, erfolgen, sondern sollte in seiner gesamten Bandbreite dargestellt werden.

In späteren Veröffentlichungen expliziert Corbin (2003) noch einmal die bereits von Strauss (1998) betonte Variabilität der Methode, indem sie konstatiert: „Man kann schwerlich sagen, dass es nur eine Methode der Grounded Theory gäbe" (S. 75). Weiter führt die Autorin aus, dass

> jede/r Benutzer/in [...] ihr seine oder ihre persönliche Perspektive [gibt] und [...]
> sie mit anderen philosophischen Orientierungen, Forschungsansätzen und -trends
> [kombiniert]. (ebd.; Einfügung und Auslassung: S.F.-G.)

Grounded Theory benennt nach Corbin (2003) somit eher eine „allgemeine Methodologie" (ebd.) von der viele Methoden abstammen.

Um dem Leser/der Leserin einen Einblick in die Heterogenität der Unterstützungsarrangements zu gewähren, werden diese im Folgenden vor der eigentlichen Ergebnisdarstellung skizziert. Anzumerken ist, dass nicht zu allen Arrangements identische Informationen vorlagen. Bei einigen konnte ein Einblick in Beratungsakten und Krankenbriefe genommen werden, bei anderen folgt die Darstellung des Unterstützungsarrangements durchgängig den Ausführungen der Interviewee. So mag es nicht verwundern, dass nicht in allen Interviews identische Informationen benannt werden.

---

zum Einsatz kommen, hervor und ergänzt sie anschließend durch eine fünfte. Zunächst werden die „Daten-Triangulationen" (beispielsweise die Triangulation visueller und auditiver Daten), die „Investigator-Triangulation" (beispielsweise die Betrachtung der Daten durch mehrere Personen im Sinne einer ForscherInnenwerkstatt), die „Within-Method-Triangulation" (hierbei werden Stärken unterschiedlicher Zugänge systematisch miteinander verbunden, beispielsweise der Zugang des Leitfadeninterviews mit dem der Erzählung) und die „Between-Method-Triangulation" (also die Kombination verschiedener Methoden) benannt. Anschließend verweist der Autor (ebd.) auf eine fünfte Art der Triangulation: der „systematischen Perspektiven Triangulation" (ebd., S. 315), bei der „gezielt verschiedene Forschungsperspektiven qualitativer Forschung miteinander kombiniert [werden]" (ebd.; Einfügung: S.F.-G.).

5.1 Einführende Hinweise

Im vorherigen Kapitel wurden die methodologischen und methodischen Prämissen dieser Untersuchung aufgezeigt, die zu den in diesem Kapitel dargestellten Ergebnissen führen. Im Verlauf des Analyseprozesses konnte das Material zu sieben Achsenkategorien verdichtet werden. Anhand der Achsenkategorie „Krankheitsprozess" soll der Analyseweg exemplarisch verdeutlicht werden, um dann nach den Fallskizzen – in den Abschn. 5.3.1 bis 5.3.7 die Analyseergebnisse anhand der Achsenkategorien darzustellen.

Nachdem alle Interviews transkribiert, anonymisiert und in die Software MAXQDA eingelesen waren, wurde zunächst jedes Interview einzeln offen kodiert. Dazu wurden erst einmal alle als auffällig erachteten Phänomene, wenn möglich in der Sprache der Interviewee (in vivo-Kode) oder mit einem Begriff, der möglichst wenig abstrakt war, benannt. Zusätzlich wurden Memos geschrieben, die Gedanken zu den Phänomenen enthielten und sich mit der Frage nach den Eigenschaften und Dimensionen (vgl. Strauss und Corbin 1996, S. 50 ff.) der entdeckten Phänomene beschäftigten. Diese ersten Memos waren sehr ausführlich, da erst einmal die gesamte Bandbreite an Ideen und Gedanken zu einem Phänomen festgehalten wurde. Teilweise konnten die Interviews in einem Forschungskolloquium analysiert werden, was eine Analyse aus unterschiedlichen Perspektiven möglich machte. Bereits in dieser ersten Analyse kristallisierten sich bestimmte Phänomene in den einzelnen Interviews heraus, die stark thematisiert wurden. Abbildung 5.1 zeigt in einem Screenshot das Interview von Frau Richter in der Software MAXQDA in der ersten Kodierphase. Deutlich wird in dem Fenster unten links (s. Abb. 5.1), das mit „Liste der Codes" überschrieben ist, dass das Thema, welches hier mit „Krankheitsbewältigung/Alltagsbeschreibung" bezeichnet ist, in diesem Interview 16-mal kodiert wurde (letzter Code in der Liste). Die gelben „Post-It" markieren die Me-

S. Frewer-Graumann, *Zwischen Fremdfürsorge und Selbstfürsorge*,
Soziale Arbeit als Wohlfahrtsproduktion 3,
DOI 10.1007/978-3-658-05273-7_5, © Springer Fachmedien Wiesbaden 2014

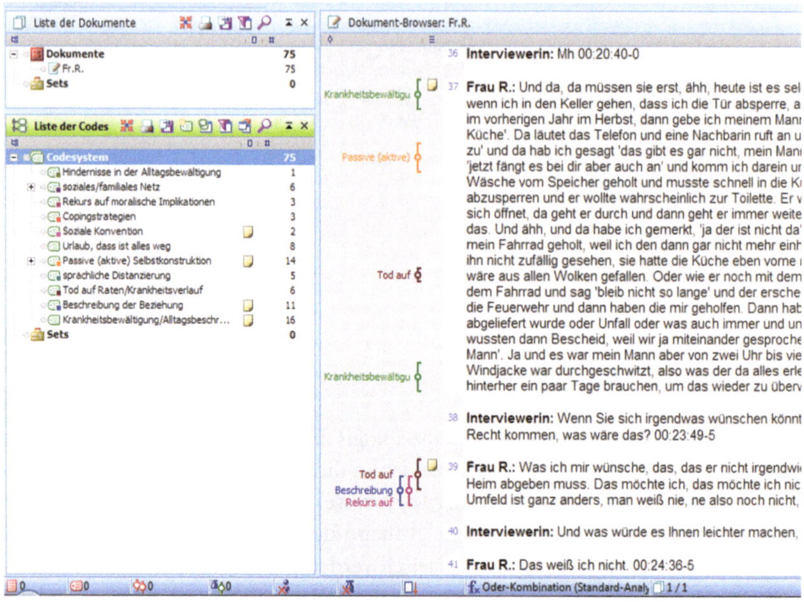

Abb. 5.1 Screenshot eines Interviews im Prozess des offenen Kodierens

mos entweder direkt im Interview (rechtes Fenster) oder zu den jeweiligen Kodes. Unter dem Kode „Krankheitsbewältigung/Alltagsbeschreibung" sind im ersten Kodierschritt u. a. Beschreibungen von Frau Richter zusammengefasst, in denen sie berichtet, welche Auswirkungen die Demenzerkrankung ihres Mannes auf ihren Alltag hat und wie sie versucht, die Herausforderungen, die mit dieser Erkrankung einhergehen, zu bewältigen. Beispiele hierfür sind ihre Berichte über den Umgang mit dem Bewegungsdrang ihres Mannes: Wenn sie in ein anderes Zimmer in der Wohnung oder in den Keller geht, schließt sie heute die Türe ab, nachdem ihr Mann, die Wohnung zuvor mehrere Male selbstständig verlassen hatte und dann erst einmal nicht mehr auffindbar war und sogar von der Polizei zurückgebracht wurde. Auch berichtet sie im Zusammenhang mit der Krankheit von dem Prozess der Diagnoseerstellung und was diese für sie bedeutete: Rollenaufteilungen in der Beziehung konnten nicht mehr aufrechterhalten werden, so musste sich Frau Richter in sämtliche Bankgeschäfte aufwendig einarbeiten, da vor der Diagnosestellung lediglich Herr Richter den Überblick über die Finanzen hatte. Insgesamt gab es in diesem Interview 75 Phänomene, die im Prozess des offenen Kodierens kodiert wurden. Das Ergebnis dieses Kodierschritts war eine erste Auflistung relevanter

Phänomene und ihre nähere Betrachtung beispielsweise hinsichtlich „Häufigkeit, Ausmaß, Intensität, Dauer" (vgl. Strauss und Corbin 1996, S. 53).

Nachdem im ersten Kodierschritt eine Fülle von relevanten Phänomenen auf der Ebene der einzelnen Interviews identifiziert wurde und eine erste Zuordnung zusammenhängender Phänomene erfolgte, ging es im zweiten Kodierschritt – dem axialen Kodieren – darum, die Daten mit Hilfe des Kodierparadigmas (vgl. Strauss und Corbin 1996, S. 76 ff.) aufzubrechen und neu zu sortieren, um so Zusammenhänge zwischen den Kodes – also Kategorie und Subkategorie – herstellen zu können. So wurde zunächst für das gesamte Datenmaterial die Frage beantwortet, welche Themen in den Interviews wiederholt dargestellt wurden, um dann einen Blick auf ihre Zusammenhänge zu werfen. Zunächst musste dazu festgestellt werden, wie die einzelnen Phänomene in Beziehung zueinander stehen: ob sie eine ursächliche Bedingung für ein Phänomen, den Kontext in dem es auftritt, eine intervenierende Bedingung, interaktionale Strategien oder Konsequenzen aus einer Handlung darstellen.[1]

Dazu wurden zunächst alle einzelnen offen kodierten Interviews in ein Dokument in der Software MAXQDA zusammengefügt. Das Ergebnis waren insgesamt 911 identifizierte Phänomene, die sich auf 45 Kategorien verteilten. Die bereits vorgestellte Kategorie „Krankheitsbewältigung/Alltagsbeschreibung" wurde in den 14 geführten Interviews 84-mal kodiert. Die oben beschriebene Analyse ergab nun, dass in der Beschreibung der Krankheitsbewältigung auch ein bestimmtes Bild von Demenz transportiert wird, welches oft – aber nicht immer und ausschließlich – negativ konnotiert wird und eine Rolle für die Beziehung zwischen der Hauptbezugsperson und dem demenziell veränderten Angehörigen spielt. Viele Angehörige beschreiben den Krankheitsprozess beispielsweise, indem sie in den Interviews von vermehrten Defiziten und einem über die Jahre gewachsenen Kompetenzverlust berichten. Eine andere Beobachtung war, dass die Einstufung des Medizinischen Dienstes der Krankenkassen auf den Handlungsspielraum in der Alltagsbewältigung einen Einfluss hat: Dieser nimmt die Einstufung in einer Pflegestufe vor oder lehnt sie ab und bestimmt somit, ob Entlastungsmöglichkeiten aus Geldern der Pflegeversicherung finanziert werden können oder nicht. Zu der Beschreibung der alltäglichen Krankheitsbewältigung gehört auch eine Beschreibung des Diagnoseprozesses, der sich häufig über mehrere Jahre hinzieht. Die Diagnoseerstellung ist eine Konsequenz von ÄrztInnenbesuchen oder Krankenhausaufenthalten, deren Erfolg wiederum von der Kompetenz der ÄrztInnen abhängig ist. Sie wird dabei manchmal als Erleichterung und manchmal eher als nebensächlich inter-

---

[1] Vgl. zum Kodierparadigma die dezidierten Ausführungen mit sehr ausführlichen Beispielen bei Strauss und Corbin (1996, S. 78 ff.).

pretiert. Die Kategorie „Krankheitsbewältigung/Alltagsbeschreibung" wurde im Prozess des axialen Kodierens also neu sortiert und umbenannt. Eine Umbenennung von Kodes, die im Prozess des offenen Kodierens entstanden sind, ist durchaus üblich, da mit Fortschreiten des Kodierprozesses das Abstraktionsniveau steigt. Am Ende dieses Kodierschritts hieß die Kategorie „Krankheitsprozess", das Thema der Alltagsbewältigung wurde um andere Kategorien gruppiert. Einige Phänomene wurden beispielsweise zur Kategorie der Stressbewältigung zugeordnet. Die Kategorie „Krankheitsprozess" bekam drei Subkodes: „Konzepte von Krankheit/Bild von Demenz", „Einstufung in eine Pflegestufe/MDK-Begutachtung", „Diagnoseprozess"

Auf diese Weise entstanden im Prozess des axialen Kodierens sieben Achsenkategorien, die mit ihren Subkategorien ein sehr differenziertes Bild der Unterstützungsarrangements darstellten:

- „Familienkonstellation bzw. -dynamik"
- „Krankheitsprozess"
- „Bewältigungsstrategien bzw. Coping"
- „Beziehungsveränderung"
- „Berufstätigkeit und Pflege"
- „Sekundäre soziale Netzwerke"
- „Tertiäre soziale Netzwerke"

Im letzten Kodierschritt ging es nun um die Frage, was ist das zentrale Thema der Untersuchung? Welches Thema taucht immer wieder in unterschiedlichen Facetten auf? Nach erneuter Durchsicht des Materials fiel auf, dass das Thema „Aushandlungen" immer wieder auftauchte. Es zog sich wie ein roter Faden durch die Interviews. Die analytische Leitidee verdichtete sich zu der Aussage, dass Unterstützungsarrangements dann als tragfähig bezeichnet werden können, wenn Aushandlungsprozesse vor dem Hintergrund der individuellen Familienkonstellation gelingen. In den sieben Achsenkategorien taucht das Thema der „Aushandlungsprozesse" an unterschiedlichen Stellen immer wieder auf und kann folglich als eine Verbindung zwischen den Kategorien betrachtet werden. Dabei wurden zwei Formen von Aushandlungsprozessen unterschieden: Einmal müssen Hauptbezugspersonen auf der Basis von innerpsychischen Aushandlungsprozessen im Alltag immer wieder neu entscheiden, ob sie den eigenen Bedürfnissen oder den Bedürfnissen des demenziell Erkrankten nachkommen. In der Folge zeichnen sich geeignete Bewältigungsstrategien auch dadurch aus, dass „Inseln" im Alltag für eigene Bedürfnisse, Hobbys etc. geschaffen werden können, auch wenn das bedeutet, den demenziell veränderten Angehörigen und die Fürsorgeverantwortung für ihn/oder sie temporär abzugeben. Zum anderen bedarf ein auf Vielfalt und Verbindlichkeit und damit letztlich auf Tragfähigkeit ausgerichtetes Unterstützungsarrangement gelungener Aushandlungsprozesse mit unterschiedlichen sozialen NetzwerkpartnerInnen: Mit der Familie, Ehrenamtlichen, NachbarInnen, Professionellen, ArbeitgeberInnen, etc. Dadurch wird im Alltag geregelt, wer was in welchem Umfang wann leistet.

Obwohl eine so genannte Schlüsselkategorie als Ergebnis des Prozess des selektiven Kodierens identifiziert werden konnte, werden in der folgenden Ergebnisdarstellung die Achsenkategorien mit ihren jeweiligen Dimensionen vorgestellt. Die Entscheidung für diese Vorgehensweise ist in der so möglichen differenzierteren Darstellung der Ergebnisse begründet. Der Begriff der Schlüsselkategorie drückt in der vorliegenden Untersuchung das Ergebnis des Prozesses des selektiven Kodierens insofern aus, als dass das Thema der Aushandlungsprozesse als verbindendes Thema zwischen den Achsenkategorien identifiziert wurde. Von einer Umgruppierung der Achsenkategorien als Subkategorien der Schlüsselkategorie wurde aber aufgrund der Vielschichtigkeit des Themas und der damit notwendigen Differenziertheit in der Darstellung Abstand genommen. Hinzu kommen forschungspraktische Beweggründe, wie die Endlichkeit von Forschungsressourcen, wie sie als mögliche Exit-Szenarien mit Rekurs auf Schröer und Schulze (vgl. 2010, S. 281) in Abschn. 4.3 thematisiert wurden. Die AutorInnen betonen, dass die letztliche Sättigung der Schlüsselkategorie einen „Idealtypus" (ebd.) darstelle. Insofern meint der Begriff der Schlüsselkategorie in dieser Untersuchung die Identifikation des Themas „Aushandlungsprozesse" als roten Faden, ohne dass dieser bis ins letzte Detail gesponnen wäre.

Für die anschließende Typenbildung spielt die im Prozess des selektiven Kodierens gewonnene so genannte Schlüsselkategorie der „Aushandlungsprozesse" insofern eine tragende Rolle, als dass die Typen auch, aber nicht ausschließlich, dahingehend unterschieden werden können, ob und wenn ja in welchen Umfang ihnen sowohl innerpsychische Aushandlungsprozesse zur Herstellung einer dauerhaften Balance zwischen Selbstfürsorge und Fremdfürsorge als auch Aushandlungen mit den Mitgliedern des primären, sekundären und tertiären Netzwerks gelingen. Eine detaillierte Beschreibung des Prozesses der Typenbildung folgt in Abschn. 5.4.

Die Darstellung der Ergebnisse erfolgt in drei Teilen: Im ersten Teil werden zunächst die einzelnen Fallkonstellationen vorgestellt, um einen Eindruck von den jeweiligen Unterstützungsarrangements zu vermitteln. Im zweiten Teil wird die fallübergreifende Auswertung anhand der identifizierten Achsenkategorien vorgestellt, bevor im dritten Teil eine weitere Systematisierung in der Typendarstellung mündet.

5.2   Fallskizzen

Die Darstellung erfolgt aus der Sicht der InterviewpartnerInnen und anhand der mit dem Einverständnis der Beteiligten durch die jeweiligen Beratungsstellen zugänglich gemachten Dokumentationen bzw. unter Hinzunahme der von den Interviewee zur Verfügung gestellten Dokumente. In einigen Fällen ist die eindeutige Zuordnung zu einer Hauptbezugsperson nicht möglich. In diesen Konstellationen wurden die Interviews – wenn möglich – mit allen am Unterstützungsarrangement hauptsächlich Beteiligten geführt. Insgesamt sind sechs unterschiedliche familiale Konstellationen in den Unterstützungsarrangements aufgetreten (vgl. Tab. 4.1): In drei der folgenden Fallskizzen sorgt die Ehefrau für ihren Ehemann, in fünf Fällen sorgt der Ehemann für seine Ehefrau, einmal sorgt die Tochter für ihre Mutter, zweimal der Sohn für seine Mutter, einmal die Schwiegertochter für ihre Schwiegermutter und bei zwei Fallskizzen sorgt die Familie bzw. das Ehepaar gemeinsam für die (Schwieger-) Mutter bzw. Großmutter. Damit weicht das dieser Untersuchung grundgelegte Sample insbesondere in Bezug auf die Geschlechterverteilung, wie bereits beschrieben, von dem in Deutschland sonst üblichen Primat der weiblichen Hauptbezugspersonen ab.

5.2.1   Familie Kaminski „ne ja und die Nachbarn und die Freundin die ich immer anrufen kann. . . Das ist schon toll"

Am Interview nahmen Frau und Herr Kaminski und die 24-jährige Tochter des Ehepaars teil. Nach Angaben von Frau Kaminski wurde bei ihrem Mann im Jahr 2007 eine sogenannte präsenile Demenz diagnostiziert, nachdem zuvor jahrelang eine Depression infolge von Durchblutungsstörungen als ursächlich für die kognitiven Einbußen galt. Diese wurde dementsprechend mit Antidepressiva behandelt. Nach einem dreiwöchigen Aufenthalt in einer Spezialklinik wurde schließlich eine präsenile Demenz festgestellt. Aufgrund dieser ist Herr Kaminski schließlich frühzeitig aus dem Schuldienst ausgetreten. Herr Kaminski ist zum Interviewzeitpunkt 62 Jahre alt und in die Pflegestufe eins eingestuft. Die Pflegestufe zwei ist abgelehnt worden, am Interviewtag dauerte das Widerspruchsverfahren noch an. Seine Frau ist 59 Jahre alt und gelernte Finanzbuchhalterin. Seit der Geburt ihres Sohnes arbeitet sie nicht mehr in diesem Beruf. Das Ehepaar wohnt mit dem Sohn und der Tochter in einer ländlichen Gegend in einem Einfamilienhaus. Da der 17-jährige Sohn Probleme mit einem offenen Umgang in Bezug auf die Erkrankung seines Vaters hat, bittet sie um einen Interviewtermin am Vormittag, da der Sohn zu diesem Zeitpunkt noch in der Schule sei. Frau Kaminski ist vor einigen Jahren an Brustkrebs erkrankt. Sie übernimmt überwiegend die notwendigen pflegerischen Tätigkeiten und bereitet ihrem Mann das Essen zu. Beide Kinder und die drei Brüder des Mannes stehen als UnterstützerInnen, beispielsweise als Entlastung in der Betreuung zur Verfügung. Entscheidungen, die das Betreuungsarrangement betreffen, werden gemeinsam getroffen. Zusätzlich kommt an zwei Tagen in der Woche drei Stunden ein häuslicher Entlastungsdienst, um Frau Kaminski in der Betreuung zu entlasten.

5.2.2 Herr Weidenkorb „So was so eine Tagesstätte könnte es dann ja fast schon für zu pflegende Angehörige geben"

An der Interviewsituation haben Herr Weidenkorb und Frau Weidenkorb Senior teilgenommen. Nach Auskunft von Herrn Weidenkorb wurde die Diagnose Demenz bei seiner Mutter 2004 in einer Spezialklinik gestellt, nachdem verstärkt Wortfindungsstörungen auftraten. Herr Weidenkorb ist in Vollzeit berufstätig und arbeitet bei einer öffentlichen Behorde. Seine Mutter ist 79 Jahre alt und wird – nach seiner Darstellung – überwiegend von ihm betreut. Aktuell ist Frau Weidenkorb Senior in die Pflegestufe drei eingestuft. Herr Weidenkorb pflegt seine Mutter in seinem Elternhaus. Auch seine Schwester, eine ausgebildete Krankenschwester, wohnt mit ihrem Ehemann im Haus. Jedes zweite Wochenende kommt der Bruder von Herrn Weidenkorb zu Besuch und kümmert sich um seine Mutter. Da Frau Weidenkorb Senior mittlerweile nicht mehr mobil ist, bleibt sie morgens im Bett liegen, bis der Fahrdienst der Tagespflege, in die sie an fünf Tagen in der Woche geht, kommt. Herr Weidenkorb ist dann bereits an seinem Arbeitsplatz. Da er Gleitzeit hat, ist er relativ flexibel bezüglich seiner Arbeitszeit. An zwei Abenden in der Woche, wenn Herr Weidenkorb zum Sport geht, kommt ein häuslicher Entlastungsdienst zur Betreuung. Herr Weidenkorb übernimmt die pflegerischen Tätigkeiten und für den Haushalt kommt einmal in der Woche eine Hilfe.

5.2.3 Frau Hanrath „dieses Lachen dieses Strahlen ne das sind dann immer so die Momente die mich so ein bisschen auch entschädigen für all das was auch ist"

Das Interview wurde mit Frau Hanrath geführt, die zum Interviewzeitpunkt Mitte 50 ist und in Teilzeit als Tupperberaterin arbeitet. Sie berichtet, dass ihre Mutter, Frau Hanrath Senior, an einer Demenz vom Alzheimertyp erkrankt sei, die vor fünf Jahren diagnostiziert wurde. Frau Hanrath wohnt mit ihrem Mann und ihrer Mutter in einem umgebauten Einfamilienhaus. Das Haus wurde an die Bedürfnisse von Frau Hanrath Senior angepasst. So wurde das Bad entsprechend umgebaut und eine Treppe neu eingezogen, damit Frau Hanrath Senior die Wohnung ihrer Tochter und des Schwiegersohnes nicht mehr über die Treppe im Hausflur erreichen muss. Die Probleme bei der Alltagsbewältigung ihrer Mutter wurden erst offensichtlich, nachdem der Vater verstorben war. Zum Interviewzeitpunkt ist Frau Hanrath Senior 82 Jahre alt und besucht vier Mal in der Woche die Tagespflege. Sie ist in die Pflegestufe zwei eingestuft. Nach dem Bekanntwerden der Diagnose bei ihrer Mutter hat Frau Hanrath temporär eine Selbsthilfegruppe besucht. Frau Hanrath ist stundenweise berufstätig, bei Bedarf kommt ein Entlastungsdienst zur Unterstützung bei der Betreuung ins Haus. Einmal in der Woche geht Frau Hanrath mit ihrer Mutter ins Solebad schwimmen. Der Ehemann entlastet sie zeitweise in der Betreuung, wenn sie bspw. ihren Sprachkurs besucht. Frau Hanrath trägt die Hauptverantwortung und kümmert sich auch um den Haushalt sowie um die gesamte Organisation des Unterstützungsarrangements. Der Bruder von Frau Hanrath kommt alle sechs bis acht Wochen mit seiner Frau über das Wochenende. Das Ehepaar hat keine Kinder.

5.2.4   Familie Sander „Ja äh also man hat viel mehr Kontakt zu Ärzten als einem lieb ist"

Am Interview haben beide Enkelinnen von Frau Sander Senior, Frau Sander und zeitweise auch Frau Sander Senior selbst teilgenommen. Frau Sander ist Leiterin eines Kindergartens und Vollzeit berufstätig. In der Interviewsituation berichten die Angehörigen, dass demenzielle Züge bei Frau Sander Senior vor einigen Jahren durch einen Neurologen festgestellt worden seien. Diese gehen mit starken Wahnvorstellungen und einem massiven Realitätsverlust einher. Die Familie berichtet im Interview, dass Frau Sander Senior die Familienmitglieder an einigen Tagen nicht mehr erkenne. Zum Interviewzeitpunkt ist sie 86 Jahre alt und wird von ihrer Tochter und deren Familie betreut und gepflegt, in deren Wohnung sie ein Zimmer hat. Frau Sander Senior ist in die Pflegestufe zwei eingestuft und geht vier Mal in der Woche in die Tagespflege. Frau Sander bringt sie morgens hin, während der Sohn sie nachmittags abholt. Der Ehemann von Frau Sander hat seine Werkstatt im Hinterhof, so dass er tagsüber zur Verfügung steht und auch an dem Tag nach seiner Schwiegermutter schaut, an dem sie nicht in der Tagespflege ist. Das Ehepaar hat drei Kinder, die alle noch zu Hause wohnen und die Betreuung ihrer Oma für sie selbstverständlich mit übernehmen.

5.2.5 Herr Lachter „das Alter ist grausam das ist schon mal das Erste"

In der Interviewsituation, an der lediglich Herr Lachter teilnahm, berichtet er, dass seine Ehefrau an einer Multi-Infarkt-Demenz leide und zehn Jahre jünger sei als er selber. Herr Lachter ist zum Interviewzeitpunkt 82 Jahre alt und gehbehindert. Frau Lachter ist zusätzlich zu der Demenzerkrankung an depressiven Verstimmungen erkrankt und in die Pflegestufe eins eingestuft. Zum Zeitpunkt des Interviews ist das Ehepaar gerade in eine Service-Wohnanlage gezogen und hat dort eine alten- und behindertengerechte Wohnung bezogen. Je nach Bedarf kommt mehrmals wöchentlich eine privat organisierte Unterstützung. Sie begleitet Frau Lachter zum Schwimmen, organisiert die Einkäufe und unterstützt im Haushalt. Frau Lachter nimmt an einigen Angeboten des Service-Wohnens, beispielsweise der Laufgruppe, teil. Herr Lachter war in seinem Berufsleben als selbstständiger Handwerker tätig und verbringt nun viel Zeit mit seinem Hobby, dem Computer. Das Ehepaar hat zwei Töchter, die nach Angaben von Herrn Lachter ihr eigenes Leben haben, aber trotzdem für ihn ansprechbar sind. So haben beide Töchter materiell und instrumentell den Umzug in die Service-Wohnanlage unterstützt.

5.2.6 Herr Faun „wollte ich gerne dienstags und donnerstags dahin [. . .] dann sagt sie ne also da haben wir so viele Leute schon da kommen wir lieber mittwochs"

An der Interviewsituation nahm Herr Faun teil. In dieser berichtet er, dass seine Frau an einer Demenz leide, die ein neurologischer Facharzt vor einigen Jahren diagnostiziert habe. Mittlerweile ist Frau Faun in die Pflegestufe zwei eingestuft. Herr Faun ist zum Interviewzeitpunkt 85 Jahre alt und wohnt mit seiner Frau in einer Eigentumswohnung. Im gleichen Haus wohnt der Bruder von Herrn Faun mit seiner Frau, die examinierte Krankenschwester ist und für Fachfragen der Pflege zur Verfügung steht. Vor der Berentung war Herr Faun als Ingenieur tätig. Frau Faun besucht zwei Mal in der Woche die Tagespflege, in der es ihr nach Angaben von Herrn Faun gut gefällt. Herr Faun bekommt zweimal in der Woche Unterstützung im Haushalt und auch eine behindertengerechte Badanpassung ist vorgenommen worden. Herr Faun schreibt jeden Monat Artikel für die Kirchengemeinde und ist in der Nachbarschaft aktiv.

5.2.7   Frau Richert „und eigentlich dann nur noch alles andere vergessen und nur noch da für diese Person da sein"

In der Interviewsituation, an der Frau Richert und ihr Ehemann teilnahmen, erzählt sie, dass ihr Ehemann an einer Demenz leide, die im Jahr 2000 diagnostiziert wurde. Frau Richert wohnt mit ihrem Mann in einer Wohnung in der Nähe vom Stadtzentrum. Herr Richert ist zum Interviewzeitpunkt 83 Jahre alt und in die Pflegestufe eins eingestuft. Zu Beginn der Erkrankung hat Frau Richert eine Angehörigengruppe besucht, um sich dort zu informieren. Heute geht ihr Mann drei Mal in der Woche in die Tagespflege und an einem Tag in der Woche kommt stundenweise ein Entlastungsdienst, um mit Herrn Richert spazieren zu gehen. Sie möchte gerne, dass ihr Mann bei dem Interview anwesend ist, da sie die Zeit ohne ihn für Erledigungen und Treffen mit ihren Freundinnen nutzen möchte. Das Ehepaar hat zwei Söhne, die weit weg wohnen und zur Unterstützung in der Alltagsbewältigung in der Regel als Gesprächspartner telefonisch zur Verfügung stehen. In akuten Notsituationen in der Vergangenheit sind die Söhne zur Unterstützung vor Ort auch für mehrere Tage angereist.

5.2.8   Herr Severin „aber meine Frau nicht aber die hat nie Schwierigkeiten gemacht"

Am Interview nahm Herr Severin, der Ehemann der demenziell veränderten Frau Severin teil. Er berichtet, dass seine Frau an einer Demenz vom Alzheimer-Typus leide, die im Jahr 2000 nach einem Aufenthalt in einer Spezialklinik diagnostiziert und dem Ehepaar gemeinsam mitgeteilt worden sei. Im Interview betont Herr Severin mehrmals, dass er es besser gefunden hätte, wenn der Arzt zuerst mit ihm alleine gesprochen hätte. Zum Interviewzeitpunkt befindet sich Frau Severin in einer Kurzzeitpflegeeinrichtung, in der auch das Interview stattfand. Herr Severin ist zum Interviewzeitpunkt 79 Jahre alt und hat seine Frau bisher neun Jahre allein zu Hause versorgt. Aktuell ist Frau Severin bereits ganzkörpergelähmt und das häusliche Unterstützungsarrangement kann – nach Angaben von Herrn Severin – in dieser Form nicht mehr aufrechterhalten werden. Bisher kümmerte er sich, ohne fremde Unterstützung, um seine Frau. Zum Interviewzeitpunkt ist Frau Severin in die Pflegestufe zwei eingestuft. Das Ehepaar hat eine Tochter, die bei Fragen oder Engpässen in der Betreuung unterstützt. Vor seiner Berentung war Herr Severin als Beamter im gehobenen Dienst tätig.

5.2.9 Herr Roth „Man ist also ganz abhängig von der Pflegesituation also gewissermaßen fremdbestimmt"

An der Interviewsituation nahmen Herr Roth und die zum Interviewzeitpunkt mit im Haushalt wohnende osteuropäische Haushaltshilfe teil. Auch Frau Roth war im Raum anwesend. Herr Roth erzählt im Interview, dass seine Frau an einer Demenz leide, die vor einigen Jahren durch einen neurologischen Facharzt diagnostiziert worden sei. Er berichtet, dass er rückblickend die ersten Orientierungsschwächen bei seiner Frau bereits vor zehn Jahren bemerkt habe. Herr Roth übernimmt die Organisation des Unterstützungsarrangements in der häuslichen Umgebung. Für die personennahen und pflegerischen Tätigkeiten ist seit einem Jahr eine Haushaltshilfe, die ein Unterstützungsanbieter aus Osteuropa vermittelt, zuständig. Vorher war diese Tätigkeit durch einen Pflegedienst abgedeckt. Für die Abdeckung des freien Tages kommt zusätzlich einmal wöchentlich ganztägig eine Mitarbeiterin eines häuslichen Entlastungsdienstes ins Haus. Vor seiner Berentung war Herr Roth als Richter tätig. Das Ehepaar hat zwei Töchter, von denen eine mit ihrer Familie auf dem gleichen Grundstück und die andere in einer weiter entfernten Großstadt wohnt. Zum Interviewzeitpunkt ist Frau Roth in die Pflegestufe zwei eingestuft, die Einstufung in die Pflegestufe drei ist abgelehnt worden und das Widerspruchsverfahren war am Interviewtag noch nicht abgeschlossen.

5.2.10 Ehepaar Bennemann „ins Pflegeheim möchte ich nicht da gibst du mich doch nicht hin"

Am Interview nahm das Ehepaar Bennemann teil. Herr und Frau Bennemann berichten, dass die Mutter von Frau Bennemann an einer Demenz leide. Die Diagnose von Frau Bennemann Senior war durch eine Neurologin gestellt worden und zum Interviewzeitpunkt ein Jahr her. Damals habe das Ehepaar die neurologische Fachärztin auf Anraten des Krankenhauspersonals konsultiert, das bei einem Aufenthalt von Frau Bennemann Senior starke Orientierungs- und Kognitionseinbußen festgestellt habe. Zum Interviewzeitpunkt ist Frau Bennemann Senior 84 Jahre alt und in die Pflegestufe zwei eingestuft. Vor drei Jahren ist sie nach zwei Stürzen in der eigenen Häuslichkeit und vermehrten Problemen mit der selbstständigen Versorgung auf eigenen Wunsch zu ihrer Tochter und dem Schwiegersohn gezogen. Das Ehepaar Bennemann hat zwei Söhne, die punktuell in die Betreuung einbezogen werden können und als Gesprächspartner zur Verfügung stehen. Ein Pflegedienst kommt dreimal täglich, um Frau Bennemann Senior zu unterstützen. Herr und Frau Bennemann nehmen regelmäßig an einem Angehörigengesprächskreis teil. Herr Bennemann ist Frührentner und seine Frau arbeitet halbtags in einem kaufmännischen Beruf.

5.2.11   Frau Rimm „die mir jegliche Unterstützung zugesagt hat… Ne da ich sie von der Familie nicht bekomme hole ich sie mir ausm Freundeskreis"

Das Interview wurde mit der Schwiegertochter von Frau Rimm Senior geführt. Frau Rimm berichtet, dass ihre Schwiegermutter an einer Demenz leide und bereits vor Beginn der Erkrankung eine schwierige, sehr autoritäre Persönlichkeit hatte. Dies habe sich durch die Demenz noch verstärkt. Die Diagnose sei vor drei Jahren in einer Spezialklinik gestellt worden. Frau Rimm Senior ist zum Interviewzeitpunkt 80 Jahre alt. Sie wohnt bei der Familie ihres Sohnes in einer eigenen Wohnung und wird hauptsächlich von ihrer Schwiegertochter versorgt. Frau Rimm berichtet, dass der Grad der Desorientiertheit ihrer Schwiegermutter in der letzten Zeit stark zugenommen habe und sich bereits andere Mietparteien u. a. über ihre schmutzige Wäsche im Hausflur beschwert haben. Zweimal in der Woche geht Frau Rimm Senior in die Tagespflege, die sie von der eigenen Rente bezahlt, da eine Pflegestufe bisher zweimal abgelehnt wurde. Die dritte Begutachtung stand zum Interviewzeitpunkt noch aus. In regelmäßigen Abständen kommt ein Pflegedienst, um nach dem Blasenkatheter zu schauen und zweimal in der Woche wird sie von einer ehrenamtlich Tätigen betreut, die auch Tätigkeiten im Haushalt übernimmt. In diesen Zeiten geht Frau Rimm ihrem Beruf nach. Frau Rimm ist in Teilzeit als Physiotherapeutin tätig und engagiert sich darüber hinaus aktiv in einem Angehörigengesprächskreis. Sie berichtet während des Interviews, dass es Schwierigkeiten mit der Familie ihres Mannes in Bezug auf Inhalte und Verteilung der Belastung in der Betreuung ihrer Schwiegermutter gebe. Das Ehepaar Rimm hat zwei Söhne, die bei Bedarf Unterstützung leisten und als Gesprächspartner zur Verfügung stehen. Herr Rimm ist in Vollzeit berufstätig.

5.2.12   Herr Horchert „also das das was mich eigentlich belastet ne dass ich einfach nicht mehr sagen kann ich geh mal eben"

An dem Interview nahmen Herr und Frau Horchert teil. Herr Horchert berichtet, dass die Demenz seiner Frau vor fünf Jahren in der neurologischen Fachabteilung eines Akutkrankenhauses gestellt worden sei. Frau Horchert ist zum Interviewzeitpunkt 79 Jahre alt. Herr Horchert kümmert sich hauptsächlich um seine Frau, unterstützt wird er dabei von zwei Haushaltshilfen, die in der Vergangenheit während seiner krankheitsbedingten Abwesenheit auch die komplette Betreuung von Frau Horchert über mehrere Wochen übernommen haben. Frau Horchert ist zum Interviewzeitpunkt in die Pflegestufe zwei eingestuft und geht einmal wöchentlich in die Tagespflege. Im Haus hat es eine Badezimmeranpassung gegeben und ein Treppenlifter wurde installiert, damit Frau Horchert die Treppe in die erste Etage bewältigen kann. Sie sitzt nach dem zweiten Schlaganfall im Rollstuhl. Jedes Wochenende kommt der geistig behinderte Sohn des Ehepaars nach Hause und verbringt das Wochenende bei seinen Eltern. Einmal im Jahr fahren Vater und Sohn auf eine gemeinsame Fahrt, die von einem örtlichen Bildungsträger organisiert wird. Dann besucht Frau Horchert eine Kurzzeitpflegeeinrichtung.

5.2.13 Frau Krichert „Fürchterlich und ein paar Cent in der Stunde Pflegegeld da fehlt die Wertschätzung"

An der Interviewsituation nahmen Frau Krichert und zeitweise auch Herr Krichert teil. Frau Krichert berichtet, dass ihr Mann an einer Demenz leide, die vor einem Jahr in einer Spezialklinik gestellt worden sei, in der Herr Krichert drei Wochen stationär untergebracht war. Zum Interviewzeitpunkt ist Herr Krichert 80 Jahre alt und das Verfahren für eine Höherstufung von der Pflegestufe eins in die Pflegestufe zwei läuft. Zwei Stunden in der Woche kommt eine ehrenamtlich Tätige, die sich mit Herrn Krichert beschäftigt und so Frau Krichert entlastet. Frau Kricherts Gesundheitszustand ist bedenklich, sie leidet seit Jahren an der sogenannten Werlhof-Krankheit und zum Interviewzeitpunkt zusätzlich an starken Rückenschmerzen. Alle Versuche, Herrn Krichert im Rahmen von Angeboten wie Demenznachmittagen etc. betreuen zu lassen, sind nach Angaben von Frau Krichert an seiner Weigerung gescheitert, ohne seine Frau an einem Ort zu verbleiben. Für Frau Krichert hat dies zur Folge, dass sie viele Entlastungsangebote nicht wahrnehmen kann. Das Ehepaar hat eine Tochter, zu der kein geregelter Kontakt mehr besteht. Frau Krichert berichtet in der Interviewsituation, sie habe ausgerechnet, dass sie 27 Cent in der Stunde für die Betreuung und Versorgung ihres Mannes über die Pflegekasse bekomme, das empfinde sie als ungerecht – besonders im Vergleich zu der deutlich teureren Unterbringung in einem stationären Altenpflegeheim.

5.2.14 Herr Scholtes „ja aber sie sagt wieso wer treibt uns denn wer jagt uns denn ich sag ja die Einstellung hättest du früher mal haben sollen"

Die Interviewerin wurde von der Leiterin eines Angehörigengesprächskreises eingeladen, ihr Forschungsprojekt dort vorzustellen. Nach der Vorstellung hat sich Herr Scholtes spontan bereit erklärt, sich als Interviewpartner zur Verfügung zu stellen. Das Interview fand in den Räumlichkeiten des Trägers statt. An der Interviewsituation nahm Herr Scholtes teil. In dieser berichtet er, dass seine Mutter seit Jahren an Orientierungs- und Kognitionsstörungen leide und zum Interviewzeitpunkt aktuell die Diagnose Demenz von einem Neurologen gestellt bekommen habe. Die Veränderungen an seiner 87-jährigen Mutter seien ihm bereits vor drei Jahren aufgefallen. Herr Scholtes ist für die Pflege seiner Mutter zurück in seine Heimatstadt und sein Elternhaus gezogen. Er ist seit vielen Jahren arbeitslos und zum Interviewzeitpunk 61 Jahre alt. Zeitweise leidet Herr Scholtes an starken Depressionen, weswegen er in Behandlung ist. Frau Scholtes hat noch einen weiteren Sohn und eine Tochter, die jedoch – nach Angaben von Herrn Scholtes – keine Hilfe in der Betreuung der Mutter darstellen. Frau Scholtes kann zeitweise noch alleine zu Hause bleiben. Dies ermöglicht Herrn Scholtes u. a. die Teilnahme am Angehörigengesprächskreis. Eine Einstufung in eine Pflegestufe ist bisher noch nicht erfolgt. Aktuell wird der Lebensunterhalt von Mutter und Sohn durch die Rente von Frau Scholtes bestritten.

5.3 Fallübergreifende Auswertung

Nachdem im vorherigen Kapitel durch die Fallskizzen ein Eindruck von den jeweils sehr spezifischen Unterstützungsarrangements vermittelt worden ist, erfolgt in diesem Kapitel eine fallübergreifende Auswertung anhand der sieben identifizierten Achsenkategorien. Das Thema der Aushandlungsprozesse zieht sich dabei durch die Ergebnisdarstellung und bezieht sich sowohl auf zwischenmenschliche als auch auf innerpsychische Prozesse. Die in den Achsenkategorien auftretenden Dimensionen geben Hinweise darauf, unter welchen Bedingungen bzw. Voraussetzungen die Unterstützungsarrangements gestaltet werden. Dazu werden in einem ersten Schritt – nachdem in 4.1 der Prozess der Generierung anhand einer Achsenkategorie beispielhaft erläutert wurde – die Achsenkategorien und ihre jeweiligen Ausprägungen bzw. Dimensionen vorgestellt. Dabei sind die jeweiligen Dimensionen *kursiv* gedruckt.[2]

5.3.1 Familienkonstellation bzw. -dynamik

Das Thema der Familie, der Familienvorstellung bzw. des Familienzusammenhalts wird in allen im Rahmen dieser Forschung geführten vierzehn Interviews problematisiert. Hier geht es primär um den innerfamilialen Aushandlungsprozess der Fürsorgeübernahme, indem als zentrales Thema dieser Achsenkategorie die Verpflichtung zur Fürsorge identifiziert werden konnte. Diese wird fallspezifisch positiv – im Sinne von „etwas zurückgeben" oder negativ – als moralischer bzw. als durch die Familie ausgeübter Zwang – konnotiert. Ein wesentliches Unterscheidungsmerkmal der untersuchten Fälle ist die Zuständigkeit für das Unterstützungsarrangement der beteiligten Familienmitglieder: In zwei Fällen übernimmt die *Verpflichtung zur Fürsorge eine einzige Hauptbezugsperson*, da andere Familienmitglieder potentiell nicht zur Verfügung stehen.[3] In zehn Unterstützungsarrangements übernimmt die *Verpflichtung zur Fürsorge zwar eine Person, aber andere Familienmitglieder stehen potentiell zur Verfügung* und in zwei Fällen übernimmt die Verpflichtung zur *Fürsorge die gesamte Familie bzw. das Ehepaar* gemeinsam.

Wie in Kap. 3 erörtert wurde, wurde bereits im Vorhinein vermutet, dass das Thema Familienkonstellationen, -vorstellungen und -dynamik eine wesentliche Rolle bei der Analyse der Tragfähigkeit von Unterstützungsarrangements in der häuslichen Umgebung spielen könnte. Dies wird durch die vorliegenden Ergebnisse bestätigt. Hauptbezugspersonen müssen in ihrem Alltag mit unterschiedlichen Personen (mit Familienmitgliedern einerseits und externen UnterstützerInnen andererseits) die Bedingungen für das Unterstützungsarrangement in der häuslichen Umgebung aushandeln. Die familialen Bedingungen, unter denen dies geschieht, sind ein wichtiger Faktor für die Spielräume, die die einzelnen Familienmitglieder

---

[2] Bei der Transkription wurde auf eine Interpunktion verzichtet, da diese in gewisser Weise bereits eine Interpretation darstellt. Drei Punkte „..." markieren in den Transkripten eine Sprechpause der Interviewee, „/" markiert eine Änderung im Redefluss und „(2)" markiert unverständliche Wörter im Prozess des Transkribierens, wobei die Zahl in den Klammern der (vermuteten) Anzahl der Wörter entspricht. Insgesamt folgt die Transkription exakt der Rede der Interviewee, was an einigen Stellen die beschwerliche Lesbarkeit erklärt.

[3] Entweder sind in diesen Unterstützungsarrangements keine weiteren Familienmitglieder vorhanden, es besteht kein Kontakt zu ihnen oder die Entfernung zwischen den Wohnorten verhindert eine Übernahme von Fürsorgeleistungen.

dabei haben. In den Interviews ist die Fürsorgeverpflichtung ein zentrales Thema bei den Angehörigen. Im Gegensatz zu ehrenamtlichen, nachbarschaftlichen und/oder professionellen HelferInnen ist bei den im Rahmen dieser Forschung interviewten Familienmitgliedern eine starke moralische Verpflichtung zur Fürsorge zu beobachten. Dabei wird in einigen Interviews auf den Generationsvertrag verwiesen, im Sinne von „etwas zurückgeben". Im Begründungszusammenhang scheint die Fürsorgeverpflichtung normativ aufgeladen, so beschreibt eine Enkeltochter:

> Also für mich ist es normal in der Familie sich zu helfen... Ich hab ja auch schon gesagt wenn Mama oder Papa mal was haben würde ich die auch zu Hause pflegen... Ich find das richtig... Es ist eigentlich nur das was die einem gegeben haben das man das zurückgibt... Ich mein ich war ja viel bei meiner Oma eigentlich früher. (1-I-03, Z. 256 ff.)

Im Sample taucht die Verpflichtung zur Fürsorge durch die ganze Familie bzw. das Ehepaar gemeinsam zweimal auf. Bei der Frage, wer bei Problemen im Alltag als Erste(r) angesprochen würde, wird in dieser Gruppe die Familie an erster Stelle genannt, während in den anderen beiden Gruppen häufiger FreundInnen, Professionelle oder andere Personen benannt werden. Gespräche mit der Familie sind in diesen Unterstützungsarrangements die wichtigste Hilfe in der Alltagsbewältigung und die Fürsorge für die Familienangehörigen scheinbar eine selbstverständliche Familientradition. Aber auch in den meisten anderen Interviews wird deutlich, dass eine (Teil-) Ablehnung der Fürsorgeverpflichtung aus Sicht der Familienmitglieder zu begründen ist.[4] Auch die temporäre Abgabe der Fürsorgepflicht an eine Tagesbetreuung ist für die Angehörigen in mancher Hinsicht moralisch schwierig. Die moralische Verpflichtung zur Fürsorge scheint zumindest teilweise einem gesellschaftlich gewollten und sozialstaatlich unterstützten Bild von Familie zu entsprechen (vgl. 3.3). Bei einigen InterviewpartnerInnen lassen sich Hinweise auf eine Inkorporierung dieses Bildes finden, wenn beispielsweise Frau Hanrath berichtet:

> Ja dann habe ich unsere Mama montags morgens dahin gebracht mit so einem Klos im Hals ne Mama wegbringen um Himmels willen ne das war ja schändlich ne ich gebe unsere Mama einfach ab und ich hatte so ein schlechtes Gewissen und ich war so mit mir unzufrieden... Aber ich wollte ja jetzt auch Tupperberaterin werden und ich musste ja diesen Montag irgendwie frei kriegen mhh. (1-I-02, Z. 747 ff.)

Der hier von Frau Hanrath beschriebene Spagat zwischen den Anforderungen der zu leistenden Betreuung durch die Angehörigen einerseits und der Verfolgung und

---

[4] Dies scheint ein wichtiges Unterscheidungsmerkmal zu Ehrenamtlichen, NachbarInnen, FreundInnen und Professionellen zu sein: Diese Gruppe muss nicht moralisch begründen, warum sie keine Hilfe (mehr) leistet.

Aufrechterhaltung eigener Lebensvorstellungen und Interessen andererseits mündet bei vielen Angehörigen in ein schlechtes Gewissen, wenn sie die demenziell Erkrankten temporär professionell betreuen lassen, um entlastet zu werden. Auch hier ist ein permanenter Aushandlungsprozess zwischen eigenen und fremden Bedürfnissen beschrieben, dessen Ergebnis in den angewandten Copingstrategien Ausdruck findet. Die Verpflichtung zur Fürsorge wird an vielen Stellen zum Zwang (vgl. 5.3.3). Die Gruppe, in der die Verpflichtung zur Fürsorge von der gesamten Familie bzw. dem Ehepaar gemeinsam übernommen wird, kann – neben der Möglichkeit, sich gegenseitig zu entlasten und zu unterstützen – die täglichen Betreuungszeiten am ehesten untereinander so aufteilen, dass die einzelnen Familienmitglieder vermehrt eigenen Interessen nachgehen können und die Betreuung im häuslichen Setting trotzdem sichergestellt ist. Hier ist also der Spielraum für Aushandlungsprozesse zwischen Anteilen der Selbstfürsorge und Anteilen der Fremdfürsorge größer. In diesen Unterstützungsarrangements wird es als selbstverständlich angesehen, dass alle an der Versorgung des demenziell erkrankten Familienmitglieds Beteiligten auch eigenen Interessen nachgehen. Wünsche und Bedürfnisse aller Familienmitglieder finden Anerkennung und die individuellen Probleme mit der Erkrankung und ihren Folgen werden besprochen. Auch Grenzen in den Betreuungsleistungen werden akzeptiert. Wenn beispielsweise der Enkelsohn seiner Oma nicht beim An- und Auskleiden behilflich sein möchte, werden andere Lösungen gefunden (vgl. 1-I-03, Z. 322 ff.). Frau Sander kann beispielsweise nur weiter in einer leitenden Position tätig sein, weil sie von der Familie unterstützt wird. Dieses Unterstützungsarrangement müsste zwangsläufig verändert werden, wenn die Kinder in Zukunft aus dem elterlichen Haus auszögen:

> ganz einfach wenn ich meine Mutter um 8 Uhr hinbringe kann sie nicht um vier Uhr wieder abholen ne… Das kann ich nur durch den Familienverband dadurch klappt es… Also es klappt da gibt es keine Probleme deswegen wenn dann mal die Kinder irgendwann dann mal aus dem Haus sind man weiß ja auch nicht wie lange sich diese Pflege so hinzieht. (1-I-03, Z. 699 ff.)

Bei den Unterstützungsarrangements, bei denen die Verpflichtung zur Fürsorge eine Person allein übernimmt und keine anderen Familienmitglieder verfügbar sind, muss das gesamte Unterstützungsarrangement mit informellen HelferInnen und/oder Professionellen organisiert werden (vgl. exemplarisch 2-I-02). Fällt die Hauptbezugsperson längerfristig aus, bricht das Unterstützungsarrangement zusammen. Dies erhöht den Druck auf den verantwortlichen Angehörigen. In der Auseinandersetzung mit alternativen Versorgungssettings – beispielsweise einer stationären Unterbringung – wird die tiefe emotionale Verbundenheit und die daraus resultierende moralische Verpflichtung als ein Grund für den Verbleib des demenziell erkrankten Angehörigen in der häuslichen Umgebung dargelegt. So

konstatiert ein Ehemann: „Und so was wie Altenheim kommt auch nicht infrage…
Dafür sind wir zu lange verbunden" (1-I-06, Z. 441 f.). Für Frau Krichert kommt sogar eine tageweise Betreuung ihres Mannes in einer Tagespflegeeinrichtung nicht
infrage, aus Sorge, ihr Mann könne sich dort unwohl fühlen und nicht ohne sie
bleiben wollen. Gleichzeitig erzählt sie im Interview, dass sie eine Entlastung als
alleinige Hauptbezugsperson dringend bräuchte und noch nie einen Probetag in
einer Tagespflegeeinrichtung ausprobiert habe, weil die Einrichtung ihr mitteilte,
dass sie ihren Mann wieder abholen müsse, wenn der sich dort nicht „benäh-
me" (vgl. 3-I-04, Z. 159 ff.). Ihre Fürsorgeverpflichtung ist so ausgeprägt, dass sie
das Wohl ihres Mannes über ihr eigenes stellt. Die Balance zwischen Elementen
der Selbstfürsorge mit Elementen der Fürsorge für ihren Mann (Fremdfürsorge)
gelingt hier nicht. Die bestehende Familienkonstellation und -dynamik bedingt
gleichzeitig wenige Handlungsspielräume. Die Professionellen in der Einrichtung
unterstützen an dieser Stelle ihre Tendenz zur allein verantwortlichen Fürsorge,
indem sie verdeutlichen, dass bei auftauchenden Problemen die Familie zuständig
sei. Dieser Umstand wirft die grundsätzliche Frage auf, wer die Kompetenz bzw.
Verantwortung hat, mit problematischen oder herausfordernden Verhaltensweisen umzugehen. Einige Fälle weisen somit auf ein strukturelles Problem hin: Die
Refamiliarisierung von Pflege- und Betreuungsleistungen (vgl. 2.4 und 2.5)

Für die vorliegende Untersuchung kann festgehalten werden, dass die Verpflichtung zur Fürsorge in einigen Arrangements so stark ausgeprägt ist, dass diese nach
Ansicht der Interviewee selbst dann nicht nachlassen würde, wenn die formale Zuständigkeit an andere Personen, beispielsweise Professionelle bei der Umsiedlung
in ein Pflegeheim, übergehen würde. So beschreibt eine Ehefrau ihre Situation als
„frei und doch nicht frei" (2-1-02, Z. 291), wenn sie ihren Mann in ein Pflegeheim geben würde. Ein weiterer Grund für die Fürsorgeübernahme, der von den
im Rahmen dieser Studie befragten Angehörigen wiederholt genannt wird, ist die
teure und häufig als schlecht wahrgenommene Versorgung in den Pflegeheimen.
So erzählt eine Ehefrau:

> Und so läuft das alles von einer Rente und von dem bisschen Vermögen […]… Aber
> das ist schnell aufgebraucht wenn sie jeden Monat 1.500 € dazuzahlen müssen wenn
> sie hier meinetwegen ins S.-Pflegeheim gehen ne… Schön ne schöne äh was heißt
> schöne zu Hause ist es immer noch am schönsten ja… Also so einfach ist das auch
> nicht ich meine ich habe mir das angeguckt […] ja da lagen auch Patientenköpfe auf
> dem Tisch ja und äh da bin ich dann rückwärts wieder raus gegangen… Da habe ich
> gedacht für 1.500 € zuzahlen und dann Köpfe auf dem Tisch nachmittags vorne die
> Eingangshalle sieht ganz toll aus. (3-I-04, Z. 502 ff.; Auslassung: S.F.-G.)

Aus der Perspektive der Angehörigen werden alternative Betreuungsmöglichkei-
ten nicht ausreichend gefördert und die Verantwortung für die Betreuung und

Pflege wird komplett den Familien überlassen: Bestehende Entlastungsangebote können nur genutzt werden, wenn die demenziell veränderten Angehörigen sich dort einfügen und keine problematischen Verhaltensweisen an den Tag legen, ansonsten werden sie zurück an die (überlasteten) Familien verwiesen. In diesem Zusammenhang wird von den Angehörigen auch die Unterscheidung von Pflegegeld und Pflegesachleistung beanstandet (vgl. 2.4.3). Insgesamt fehlt es den Familien an Wertschätzung für die von ihnen aufgewandten Betreuungstätigkeiten. Dies wird besonders bei den Hauptbezugspersonen deutlich, die keine weiteren Familienangehörigen zur Verfügung haben:

> Fürchterlich und ein paar Cent in der Stunde Pflegegeld da fehlt die Wertschätzung… Wirklich die Familie macht alles und dafür hat man keine Freunde und Bekanntschaften mehr und muss alleine fertig werden… Man wird regelrecht alleine gelassen da kommt nicht mal einer der fragt und [...] kommen sie zurecht brauchen sie vielleicht Unterstützung… Und die Kassen fürchterlich. (3-I-04, Z. 820 ff.; Auslassung: S.F.-G.)

In der letzten Gruppe, die im Rahmen dieser Untersuchung identifiziert werden konnte, liegt die Verpflichtung zur Fürsorge bei einem Angehörigen, obwohl andere Familienmitglieder verfügbar sind. In dieser Gruppe zeichnen sich in den Interviews an verschiedenen Stellen innerfamiliäre Konflikte ab, die die Hauptbezugsperson zusätzlich belasten. Die Aushandlungsprozesse innerhalb der Familie können in diesen Konstellationen in der Regel als gescheitert beschrieben werden. Dabei stehen zwei zentrale Themen im Raum: Zum einen geht es in vielen Unterstützungsarrangements um monetäre Belange, wenn beispielsweise Kontovollmachten erteilt wurden oder Erbangelegenheiten im Raum stehen. So berichtet ein Sohn im Interview, dass das Verhältnis zu seinem Bruder aufgrund der von ihm übernommenen Fürsorgeverpflichtung angespannt sei:

> das führt eben dazu das in der Situation [gemeint ist die Betreuungssituation, Anmerkung: S.F.-G.] eben mein Bruder nicht vorkommt und ich ja ne und was einerseits für mich ok ist andererseits aber auch eine große Belastung… Weil ich ja auch Vorwürfe zu hören bekomme oder zum Teil was weiß ich äh nachweisen muss was ich tue und mache und zwar hat er im letzten Jahr war er im Sommer hier und wollte von uns die Kontoauszüge vorgelegt bekommen … Und ja das war der absolute Hammer. (3-I-03, Z. 206 ff.)

Zum anderen thematisieren diverse Interviewee das Problem des aus ihrer Sicht inadäquaten Umgangs mit den demenziell veränderten Menschen seitens ihrer Angehörigen (bspw. 3-I-01). Der Umstand, dass die einzelnen Familienmitglieder sich unterschiedlich stark engagieren, führt somit häufig zur Teilung der Familie bzw. zu Familienzwist. Die Fürsorge wird von einer Person übernommen, die

aus ihrer subjektiven Perspektive in der Interviewsituation beschreibt, wie sie viel
mehr leistet und sich „besser" kümmert als andere Familienmitglieder. Aushandlungsprozesse über die Verteilung der Verantwortung oder über die inhaltliche
Ausgestaltung auf Augenhöhe finden nicht statt oder misslingen. Somit wird dann
auch aus der Perspektive der Hauptbezugsperson die Teilung vorgenommen: Auf
der einen Seite gibt es sie – die Hauptbezugsperson, – die die Fürsorge leistet,
und auf der anderen Seite die übrigen Familienmitglieder, die dieser Aufgabe nicht
gerecht werden (wollen). Dementsprechend erzählt eine Schwiegertochter:

> Was mich also sehr belastet ist diese diese äh äh ja familiäre Situation das das al-
> so nicht dementsprechend ähm gesehen wird der Hilfebedarf… Die Situation das
> es überhaupt nicht richtig eingeschätzt wird… Auch die Situation äh von meiner
> Schwiegermutter was sie eigentlich für Bedürfnisse hat. (3-I-01, Z. 646 ff.)

Demnach würde der überwiegende Teil der Interviewee in dieser Gruppe sich bei
Problemen nicht zuerst an Familienmitglieder, sondern an NachbarInnen, Freun-
dInnen, langjährig in der Familie tätige Ehrenamtliche oder Professionelle wenden.
Ein Ehemann kommt gar zu dem Schluss:

> Och mit Familie ist nicht so […] und also mit Familie haben wir es so eigentlich
> nicht so gehabt war eigentlich mehr so der Freundes- und Bekanntenkreis auch
> Nachbarschaft ich meine wir haben hier eine gute Nachbarschaft das muss ich sagen.
> (3-I-02, Z. 568 ff.; Auslassung: S.F.-G.)

Bei einigen männlichen Hauptbezugspersonen fällt auf, dass sie keine Hilfe durch
die anderen Familienmitglieder annehmen bzw. sich von niemandem in die Organisation des Unterstützungsarrangements und den Alltag „reinreden" lassen wollen.
Herr Roth beispielsweise empfindet die angebotene Unterstützung seiner auf dem
gleichen Grundstück wohnenden Tochter offensichtlich nicht als hilfreich, denn er
berichtet im Interview:

> alles andere sind dann so punktuelle Hilfen von denen man also praktisch nichts
> hat… Man hängt mehr oder weniger alleine (1)… Das gilt also auch unter dem
> Aspekt das auch noch andere Angehörige da sind also Töchter. (2-I-01, Z. 403 ff.)

Auch für Herrn Severin ist das Innehaben der alleinigen Handlungs- und Entscheidungsautonomie in dem Unterstützungsarrangement von immenser Bedeutung. So
kann er keine professionelle Unterstützung in der häuslichen Umgebung zulassen,
auch nicht, als zum Interviewzeitpunkt das Unterstützungsarrangement zu scheitern droht und seine Frau sich bereits in einer Kurzzeitpflegeeinrichtung befindet.
Herr Severin bemerkt dazu im Interview:

also ne fremde Person äh in meinem Haushalt rummachen zu lassen und äh die (2) mehr oder weniger also äh das Sagen zu haben ne das wäre also für mich nicht (1) geworden das muss ich ehrlich sagen. (2-I-03, Z. 460 ff.)

Seine Tochter ist zwar die erste Ansprechpartnerin bei notwendig werdender Hilfestellung im Alltag, auch in Notsituationen ist sie bereits ein paarmal eingesprungen, aber aus Sicht von Herrn Severin nur, wenn er sie dazu aufgefordert hat. Aushandlungsprozesse auf Augenhöhe finden hier nicht statt. Wenn Hilfe angenommen wird, dann ausschließlich, wenn seine Bedingungen dafür erfüllt werden. Auf diese Weise begrenzt er seinen Handlungsspielraum. So resümiert er im Interview: „wenn ich sie [gemeint ist die Tochter, Anmerkung: S.F.-G.] mal nötig habe will ich mal so sagen dann steht sie zur Verfügung" (2-I-03, Z. 323 f.).

In der Analyse der hier vorgestellten Achsenkategorie ist deutlich geworden, dass mit Blick auf die Familiendynamik ein zentrales Thema die Verpflichtung zur Fürsorge ist. Erster wesentlicher Punkt dabei scheint das Verhältnis von Selbstfürsorge und Fremdfürsorge zu sein. Das Austarieren dieser Pole wird durch einen im Alltag immer wieder notwendig werdenden inneren Aushandlungsprozess zwischen Elementen der Selbstfürsorge und Elementen der Fremdfürsorge deutlich. Offensichtlich muss der permanent notwendige Spagat zwischen eigenen Bedürfnissen und denen des/der demenziell erkrankten Angehörigen im Alltag ständig neu gelingen, damit das Unterstützungsarrangement aufrechterhalten werden kann.

Unter diesen Bedingungen können weitere zur Verfügung stehende Familienmitglieder, die nicht in der Rolle der Hauptbezugsperson sind, sowohl eine Unterstützung als auch eine zusätzliche Belastung darstellen. Auch mit ihnen müssen die praktischen und moralischen Aspekte des Unterstützungsarrangements ausgehandelt werden. Gelingt dieser Prozess nicht, kommt es zur Teilung bzw. stellenweise zu enormem Familienzwist mit der Folge, dass das Unterstützungsarrangement weniger stabil ist.

Auch ein starker Souveränitätsanspruch der Hauptbezugsperson verunmöglicht letztlich Aushandlungsprozesse auf Augenhöhe und sorgt auch hier für weniger Vielfalt im Unterstützungsarrangement und damit in der Folge für eine geringere Tragfähigkeit.

5.3.2 Krankheitsprozess

Die dominierende Figur in dieser Achsenkategorie ist die Beschreibung der schrittweisen, prozesshaften kognitiven Einbußen des demenziell veränderten Menschen, die stetig neue Aushandlungsprozesse auf unterschiedlichen Ebenen, beispielsweise mit dem Medizinischen Dienst der Krankenkassen bezüglich einer Höherstufung in der Pflegeversicherung, nötig machen. Der progrediente Verlauf der Demenz hat dabei enorme Auswirkungen auf die Alltagsbewältigung der Interviewee. In Bezug auf diese Achsenkategorie lassen sich drei Dimensionen feststellen, die bei den geführten Interviews unterschiedlich häufig auftreten: In allen vierzehn Interviews wird der *Diagnoseprozess* beschrieben. Die *Einstufung in eine Pflegestufe bzw. die Begutachtung durch den Medizinischen Dienst der Krankenkassen* ist in dreizehn der vierzehn Interviews ein Thema. Ebenfalls dreizehn Interviewee haben schon einmal eine Begutachtungssituation durch den Medizinischen Dienst der Krankenkassen durchlebt. *Verschiedene Konzepte von Krankheit bzw. Bilder von Demenz* werden in acht Interviews beschrieben.

Schrittweise, prozesshafte kognitive Einbußen des demenziell veränderten Angehörigen werden durch die Interviewee in jedem der im Rahmen dieser Forschung geführten Interviews beschrieben. Anfangs ist die Erkrankung für die Angehörigen meist schwer erkennbar bzw. die auftretenden Symptome können oft noch nicht einer Demenzerkrankung zugeordnet werden. In der retrospektiven Erzählung vieler Interviewee wird das Fortschreiten des Krankheitsprozesses anhand vergangener Ereignisse berichtet: Die Interviewee beschreiben, welche Fähigkeiten und Kompetenzen bei den Betroffenen zu einem bestimmten Zeitpunkt noch vorhanden waren, beispielsweise vor dem letzten Urlaub, als der 80. Geburtstag gefeiert wurde etc., und welche Fähigkeiten in der Folge zum Zeitpunkt des Interviews bereits nachgelassen haben. Ein Thema in allen Interviews, ist die Beschreibung der Diagnosestellung, hier als Diagnoseprozess kodiert. In Bezug auf die Diagnosestellung treten unterschiedliche Zugangswege zu den FachärztInnen und -kliniken auf: In einigen Unterstützungsarrangements besteht bei den Angehörigen bereits ein Demenzverdacht, da die auftretenden Symptome mit der Erkrankung in Verbindung gebracht werden (können). Diese Angehörigen verfügen meist bereits über Erfahrungen mit demenziell erkrankten Menschen, weil bspw. zu einem früheren Zeitpunkt andere Familienangehörige an einem Demenzsyndrom erkrankt waren, und suchen selbstständig die FachärztInnen oder -kliniken auf, um eine medizinische Diagnose und damit in ihren Augen Gewissheit zu bekommen. Andere Betroffene und ihre Angehörigen können die Diagnose erst einmal nicht einordnen und sind bei ihrer Feststellung durch die FachärztInnen völlig irritiert. In diesen Fällen ist die Konsultation durch Hinweise von (Haus-) ÄrztInnen, anderen Professionellen, FreundInnen oder Familienmitgliedern initiiert worden. Häufig beschreiben die Interviewee eine Odyssee von ÄrztInnenbesuchen, bevor sie die medizinische Diagnose eines Demenzsyndroms bekommen (vgl. beispielsweise 1-I-04). ÄrztInnen erscheinen in der Beschreibung der Interviewee nicht immer kompetent eine Demenzdiagnose stellen zu können. In diesen Fällen verlängert sich die Klärung der Symptome und führt zu Unsicherheiten im Alltag und u. U. zu der Einnahme falscher Medikamente.[5] So berichtet eine Ehefrau, deren Ehemann an einer sogenannten präsenilen Demenz – also einer Demenzerkrankung vor dem 65. Lebensjahr – erkrankt ist, dass ihr Mann jahrelang falsch medizinisch diagnostiziert und in der Folge mit den falschen Medikamenten behandelt worden sei:

> Am Anfang von der Erkrankung [...] ist er [...] erst mal falsch diagnostiziert worden... Er hat dann von drei oder vier Neurologen Antidepressiva bekommen die haben halt [...] immer bildgebende Verfahren äh gemacht und haben dann festgestellt das die Durchblutung im Hirn nicht richtig funktioniert und haben daraus aber eigentlich ne Depression geschlossen und haben ihm dann Antidepressiva verschrieben und so die ähm äh äh Demenz hat eigentlich erst Dr. G. im P.-Krankenhaus gestellt... Relativ spät und der ist eigentlich jahrelang falsch behandelt worden. (1-I-04, Z. 39 ff.; Auslassung: S.F.-G.)

In den Fällen, in denen Angehörige FachärztInnen aufsuchen, um Gewissheit zu bekommen, ist es für sie ein irritierendes Erlebnis, wenn ÄrztInnen Hemmungen haben, den Betroffenen und ihren Angehörigen die Diagnose mitzuteilen – vielleicht auch, weil das Diagnoseverfahren zur Demenz als Ausschlussdiagnose mit vielen Fehlermöglichkeiten behaftet ist (vgl. Abschn. 2.1). Eine Tochter, deren Mutter mittlerweile an einer schweren Demenz leidet, erzählt im Interview, dass ihr gegenüber bis heute niemand die Diagnose ausgesprochen habe:

> Daraufhin haben wir uns dann einen anderen Neurologen gesucht und da waren wir dann halt in T.-Stadt... Aber jetzt richtig die Diagnose Demenz hat er auch nicht gestellt... Also richtig ausgesprochen hat es keiner... Bis heute keiner... Nee nicht/wir haben jetzt nicht die Diagnose ich meine der Hausarzt weiß das der Doktor O.-Arzt sagt das auch aber es ist jetzt nicht so... Nein habe ich nicht... Sie haben geschrieben mhh [...]. Demenzielle Züge so was hat er geschrieben. (1-I-03, Z.- 19 ff.; Auslassung: S.F.-G.)

Von den meisten Hauptbezugspersonen wird die Diagnosefeststellung als hilfreich empfunden, weil sie dann nicht mehr aus einem bloßen Verdacht heraus agieren und endlich Gewissheit haben (vgl. 3-I-03, Z. 136 ff.). Demenz ist allerdings bekanntermaßen eine sogenannte Ausschlussdiagnose (vgl. Kap. 2) und somit ist

---

[5] Die Interviewee beschreiben hinsichtlich der Diagnosestellung eindrucksvoll, was passieren kann, wenn ein Subjekt auf das System Gesundheitswesen trifft: Einige Interviewee waren bei mehreren FachärztInnen, bis eine für sie die Symptome erklärende Diagnose gestellt werden konnte. Letztlich scheint auch hier ein Aushandlungsprozess vonstatten zu gehen, der bei der Frage nach der Medikamentierung oder der nicht-medikamentösen Behandlung erneut deutlich hervortritt.

die Diagnosefeststellung für FachärztInnen nicht immer eindeutig leistbar. Bei den hier geführten Interviews haben ÄrztInnen teilweise auf sogenannte „Memory Kliniken" zur Diagnosefeststellung verwiesen. Die Spezialkliniken gehen i. d. R von einer Verweildauer von mehreren Wochen aus. Hauptbezugspersonen schrecken jedoch häufig davor zurück, ihre Angehörigen zu diagnostischen Zwecken für einen längeren Zeitraum in eine Klinik zu geben, da die Sorge besteht, ihre Angehörigen erkennen sie danach nicht mehr oder der Grad der Desorientiertheit steigt, wenn sie aus der gewohnten Umgebung herausgerissen werden. So berichtet ein Sohn:

> beim Arzt kam eben raus der Arzt hätte es ganz gerne wenn sie äh in der Klinik untersucht würde in einer Spezialklinik [...]. Aber er meint eine Verweildauer von zwei bis sechs Wochen könnte äh könnte äh na wie sagt man ähm realistisch sein und äh da habe ich gesehen wie meine Mutter zuckte also das kann ich ihr nicht antun ne solange… Und ich weiß auch nicht ob es gut ist in dem Alter… Also sie ist so in ihrer gewohnten Umgebung und wenn sie da solange raus gerissen wird ich weiß nicht ob das gut ist. (3-I-03, Z. 167 ff.; Auslassung: S.F.-G.)

Ihre demenziell erkrankten Angehörigen aus der für sie gewohnten Umgebung herauszunehmen – und sei es nur für einen überschaubaren Zeitraum und zu Diagnosezwecken – scheint ein Problem, obwohl viele eine durch FachärztInnen abgesicherte Diagnose als Erleichterung empfinden. Die mit dem Betreuungsarrangement eingegangene Verpflichtung zur Fürsorge schließt offensichtlich eine permanente Zuständigkeit durch sie als Hauptbezugsperson ein und auch die temporäre Abgabe der Fürsorgeverpflichtung, beispielsweise für die Zeit eines Krankenhausaufenthaltes, fällt schwer. Damit einher geht die Problematik, eine Entscheidung zum Wohle eines Angehörigen zu treffen, der/die nicht mehr für sich selbst entscheiden kann (vgl. Abschn. 5.3.4).

Ein weiterer Aspekt, der im Zusammenhang mit dem Krankheitsprozess häufiger von den Interviewee thematisiert wird, ist die Mitteilung der Diagnose an den demenziell veränderten Angehörigen: Ist sie nicht durch behandelnde ÄrztInnen kommuniziert worden, besteht bei manchen Hauptbezugspersonen eine Unsicherheit darüber, wie man mit dem/der Betroffenen über den Verdacht der Demenz sprechen oder ihm/ihr die Diagnose mitteilen kann (vgl. 3-I-03, Z. 130 f.). Andere sind entrüstet, wenn ÄrztInnen dem erkrankten Angehörigen die Diagnose „klipp und klar" (2-I-03, Z. 27) mitteilen. Die Reaktionen hängen vermutlich stark mit dem Vertrauensverhältnis in der Beziehung zwischen Hauptbezugsperson und demenziell verändertem Angehörigen – besonders vor Beginn der Erkrankung – zusammen. So beschreibt der Sohn, der unsicher ob der Diagnosemitteilung ist, die Beziehungskonstellationen in seiner Familie sein Leben lang als sehr problematisch, (vgl. 3-I-03) während der Ehemann, der entrüstet über die Art der Mitteilung durch den Facharzt ist, im Interview ein sehr harmonisches Familienbild zeichnet (vgl. 2-I-03).

Ein Ereignis, das im Verlaufe des Krankheitsprozesses bei dreizehn der vierzehn Interviews thematisiert wird,[6] ist die Einstufung in eine Pflegestufe und die dafür notwendige häusliche Begutachtung durch den Medizinischen Dienst der Krankenkassen. Diese wird in vielen Fällen als negative Erfahrung beschrieben und aus Sicht mehrerer Hauptbezugspersonen als sehr problematisch dargestellt. Neben der Belastung durch die Betreuung – die durch die Begutachtung infrage gestellt wird – kommt bei einer Ablehnung in erster Instanz vielfach noch die Belastung durch die Bürokratie hinzu, wenn Widersprüche formuliert werden müssen. In diesen Fällen ist die Aushandlung zwischen der subjektiven Einschätzung der Hauptbezugsperson über den Umfang der Pflegehandlungen pro Tag und den „objektiven" Einschätzung der GutachterInnen gescheitert. Dabei berichten einige Interviewee von ihrem Eindruck, dass die vorgenommene Einstufung oder Ablehnung durch die MitarbeiterInnen des Medizinischen Dienstes der Krankenkassen willkürlich zu sein scheint. Eine Ehefrau berichtet auf die Frage nach hinderlichen Faktoren in der Alltagsbewältigung:

> Als hinderlich [...]... Ja zum einen auf jeden Fall diese ganze MDK-Begutachtung... Ich weiß nicht ob die politisch angewiesen sind äh die Anträge abzulehnen... Aber bei der Pflegestufe eins äh haben die den ersten Antrag abgelehnt äh da muss man auf das Gutachten warten dann/also bis man erst mal nen Termin bei denen hat... Dann kommen die irgendwann dann kommen die zu früh oder zu spät wie jetzt bei diesem Mal... Dann kann man sich nicht darauf verlassen man kann nicht planen dann äh die Fragen die die stellen was man alleine an Bürokratie vorher alles bedienen muss... Pflegetagebuch und keine Ahnung also unglaublich... Ja und dann wird die erste sowieso abgelehnt dann schicken die das Gutachten nicht automatisch nein das muss man anfordern... Dann muss man gegen das Gutachten Einspruch erheben und das zieht sich so unglaublich... Ich mein im Nachhinein geht es ab Antragsstellung ähm aber die Puste für den Prozess muss man erst mal haben und nebenbei ja den ganzen Alltag weitermachen ne... Das muss doch auch leichter gehen... Man muss doch die Familien die so viel tun auch entlasten anstatt noch drauf zu packen... Das ist der Stock der einem so im Weg rumliegt... Äh da würde ich mir wünschen das so flexibel wie man sein muss wenn man/wenn ein naher Angehöriger an Demenz erkrankt so flexibel sollte eigentlich auch der der Umgang der Behörden sein damit. (1-I-04, Z. 294 ff.; Auslassung: S.F.-G.)

---

[6] Ausgenommen davon ist Frau Richert, die ihre Erfahrungen mit dem Medizinischen Dienst der Krankenkassen nicht thematisiert, im Interview aber erwähnt, dass ihr Mann in die Pflegestufe eins eingestuft ist, sie folglich Kontakt mit dem Medizinischen Dienst der Krankenkassen gehabt haben muss (vgl. 2-I-02, Z. 106 f.).

Den sozialstaatlich geregelten, als bürokratisch beschriebenen Zugang zu Leistungen der Pflegeversicherung und damit zu Entlastungsmöglichkeiten empfinden viele Angehörige, wie das Beispiel der zitierten Ehefrau zeigt, als zusätzliches Hindernis in der Alltagsbewältigung. Simple Aushandlungsprozesse, beispielsweise im Sinne einer verlässlichen Terminvereinbarung, sind nicht möglich. Entweder das vorgegebene Procedere wird eingehalten oder der Zugang zu dieser Versicherungsleistung verwehrt. Eine Ablehnung des Antrags wird häufig als falsche Einschätzung der Situation interpretiert und den MitarbeiterInnen des Medizinischen Dienstes der Krankenkassen in der Folge die Kompetenz abgesprochen, die Situation adäquat beurteilen zu können. Dies zeigt sich in der Forderung, dass „der Medizinische Dienst [...] Leute schicken [sollte] die von Alzheimer und von Demenz überhaupt was verstehen" (2-I-03, Z. 232 ff.; Auslassung und Einfügung: S.F.-G.).

Wie in der oben zitierten Passage deutlich wird, beschreiben viele Interviewee in Zusammenhang mit der Ablehnung des Antrags ein Gefühl von fehlender Wertschätzung für die Betreuungs- und Pflegeleistungen, die sie tagtäglich erbringen, besonders die Einteilung der zu erbringenden Tätigkeiten im Alltag in Minuten wird kritisiert und als „geradezu lächerlich" (2-I-01, Z. 362) beschrieben. Die Hälfte des Samples hat bereits die Erfahrung gemacht, dass eine Pflegestufe oder eine Höherstufung abgelehnt wurde (vgl. 1-I-04; 2-I-03; 1-I-01; 3-I-01; 1-I-02; 3-I-04; 2-I-01), eine Aushandlung über den täglichen Pflegeaufwand also gescheitert ist. Das notwendige Einfügen in die bürokratischen, sperrigen „Spielregeln" (1-I-01, Z. 340) der Pflegeversicherung ist für die Angehörigen eine zusätzliche Belastung im Alltag. Eine Interaktion auf Augenhöhe als Grundlage für einen Aushandlungsprozess findet ihrer Meinung nach nicht statt. Das Scheitern vieler Anträge führt ein Ehemann auf fehlende Kenntnisse der herrschenden „Spielregeln" zurück (ebd.).

Neben dem fehlenden Handlungsspielraum für Aushandlungsprozesse wird am bestehenden System als besonders ungerecht empfunden, dass die Pflegesachleistungen – also das Erbringen von Leistungen durch Professionelle – höher vergütet werden, als die Pflege der Angehörigen im Rahmen des Pflegegeldes (vgl. 3-I-04, Z. 136 ff.). Hinzu kommt, dass aus Sicht des überwiegenden Teils der hier interviewten Angehörigen eine Heimeinweisung neben den bereits skizzierten moralischen Bedenken (vgl. 5.3.1) aufgrund der hohen Zuzahlungspflicht nicht infrage kommt – für sie also bereits gedanklich keine Alternative vorhanden ist. So rechnet ein Ehemann, dessen Frau schwer demenziell erkrankt ist, im Interview vor:

> Ein ganz einfaches Rechenexempel… Nehmen sie mal also die Kosten für ein Pflegeheim und dann setzen sie die jetzt mal mit 4.500 € an äh… Da können sie also bestenfalls als äh Erstattung durch die Pflegeversicherung in der höchsten Stufe einen Betrag von 1.500 € nehmen dann bleiben noch 3000 übrig [...] und äh da das bedeutet dann das sie das Heim nicht finanzieren können und äh das denn letztlich

> Sozialhilfe in Anspruch genommen werden müsste mit allen Negativfolgen die damit
> verbunden wären. (2-I-01, Z. 315 ff.; Auslassung: S.F.-G.)

Insgesamt kritisieren die Angehörigen die Regelungen der Pflegeversicherung als zu bürokratisch und ihrem Alltag überhaupt nicht entsprechend. In diesem System sind Aushandlungsprozesse, sowohl was die Feststellung der Pflegebedürftigkeit als auch was den Ablauf der Pflegebegutachtung angeht, nicht vorgesehen. Für die Angehörigen, die für die tragfähige Gestaltung ihrer Unterstützungsarrangements eine gewisse „Aushandlungskompetenz" besitzen müssen, ist dieser rigide, nicht auf Perspektivität und gegenseitiges Verstehen angelegte Umgang sehr befremdlich.

Ein weiterer Aspekt, der für die Diskussion um die Tragfähigkeit von Unterstützungsarrangements nicht außer Acht gelassen werden sollte, ist die Vorstellung bzw. das Konzept, welche(s) die Hauptbezugspersonen von Demenz haben. In mehr als der Hälfte der Interviews wird dies thematisiert. Dabei fällt auf, dass teilweise auch das Thema Alter(n) im Allgemeinen präsent ist und entsprechend der in der Gesellschaft hegemonialen Sichtweise eher negativ konnotiert wird: „das Alter ist grausam das ist schon mal das Erste" (1-I-01, Z. 453). Hinzu kommt, dass bei den im Rahmen dieser Untersuchung geführten Interviews – sicherlich beeinflusst durch das herrschende biomedizinische Paradigma – ein stark defizitorientiertes Bild von Krankheit und somit auch von Demenz dominiert (vgl. 2.1). Ein Konstrukt, was in diesem Zusammenhang häufiger auftritt und in welchem sich dieser doppelt defizitäre Blick auf das Alter(n) einerseits und die Demenz andererseits manifestiert, kann mit einem in vivo-Kode als „Sterben auf Raten" (2-I-03, Z. 131) kodiert werden. Hier steht die nicht aufzuhaltende Degeneration im Mittelpunkt der Betrachtung. So resümiert ein Ehemann: „und ansonsten ist Alzheimer natürlich kann man sagen Sterben auf Raten… Es geht immer mehr bergab mehr bergab ne" (ebd., Z. 130 f.). In dieser Betrachtungsweise steht also allein der Verlust von Kompetenzen im Vordergrund. In der zeitlichen Kontrastierung eines Sohnes gibt es beispielsweise ein Leben vor der Demenz, in dem die Mutter „noch ganz flott war und schlank war und sich gut anzog" (3-I-03, Z. 74 f.) und ein Leben mit Demenz, in dem „alles ganz abgestorben [ist]" (3-I-03, Z. 111, Einfügung: S.F.-G.). Allerdings konnte er der Demenz auch etwas Positives abgewinnen, indem er das Aufstehritual seiner demenziell veränderten Mutter als entschleunigt beschreibt und dies positiv konnotiert. Nach einem typischen Morgen gefragt, berichtet er:

> dann steht sie auf und frühstückt im Bademantel… Und das kann auch bis halb elf
> dauern oder so das wäre früher undenkbar gewesen ja aber sie sagt wieso wer treibt
> uns denn wer jagt uns denn ich sag ja die Einstellung hättest du früher mal haben
> sollen. (3-I-03, Z. 328 ff.)

Ein wichtiger Aspekt für die Tragfähigkeit der Unterstützungsarrangements scheint die Sichtweise der Hauptbezugsperson auf ihre demenziell veränderten Angehörigen zu sein: Er oder sie macht – trotz Fortschreiten des Krankheitsprozesses – keine Schwierigkeiten im Alltag und ist folgsam. Dies erleichtert den betreffenden Hauptbezugspersonen das Nachkommen der Fürsorgepflicht, weil der Umgang als relativ problemlos beschrieben wird. Dabei scheint ein „guter" demenziell veränderter Mensch jemand zu sein, der keine Schwierigkeiten macht, nicht aggressiv ist und nicht wegläuft. Eine Tochter bringt es auf den Punkt, indem sie berichtet: „aber sie ist lieb und das ist einfach auch das was es uns auch ein bisschen leichter macht" (1-I-02, Z. 911 f.). Gleichzeitig wird deutlich, dass, wenn das „Liebsein" des demenziell veränderten Angehörigen nicht mehr gewährleistet wäre, eine Heimeinweisung für die Angehörigen eine Alternative werden könnte (vgl. bspw. 1-I-02; 3-I-05; 1-I-05). Im gesamten Sample berichten lediglich zwei Interviewee von Weglauftendenzen und teilweise aggressivem Verhalten ihrer an Demenz erkrankten Ehemänner (vgl. 3-I-04; 2-I-02).

Insgesamt zeigt die Analyse dieser Achsenkategorie, dass viele Hauptbezugspersonen einen langen Weg bis zur Diagnose beschreiten, der manchmal mit einer vagen (demenzielle Züge) oder der falschen Diagnose (Depression) endet und insgesamt sehr beschwerlich ist. Das Bild, welches die Angehörigen von Demenz zeichnen, entspricht in großen Teilen bereits einer im – als hegemonial zu betrachtenden – biomedizinische Paradigma angelegten negativen Konnotation. Dies wird besonders in den vielen Beschreibungen des Kompetenzverlustes über die Jahre deutlich. Dennoch kommen Hauptbezugspersonen mit MedizinerInnen häufig nicht zu einer gemeinsamen Situationsdefinition. So stellt für viele Angehörige die Begutachtungssituation durch den Medizinischen Dienst der Krankenkassen ein Ärgernis dar. Durch diese wird ihre subjektive Belastung infrage gestellt und mit „objektiven" Kriterien überprüft. Das Ergebnis ist für viele Angehörige nicht nachvollziehbar. Die für sie sonst so wichtige Aushandlungskompetenz kommt in der auf Überprüfung angelegten Begutachtungssituation nicht zum Tragen. Dies beschreiben viele Betroffene als irritierendes Erlebnis, wenn beispielsweise Termine nicht eingehalten oder erst gar nicht abgesprochen und in der Begutachtungssituation Gespräche mit der Hauptbezugsperson vermieden oder so kurz wie möglich gehalten werden.

5.3.3 Bewältigungsstrategien bzw. Coping

In dieser Achsenkategorie geht es um Bewältigungsstrategien im Betreuungsalltag. Dabei spielt das Stressmanagement – also die Verarbeitung von Stressereignissen

– eine wichtige Rolle. In allen im Rahmen dieser Studie geführten Interviews lassen sich Hinweise auf die angewandten Bewältigungsstrategien im Betreuungsalltag finden. Welche Copingstrategien angewandt werden, ist zum einen abhängig davon, ob Aushandlungsprozesse in den jeweiligen Familienkonstellationen gelingen und zum anderen davon, ob innerpsychische Aushandlungsprozesse in Bezug auf eine Balancierung von Fremdfürsorge und Selbstfürsorge erfolgen. Dabei sind die Strategien, mit denen der Alltag bewältigt wird, individuell unterschiedlich, einige dem Anschein nach geschlechtsspezifisch. In Bezug auf Bewältigungsstrategien lassen sich sieben Dimensionen feststellen: *Individuelle Strategien* werden in dreizehn der vierzehn Interviews beschrieben. Eine *Kompetenzerweiterung* im Sinne stetiger Anpassungen an die sich permanent wandelnden Anforderungen im Alltag ist in acht Interviews zu finden. Eine *Wissensaneignung* über das Krankheitsbild, über mögliche Anlaufstellen zur Unterstützung und Entlastung und der unterschiedlich intensiv genutzte Rückgriff auf diese Hilfesysteme (vgl. 5.3.6 und 5.3.7) werden in allen Interviews beschrieben. Eine weitere Strategie wird im Rahmen dieser Untersuchung lediglich bei den männlichen Hauptbezugspersonen beobachtet. Sie wird *Selbstbehauptung* genannt und meint die Darstellung der Interviewee als Manager und Organisator des Unterstützungsarrangements. Sie tritt bei der Hälfte der hier befragten männlichen Hauptbezugspersonen auf. Des Weiteren konnte im Rahmen dieser Untersuchung beobachtet werden, dass vier der Interviewee *starke körperliche Symptome* in ihrer Rolle als Hauptbezugsperson entwickeln. *Bewältigungsstrategien mit maladaptiven Folgen* für die Hauptbezugspersonen tauchen bei fünf Interviewee auf. Damit ist das Phänomen beschrieben, dass bestimmte Bewältigungsstrategien in den konkreten Situationen, in denen sie angewandt werden, zwar zu einer kurzfristigen Entlastung und zu einer Bewältigung des Stressereignisses führen. Mittel- und langfristig haben diese Strategien jedoch negative psychosoziale Folgen für die Hauptbezugspersonen. Die *Gesprächskontrolle* ist die letzte Dimension der hier identifizierten Bewältigungsstrategien. Damit ist das beobachtete Phänomen angesprochen, dass einige Hauptbezugspersonen die Interviewsituation in der Art und Weise lenken, dass vorrangig über von ihnen favorisierte Themen (unabhängig von der konkreten Betreuungssituation) gesprochen wird. Sie taucht bei fünf Interviewee auf, wobei vier davon männlich sind.

Individuelle Strategien werden von nahezu allen Interviewee angewandt.[7] Sie dienen der Entlastung bzw. der Selbstfürsorge und stellen damit ein Gegengewicht

---

[7] Im Interview von Frau Krichert (3-I-04) werden keine individuellen Strategien zur Stressbewältigung benannt. Da ihr Mann in „Entlastungseinrichtungen" nicht alleine bleibt, kann sie die meisten Entlastungsangebote nicht nutzen. Somit fällt es ihr schwerer die Selbstfürsorge als zentrales Moment in ihren Alltag zu integrieren. Andererseits hat sie auch noch nie einen Probetag vereinbart. Die Aushandlung zwischen ihren Bedürfnissen und den (vermuteten) Bedürfnissen ihres Mannes gelingt nicht und macht das Unterstützungsarrangement instabil.

zur permanenten Fürsorgeverpflichtung für den an Demenz erkrankten Angehörigen dar. Wie groß die Spielräume hierfür im Alltag sind, hat, wie bereits skizziert, etwas mit gelungenen Aushandlungen zu tun. Im Alltag werden so „Inseln" (2-I-02, Z. 218) geschaffen, um Kraft zu tanken und etwas Zeit für sich – jenseits der Fürsorgepflicht und Betreuungssituation – zu haben. Dabei spielt das bewusste Aussteigen aus der Betreuungssituation eine große Rolle. Die so geschaffene Zeit wird individuell genutzt. Die Tätigkeiten reichen je nach persönlichem Gusto von Spaziergängen mit dem Hund, sportlicher Betätigung, Erlernen einer Fremdsprache, Lesen von Zeitschriften, Singen im Chor, über die Erstellung von Patchwork[8], Schreiben für die Kirchengemeinde, Trike[9] fahren, Lesen von Architekturzeitschriften, dem Besuch kultureller Veranstaltungen, Treffen und Gesprächen mit FreundInnen und der Beschäftigung am PC bis zur beruflichen Tätigkeit (vgl. 1-I-01; 1-I-02; 1-I-03; 1-I-04; 1-I-05; 1-I-06; 2-I-02; 3-I-01, 3-I-02; 3-I-03, 3-I-05). Gerade die berufstätigen Hauptbezugspersonen nennen ihren Arbeitsplatz als Möglichkeit zum Abschalten. So berichtet ein Sohn auf die Frage, wie er sich im Betreuungsalltag Zeit für sich nimmt:

> das wäre eben beim Sport beziehungsweise dann tagsüber auf dem Arbeitsplatz und das ist ja eine ganz andere Welt dann von daher hat man eben die Abwechslung und das eigene Leben. (1-I-05, Z. 214 ff.)

Dabei scheint es unerheblich, ob es sich um eine Berufstätigkeit in Teil- oder Vollzeit handelt. Arbeit wird in diesem Kontext als Möglichkeit gesehen, dem eigenen Leben nachzugehen und eine im Betreuungsalltag immer wieder notwendige Auszeit zu nehmen. Eine Auszeit zu nehmen, bedeutet ebenfalls, sich zuzugestehen, dass man auch Urlaub von der Pflege- und Betreuungssituation braucht, selbst dann, wenn das bedeutet, dass der/die demenziell veränderte Angehörige für diesen Zeitraum in eine Kurzzeitpflegeeinrichtung muss und somit die Verpflichtung zur Fürsorge temporär abgegeben wird. Viele Interviews beschreiben, dass sie die temporäre Abgabe der Fürsorge erst lernen mussten. Auch in den Urlaub fahren im Sinne von „Abstand kriegen [. . .] ab und zu raus und weg Tür abschließen" (3-I-05, Z. 1457; Auslassung: S.F.-G.), um beispielsweise Zeit für sich als Paar zu haben, ist für die Ehepaare, die einen demenziell erkrankten Elternteil pflegen und betreuen,

---

So weisen ihre Bewältigungsstrategien häufig maladaptive Folgen auf und im Rahmen des Unterstützungsarrangements hat sie starke körperliche Beschwerden entwickelt.

[8] Eine Form der Textiltechnik, bei der verschiedene (Rest-) Materialien neu zusammengestellt werden.

[9] Als Trike werden offene, motorisierte Straßenfahrzeuge mit einem Vorderrad und zwei Hinterrädern bezeichnet.

eine wichtige Insel. Dem nächsten Urlaub, so berichtet ein Ehemann, wird entgegengefiebert: „So leben wir jetzt von einem Urlaub in den anderen" (3-I-05, Z. 1459 f.). Gerade die Ehepaare berichten im Interview, dass im Aushandlungsprozess nicht nur die (mutmaßlichen) Wünsche des erkrankten Angehörigen und ihre eigenen Bedürfnisse in eine Balance gebracht werden müssen, sondern auch die des Partners/der Partnerin.

Für die finanziell besser gestellten Interviewee kann die Entscheidung, sich von Eigentum wie Haus und Auto zu trennen, um sich darum im Alltag nicht mehr kümmern zu müssen, als eine weitere Bewältigungsstrategie angesehen werden. Allerdings eben nur dann, wenn der Alltag finanziell abgesichert ist. Herr Severin bringt es auf den Punkt, wenn er berichtet:

> Alles was mich belasten könnte habe ich meiner Tochter schon geschenkt Einfamilienhaus wo sie selbst drin wohnt in E.-Stadtteil da wohnt sie jetzt auch drin... Am Anfang war das noch vermietet aber jetzt wohnt sie selbst drin und äh das habe ich ihr geschenkt da brauch ich mich nicht mehr drum zu kümmern. (2-I-03, Z. 144 ff.)

Von vielen Interviewee wird die Prioritätensetzung bei der Erledigung von Alltagsaufgaben als Prozess des Lernens beschrieben. Die interviewten Frauen scheinen dabei größere Schwierigkeiten zu haben, den Haushaltspflichten im Betreuungsalltag eine niedrigere Priorität zu geben, wenn beispielsweise die Betreuung und Pflege zeitintensiver wird (vgl. exemplarisch 1-I-02, 3-I-04, 3-I-05), während die Männer damit größtenteils besser zurechtzukommen scheinen. Herr Severin macht dies beispielsweise deutlich, wenn er im Interview berichtet: „ich kann nichts besseres tun als meine Zeit für meine Frau zu verwenden...Ob die Fenster dann geputzt sind [...] da hat niemand was von" (2-I-03, Z. 64 ff.). Aufgrund der medizinischen Diagnose Demenz wird die verbleibende Lebenszeit, die mit dem erkrankten Angehörigen verbracht werden kann, deutlich als begrenzt wahrgenommen und ist für einige Interviewee somit ein kostbares Gut (vgl. 1-I-03). Andere hingegen betonen in diesem Kontext besonders die Endlichkeit der Fürsorgeverpflichtung (vgl. 3-I-05), denn danach gibt es wieder Zeit für vieles, was zum aktuellen Zeitpunkt aufgeschoben wird. Für diese unterschiedlichen Auffassungen gibt es gewiss diverse Gründe: Neben den verschiedenartigen Beziehungsqualitäten ist sicherlich auch das subjektive Überforderungsempfinden in diesem Kontext zu benennen.

In einigen Interviews – besonders ausgeprägt bei Familie Bennemann – fällt auf, dass die Interviewee sich im Verlauf des Interviews an bestimmten Stellen selbst Mut zusprechen. Ihnen erscheint das gegenwärtige Unterstützungsarrangement in der häuslichen Umgebung aufgrund der Fürsorgeverpflichtung erst einmal alternativlos und sie nutzen Durchhalteparolen wie „nützt ja nix müssen wir durch" (3-I-05, Z. 1304). Fast schon gebetsmühlenartig werden Sätze wie „Nein nein nein nein

nein… Da werden wir schon mit fertig" (ebd., Z. 1397) und „wie gesagt das schaffen wir schon" (ebd., Z. 1456) benutzt. Auch daran wird deutlich, wie kräftezehrend die Bewältigung des Alltags und was für eine Herausforderung das permanente Austarieren von Fremdfürsorge und Selbstfürsorge für die Angehörigen ist. Deutlich wird, dass in diesem Aushandlungsprozess Elemente der Fremdfürsorge temporär eine höhere Priorität haben können, wenn in der Summe ein ausgeglichenes Verhältnis besteht, weil ausreichend Spielräume hierfür bestehen.

Eine weitere Bewältigungsstrategie, um den sich permanent verändernden Anforderungen im Alltag gerecht zu werden, ist das Erweitern der eigenen Kompetenzen. Die Interviewee beschreiben in diesem Kontext einen Prozess des Lernens durch gemachte Erfahrungen. Frau Richert resümiert:

> Und da da müssen sie erst ähh heute ist es selbstverständlich mit dem Einsperren das ich die Tür absperre oder wenn ich in den Keller gehen das ich die Tür absperre aus Erfahrung auch… Der ist ähh, das ist noch gar nicht so lange her im vorherigen Jahr im Herbst dann gebe ich meinem Mann die Suppe und dann fang schon mal an ich gehe noch mal in die Küche… Da läutet das Telefon und eine Nachbarin ruft an und sagt ihr Mann geht langen Schrittes die ähh auf die K.-Straße zu und da hab ich gesagt das gibt es gar nicht mein Mann sitzt bei der Suppe… Nein nein da sind sie/erste Mal denken sie jetzt fängt es bei dir aber auch an und komm ich darein und ich habe es nicht gehört das er abdüst. (2-I-02, Z. 253 ff.)

Dazu gehört auch das Erlernen des Annehmens und Erfragens von Unterstützung sowie das Aushandeln von Bedingungen der Hilfeerbringung durch Dritte, was einigen Interviewee aufgrund der damit für sie verbundenen Offenbarung der Hilfebedürftigkeit schwer fällt (vgl. 1-I-01; 1-I-02). Die eigenen Kompetenzen erweitern beinhaltet auch, sich ständig neu an den progressiven Verlauf der Demenz anzupassen und Lösungen für alle neu auftretenden Probleme im Alltag zu finden. Dann wird der Einkaufswagen schon mal zum Rollator für die demenziell veränderte Mutter umfunktioniert (vgl. 1-I-05) oder der Facharzt „ausgetrickst", um Medikamente in Flüssig- statt in Tablettenform zu bekommen (vgl. 1-I-01). Dabei sind die Hauptbezugspersonen als ExpertInnen ihrer Lebenswelt flexibel und erfinderisch. In mancher Hinsicht sprechen sie den Professionellen – besonders den behandelnden ÄrztInnen – die Kompetenz ab, ihre Lebenswelt adäquat beurteilen zu können. Die Wahrung der Autonomie hat einen hohen Stellenwert in diesen Unterstützungsarrangements. In diesem Kontext ist es zu sehen, wenn von ÄrztInnen verschriebene Medikamente nicht verabreicht werden, weil der Partner/die Partnerin dann „nämlich zufriedener und ansprechbarer" sei (vgl. 3-I-04, Z. 68). Interessant ist, dass in diesen Fällen in der Regel keine Rücksprache mit den FachärztInnen erfolgt. Die Hauptbezugspersonen verhandeln also nicht über die „richtige" Medikamentierung. Eine Einigung über eine gemeinsame Situationseinschätzung mit den ÄrztInnen scheint nach der Auffassung vieler Hauptbezugspersonen nicht möglich. Ein Aushandlungsprozess würde ein Gegenüber auf Augenhöhe voraussetzen. In den Augen vieler Hauptbezugspersonen sind FachärztInnen jedoch wenig kompetent in der Beurteilung des Alltags und unter einem biomedizinischen Paradigma setzen sie in der Demenztherapie stark – und aus der Perspektive der Angehörigen nicht immer nachvollziehbar – auf Medikamente (vgl. Abschn. 2.1).

Infolge einer Demenzerkrankung können in einer Paarbeziehung tradierte Aufgabenverteilungen nicht mehr aufrechterhalten werden. So beschreiben Männer, dass sie Dinge im Haushalt erst erlernen mussten, die vorher die nun an Demenz erkrankten (Ehe-)Frauen erledigt haben (vgl. 1-I-01; 1-1-06; 3-I-02). Demgegenüber mussten die Frauen umgekehrt Kompetenzen in der Organisation der Paarbeziehung, in der Kommunikation mit Behörden und Institutionen sowie Kompetenzen in der Klärung von Finanzfragen erst erwerben (vgl. 2-I-02, 1-I-04).

Eine weitere Strategie besteht in der Wissensaneignung bzw. -erweiterung in Bezug auf die Erkrankung und mögliche Anlaufstellen zur Unterstützung und Entlastung. Neben dem Kontakt zu den Beratungsstellen und zu Angehörigengesprächskreisen berichten die Interviewee über unterschiedliche Wege der Wissensaneignung in Bezug auf das Krankheitsbild und vorhandene Versorgungsstrukturen: durch das Internet (1-I-01; 1-I-04), Bücher (3-I-01), FreundInnen (1-I-04; 3-I-01;), Zeitungsartikel (1-I-05; 1-I-01) oder dadurch, dass zuvor schon einmal ein/e Angehörige/r an Demenz erkrankt war (3-I-01; 1-I-03; 1-I-05). Im letzten Fall sind auftretende Symptome und der Alltag mit einem demenziell erkrankten Familienmitglied bereits bekannt. Ist das Krankheitsbild weitestgehend bekannt, erleichtert dies häufig den Umgang mit dem demenziell veränderten Angehörigen, da schwierige und herausfordernde Verhaltensweisen der Krankheit zugeordnet werden können. So berichten Frau Sander und ihre Töchter im Interview, dass ihre Mutter bzw. Großmutter in der Nachbarschaft erzähle, dass die Bank und die Familie ihr Geld stehlen würden. Da sie dies auf die Erkrankung zurückführen können, kann die Familie die Verhaltensweise tolerieren. Frau Sander berichtet:

> Und Geld ist glaub ich auch immer was ne was Demenzkranke ja immer überhaupt alte Leute glaub ich da ist sie jetzt auch ganz schlimm… Sie hat kein Geld auf der Bank und die haben ihr ganzes Geld weggenommen und ausgegeben und sie hat gar nichts mehr und sie braucht auch Geld für ihre Kinder und sie muss ihren Kindern was zu essen kaufen das ist ein ganz schlimmes Thema dann habe ich wieder ihr ganzes Geld ausgegeben ich sag du ich geh immer arbeiten… Ich brauch dein Geld nicht ich habe eigenes Geld. (1-I-03, Z. 645 ff.)

Die beiden Töchter ergänzen:

> Also mir schenkt sie manchmal zwanzig Cent dann sagt sie kauf dir was Schönes.
> (1-I-03, Z. 653 f.)
> Sie hat mir auch schon zehn Cent geschenkt das ich mir was kaufe. (ebd., Z. 656 f.)

Das erworbene Wissen um das Krankheitsbild bietet den Hauptbezugspersonen die Möglichkeit mit der Erkrankung umzugehen. Dabei wird den demenziell veränderten Menschen nicht per se ein intentionales Handeln abgesprochen, obwohl die Hauptbezugspersonen dieses oftmals nicht nachvollziehen können. Vielmehr gehen einige Hauptbezugspersonen von einer „anderen Intentionalität" aus, die für die von Demenz Betroffenen vor dem Hintergrund ihrer persönlichen Biographie durchaus Sinn machen kann. Dementsprechend berichtet ein Sohn, dass seine Mutter ihr Nähzeug außerhalb der durch ihn neu angeschafften Nähkästen lagert, ordnet die Bedeutung ihres Handelns aber auch in einen biographischen Kontext:

> Ja und sie weiß nicht was sie machen soll… Oder sie macht Dinge die sie früher schon immer gerne gemacht hat… Sie hat viel genäht für uns alle… Also auch Mäntel und kleine Anzüge und so und äh dann hatte sie immer so einen Nähkasten mit Knöpfen so für alle möglichen Ersatzknöpfe oder vielleicht auch für ein ganzes Teil wenn mal einer fehlte und es war kein passender zu bekommen und ich weiß ich weiß genau das sie das immer schon so machte und sammelte weil als kleine Jungen fanden wir das spannend und haben damit gespielt mit den Knöpfen… Ja und das macht sie jetzt auch ohne allerdings die Dinger zu benutzen ja… Sie sortiert die und hat inzwischen drei Nähkästen… Ich habe ihr zwei neue gekauft damit sie alles unterbringen kann äh nein aber die Sachen liegen rundherum oder auf der Fensterbank auch das so Klassiker wie ich gelernt habe. (3-I-03, Z. 267 ff.)

Im Umkehrschluss kann ein Grund für inadäquate Reaktionen auf Verhaltensweisen der von Demenz Betroffenen sein, dass diese nicht mit der Erkrankung in Verbindung gebracht werden und der Maßstab für intentionales Handeln der gleiche bleibt wie bei den Hauptbezugspersonen. So „prüft" eine Tochter ihre demenziell veränderte Mutter regelmäßig, ob diese Zeitschriften weiterhin liest und die Inhalte der von ihr mitgebrachten Zeitschriften wiedergeben kann (vgl. 3-I-05).

Insgesamt verfügt das Sample über gute Kenntnisse der Versorgungsstrukturen.[10] Die Hauptbezugspersonen haben sich die für sie passenden Entlastungsangebote ausgewählt und tauschen sich mit anderen Angehörigen (beispielsweise im Rahmen von Selbsthilfegruppen) über bestehende Angebote aus, was eine gute

---

[10] Diese Tatsache ist – zumindest teilweise – mit den Umstand zu erklären, dass alle Hauptbezugspersonen vor Beginn der Untersuchung bereits mindestens einmal Kontakt zu einer entsprechenden Beratungsstelle hatten (vgl. 4.3).

Kenntnis der Angebotslandschaft voraussetzt. Was schließlich gewählt wird, hängt
zum einen von den Vorstellungen der Hauptbezugsperson und zum anderen von
dem manchmal nur noch gemutmaßten Willen der Betroffenen ab. Dazu eine
Tochter:

> Weil K.-Altenheim ist zwar auch ganz schön aber da fühlt sie sich nicht so wohl weil
> die haben keine Tagespflege dabei... Und in C.-Stadtteil die machen sie dann auch
> schon mal mit in die Tagespflege wenn die jetzt gerade nicht voll besetzt sind es ist
> noch ein Plätzchen frei dann geht sie da mit hin das gefällt ihr gut... Aber das ist ne
> das muss doch jetzt so dieses so Feste so Aktivitäten die die dann machen... Da sind
> die in C.-Stadtteil auch sehr aktiv weil die Schwester S.-Vorname der Ordensschwester
> in C.-Stadtteil die macht da unheimlich viel... Grillfest am zweiten Mai ist Mai-Fest
> da wird dann gegrillt und dann machen sie dann haben sie ein Weinfest gemacht im
> Herbst. (1-I-02, Z. 17 ff.)

Im Gegensatz zu den Hauptbezugspersonen, die Entlastungsangebote beanspru-
chen, existieren auch Unterstützungsarrangements, bei denen keine oder kaum
Entlastungsangebote wahrgenommen werden, obwohl der Zugang zum Hilfesystem vorhanden ist und die Hauptbezugsperson sich autark im System bewegt.
Herr Severin beispielsweise wahrt seine Autonomie, indem er Dienste auf Distanz hält und Dienste und Institutionen, wenn überhaupt, dann nur nach seinen
Vorstellungen für sich arbeiten lässt. So droht zum Interviewzeitpunkt das Unterstützungsarrangement in der häuslichen Umgebung zu scheitern, da er keine
fremde Hilfe in der häuslichen Umgebung zulassen möchte. Aushandlungsprozesse in Bezug auf Hilfe- und Unterstützungsleistungen finden nicht statt. Dem
Unterstützungsarrangement fehlt damit die Vielfalt. Andererseits nimmt er aber
wöchentlich am Angehörigengesprächskreis teil (vgl. 2-I-03).

Selbstbehauptung als weitere Bewältigungsstrategie meint das Zurückziehen auf
eine rationale Planung und die Selbstinszenierung als Manager und Organisator
des Unterstützungsarrangements. Sie ist eine im Kontext dieser Untersuchung von
den männlichen Hauptbezugspersonen bevorzugt angewandte Bewältigungsstrategie (vgl. 2-I-02; 1-I-06; 3-I-05; 2-I-03). Auch wenn Frauen die Organisation des
Unterstützungsarrangements übernehmen, fallen ihre Beschreibungen in der Regel
emotionaler aus und sie thematisieren häufiger die Beziehungsebene (vgl. 3-I-05;
1-I-02; 2-I-02; 3-I-01).

Herr Roth bedient sich der Strategie der Selbstbehauptung sehr durchgängig.
In seinem Interview spielt Emotionalität allenfalls eine marginale Rolle und eine
explizite Beziehungsbeschreibung findet nicht statt. Im Vordergrund steht der rationale Umgang mit der Erkrankung. Die Darstellung von Fakten und fast schon
eine Rationalisierung der Situation beherrschen das Interview. Seine Erzählweise
wirkt an einigen Stellen fast schon dozierend:

> Ja ähm ein/eine wesentliche Auswirkung der Erkrankung das ist jetzt ein anderer Be-
> reich ist äh das also außerordentlich viel zu organisieren ist... Äh und das erfordert
> sehr viel Zeit... Das ist das Organisieren der Betreuung als solcher... Man muss
> sich darum kümmern wie äh wird man mit der Situation fertig wen kann man da
> hinzuziehen äh... Das kostet Zeit man muss mit vielen Leuten sprechen man muss
> Schriftkram erledigen äh und dann wenn man äh Hilfe in der Betreuung hat... Dann
> muss man also auch äh weiter na ja sagen wir mal so die die anfallende Logistik selbst
> bewältigen vor allen Dingen auch Entscheidungen treffen die der Patient nicht mehr
> selber treffen kann.... Äh ob der Aufenthalt im Haus/äh zu Hause noch mal unter-
> brochen werden kann durch ne [...] kurzzeitige Pflege in einer Pflegeeinrichtung.
> (2-I-01, Z. 177 ff.; Auslassung: S.F.-G.)

Offenkundig wird an dieser Interviewpassage, dass Herr Roth die Begrifflichkeiten
des Medizinischen Dienstes der Krankenkassen bzw. des biomedizinischen Pa-
radigmas übernimmt. Er konstruiert seine Frau als „Patient", also passiv, deren
Alltag gemanagt und organisiert werden muss. Er als Manager verhandelt nicht
mit den Diensten oder mit der Familie, sondern er gibt Anweisungen, seine durch
das biomedizinisch geprägte Paradigma gefärbte Perspektive ist die vorherrschende. Andere Perspektiven (beispielsweise die der Töchter oder der Haushaltshilfe)
scheinen nicht von Bedeutung. Darüber, warum in dem Interview mit ihm keine
Beschreibung oder Aussage zu der Beziehung mit seiner Frau erfolgt, kann an dieser
Stelle nur gemutmaßt werden. Vielleicht gibt ihm dieser Duktus Sicherheit, denn
er ermöglicht ihm, sich neben der Organisation des Unterstützungsarrangements
nicht mit seiner Emotionalität beschäftigen zu müssen. Insofern ist diese Strategie
durchaus eine Copingform: Seine Frau als Objekt von ihm organisierter Tätigkeiten
zu konstruieren, lässt eine Orientierung an Fakten und Rationalitäten zu, die für
ihn offensichtlich handhabbarer sind. Vor diesem Hintergrund ist möglicherweise auch seine Aussage zu verstehen, die er auf die Bitte, einen konkreten Tag zu
beschreiben, macht:

> Also die Situation ist die das ich äh ich/das meine Frau äh Hilfe braucht ganz umfas-
> send für alle körperlichen und geistigen Betätigungen... Wobei geistige Betätigung
> ohnehin nicht mehr möglich sind... Sie braucht also allumfassende Hilfe im Be-
> reich der Körperpflege im Bereich der Nahrungsaufnahme im Bereich der Mobilität
> und zwar allumfassende Hilfe also nicht nur eine begleitende Unterstützung sondern
> es muss also soweit das möglich ist von einer dritten Person alles übernommen
> werde... Das/die Körperpflege Waschen Zähne putzen Anziehen Unterstützung
> beim Toilettengang äh desgleichen bei der Nahrungsaufnahme äh... Die jetzige
> Krankheitssituation ist gekennzeichnet durch eine totale Passivität. (2-I-01, Z. 17 ff.)

In einigen Interviews berichten die Hauptbezugspersonen von starken eigenen körperlichen und/oder psychischen Symptomen (3-I-04; 3-I-01; 3-I-03; 1-I-01; 2-I-02)
aufgrund der Belastung, die in diesem Kontext als Folge fehlender bzw. nicht pas-

sender Bewältigungsstrategien angesehen werden können. Als Konsequenz dieser Symptome erfolgt dann häufig eine Fokussierung auf eine bessere Selbstfürsorge in der Zukunft, die mit Rekurs auf die eigenen Beschwerden u. U. leichter zu begründen ist. Insofern kann in diesem Punkt ein sekundärer Krankheitsgewinn beobachtet werden. Indem die Hauptbezugspersonen infolge der körperlichen und/oder psychischen Symptome und unter Bezugnahme auf die eigenen gesundheitlichen Beeinträchtigungen für sich mehr Entlastung einfordern (können), wird der Versuch unternommen, die Balance zwischen Selbstfürsorge und Fremdfürsorge wieder herzustellen. In einigen Fällen geht die Strategie nicht auf, so berichtet Frau Rimm gleich zu Beginn des Interviews:

> Also heute mh bin ich ähm beim Arzt gewesen weil ich körperliche Beschwerden ähm auch hatte… Also ich habe an beiden Händen Karpaltunnelsyndrom durch meine/ja durch meine berufliche Tätigkeit einfach und ich habe gesagt ich hätte gerne ne Auszeit… Ja sagt er das geht nicht ne… Wenn sie jetzt sagen sie sind psychisch so belastet… dann kommen sie in eine Schiene rein ja das kann ich nicht verantworten das ist nicht bei ihnen gegeben…. Ja aber mh habe ich gedacht hinterher das kann doch nicht möglich sein ne das man dann erst eine psycho/ne fertig sein/machen muss ne um dann ne Auszeit zu bekommen. (3-I-01, Z. 6 ff.)

Frau Hanrath beschreibt in ihrem Interview, wie schwer es ihr fiel, temporär einen Teil der Fürsorgeverpflichtung an Professionelle abzugeben. Zu Beginn der Erkrankung besuchte ihre Mutter lediglich sporadisch eine Tagespflegeeinrichtung, bis sie wieder anfangen wollte zu arbeiten. Dass ihre Mutter positiv auf die Aufenthalte in der Tagespflege reagierte, machte es Frau Hanrath leicht diese auszuweiten. Das Einsetzen eines Sprachfehlers bei der Hauptbezugsperson wird im Interview als Schlüsselmoment dargestellt:

> Das ging dann alles so lange gut bis ich meinen Sprachfehler kriegte und dann war für mich klar ich muss Mama noch mehr ich muss mich da noch mehr entlasten… Ja und so bin ich jetzt auf vier Tage Tagespflege gekommen… Sie sollte da zwar erst nur sporadisch sein nur mittlerweile also ich bin wirklich dadurch das ich wieder arbeiten wollte und tuppern gegangen bin an die Tagespflege gekommen… Durch Zufall weil das fiel mir dann wieder ein ach ja Mama Tagespflege klappt ja und ja dadurch bin ich überhaupt auch wieder ins Berufsleben rein gekommen… Sonst könnte ich das Tuppern auch vergessen ne… Ja und jetzt macht sie vier Tage in der Tagespflege und das gefällt ihr sehr gut. (1-I-02, Z. 771 ff.)

Die nächste im Rahmen dieser Studie identifizierte Bewältigungsstrategie wurde als Bewältigungsstrategie mit maladaptiver Wirkung kodiert. Darunter sind Strategien subsummiert, die kurzfristig zu einer Bewältigung bzw. Vermeiden von Stresssituationen führen, mittel- und/oder langfristig jedoch durchaus negative Folgen für die Hauptbezugspersonen haben können. Auffallend ist dabei, dass diese Hauptbezugspersonen (vgl. 2-I-02; 2-I-03; 3-I-02; 3-I-03; 3-I-04) kein Interesse an Themen jenseits von Pflege und Betreuung ihrer Angehörigen aufrechterhalten können. Sie ziehen sich aus dem sozialen Leben zurück. Einen möglichen Grund dafür beschreibt Frau Richert: Die Demenz ihres Mannes erfordert den Verstoß gegen soziale Konventionen, was bei ihr Beschämung auslöst. Dementsprechend nimmt sie mit ihrem Mann nicht mehr am sozialen Leben teil:

> Urlaub das ist alles weg dann ähh das war auch eine Schwierigkeit ohne Orientierung er konnte also in fremden Häusern auch nicht alleine zur Toilette da kam er dann mit den Armaturen nicht zurecht und dann merkt man wie Menschen reagieren… Ich habe ihn in die Damentoilette mitnehmen müssen und da habe ich schon immer gedacht hoffentlich kommt da nicht jemand und meistens kam auch jemand und meistens auch sehr empfindliche Damen… Und da haben sie dann auch ihren Verdacht gekriegt dann mussten sie sich entschuldigen und eine kurz Erklärung und dann denkt man sich lass es bleiben du hast keine Lust mehr da dran und dann bleibt es auch dann sie sie bauen ab im Grunde genommen […] Ja sie ich sag es jetzt immer so sie verlieren sich selbst weil alles was sie interessiert interessieren würde oder interessiert hat müssen sie immer den Satz dahinter sagen geht nicht es geht nicht… Wenn ich könnte ne/wir wir Freundinnen sind dann schon mal in Museen gegangen wir haben auch mit Führungen Museen besucht ganz früher haben wir auch mal drei Tage eine Reise gemacht so eine Kulturreise gemacht drei oder vier Tage… Das ist ähh alles weggefallen […] Alle diese Dinge oder mal einfach am Abend irgendwo hin zu gehen oder essen zu gehen oder das man sich trifft das ist alles weg. (2-I-02, Z. 191 ff.; Auslassung: S.F.-G.)

Werden soziale Kontakte längerfristig vernachlässigt, kann dies zu Unsicherheiten in der Kommunikationsfähigkeit führen, weil die Praxis fehlt. Dies führt noch stärker zu sozialem Rückzug. So erzählt Herr Horchert:

> Naja und dann Kommunikation sehen sie ja ist ja sowieso schwierig ne… Ist dann manchmal schon so weit wenn jemand kommt ich soll mich unterhalten ich weiß gar nicht mehr worüber ich mit ihm sprechen soll das verlernt sie fast ne ist so… Ja weil man das nicht pflegt ne haben kaum Gespräche Gesprächspartner. (3-I-02, Z. 621 ff.)

Der Rückzug aus sozialen Bezügen kann zwar temporär weniger Termine und damit weniger Organisationsaufwand und Stress – beispielsweise durch das Vermeiden von Situationen mit Kommunikationsnotwendigkeit – bedeuten, dessen ungeachtet führt ein dauerhafter sozialer Rückzug aber zu einem Rückgang der sozialen Bezüge, bis diese irgendwann nicht mehr zur Verfügung stehen. Dabei sind Gespräche mit anderen Personen und soziale Kontakte häufig genannte und angewandte individuelle Copingstrategien. Soziale Bezüge in den unterschiedlichsten Formen werden häufig als „Inseln" im Alltag und als Gegengewicht zu Fürsorgeverpflichtung beschrieben. Bei den Interviewee, die Bewältigungsstrategien mit maladaptiven Folgen anwenden, gelingt der individuelle und familiale Aushandlungsprozess zwischen Selbstfürsorge und Fremdfürsorge nicht, sie neigen dazu – so könnte an dieser Stelle vorsichtig formuliert werden – bei der Bewältigung von Stressereignissen die Selbstfürsorge zu vernachlässigen, dies geht sogar bis zur Selbstaufgabe. Dazu noch einmal Frau Richert:

> und eigentlich dann nur noch alles andere vergessen und nur noch da für diese Person da sein und organisiert haben und dann haben sie praktisch nichts mehr für sich persönlich aber es ist eine gewisse Ruhe eingekehrt in Anführungszeichen. (2-1-02, Z. 424 ff.)

Im Falle von Frau Richert kommen als erschwerende Rahmenbedingungen hinzu, dass sie darüber hinaus durch ihre Familienkonstellation wenige Spielräume hat, in der Fremdfürsorge durch ein Familienmitglied entlastet zu werden, und die Möglichkeiten zur professionellen Entlastung u. a. durch die Angebotsstruktur begrenzt sind.

Die letzte im Rahmen dieser Studie vorgestellte Bewältigungsstrategie wurde als Gesprächskontrolle kodiert. Damit ist das beobachtete Phänomen beschrieben, dass einige Hauptbezugspersonen (vgl. 2-I-01; 1 I-06; 3-I-03; 1-I-02; 1-I-01; 2-I-03) das Interview so stark steuern und immer wieder von dem Thema der Pflege und Betreuung bei Demenz abschweifen, um so über von ihnen favorisierte Themen sprechen zu können. Im Alltag scheinen ihnen häufig die GesprächspartnerInnen und somit das sprichwörtliche „offene Ohr" zu fehlen (vgl. exemplarisch 3-I-04).[11] Das Interview stellt für sie folglich eine gute Gelegenheit dar, über Themen zu sprechen, die sie interessieren. Auf Fragen der Interviewerin gehen diese Interviewee bisweilen nicht ein, sondern lenken das Gespräch in eine andere Richtung: Beispielsweise verfallen sie in Narrationen über die Vergangenheit, erzählen die persönliche Lebensgeschichte oder beantworten nur Fragen, die aus ihrer Sicht berechtigt sind. So antwortet Herr Roth auf die Frage, an wen er sich wenden würde, wenn er im Alltag Hilfe bräuchte: „So aus ihren Fragen entnehme ich das sie keine rechte Vorstellung haben wie so der Alltag ablaufen kann" (2-I-01, Z. 162 f.). Und Herr Scholtes antwortet auf die Einstiegsfrage, wie sich der Alltag heute von dem Alltag vor Beginn der Erkrankung unterscheidet:

> Ja also da muss ich anders anfangen... Mein Vater ist krank aus dem Krieg zurückgekommen war in russischer Gefangenschaft und ähm hatte TBC und das ist dann zunächst nicht erkannt worden... Und dann hat er ähm viel Zeit in Kliniken in Sanatorien verbracht und äh er war also praktisch nicht wie soll ich sagen nicht immer

---

[11] Frau Krichert beispielsweise erzählt, dass die FreundInnen und Bekannten sie nicht mehr besuchen und ihr die GesprächspartnerInnen fehlen.

> präsent für mich als kleinen Jungen… Ja und ich war sozusagen so jetzt aus der aus der zeitlichen Entfernung gesagt einfach war sozusagen der Ersatzpartner meiner Mutter damals schon als ganz kleines Kind… Und das hat sich dann fortgesetzt mein Vater ist dann immer weiter krank geworden und hat Folgeerkrankungen gehabt einen Lungenflügel verloren dadurch hat sich das Herz verschoben und so weiter und so fort… Ist dann ganz früh aus dem Berufsleben ausgeschieden mit Anfang 40 und ähm ähm und war eigentlich auch immer irgendwie kränklich oder tatsächlich auch krank und ähm vielleicht hat er es auch manchmal nur vorgeschoben wenn ihn bestimmte Dinge nicht interessierten dann war ich derjenige der meinen Mutter begleitete zu was weiß ich ähm Literaturabenden oder irgendwas. (3-I-03, Z. 5 ff.)

Die Strategie, in sozialen Kontakten – und mögen es solche mit fremden Personen sein – über von den Hauptbezugspersonen favorisierte Themen zu sprechen, kann als Versuch interpretiert werden, sich noch mit anderen Themen außer den ihren Alltag bestimmenden Themen der Pflege und Betreuung bei Demenz zu beschäftigen. So erzählt Herr Faun beispielsweise die Geschichte mit der „Wünschelrute" (1-I-06, Z. 157), die nicht im direkten Zusammenhang mit der Demenzerkrankung seiner Frau steht, sondern vielmehr den Begründungszusammenhang dafür liefert, warum er – quasi als persönliches Statement – an Wünschelruten glaubt. Dies ermöglicht ihm, sich in der Interaktion mit anderen Personen nicht ausschließlich als pflegender Angehöriger zu inszenieren. Die Anerkennung als Bürger und an anderer Stelle als Nachbar bringt ihm auf gesellschaftlicher Ebene Anerkennung.

Insgesamt zeigt die Analyse dieser Achsenkategorie eine breite Palette an unterschiedlichen Copingstrategien: Einige der angewandten Strategien beziehen sich unmittelbar auf die Person der Hauptbezugsperson und können somit als selbstbezogene Copingstrategien bezeichnet werden. Die Erweiterung des eigenen Wissens um das Krankheitsbild und um Versorgungsstrukturen sowie die Kompetenzerweiterung gehört hierzu.

Andere von den Hauptbezugspersonen im Rahmen der vorliegenden Untersuchung angewandte Copingstrategien beziehen sich eher auf die Einbeziehung des Umfelds, hierzu gehört beispielsweise die Inanspruchnahme professioneller und ehrenamtlicher Hilfs- und Unterstützungsangebote oder Gespräche mit FreundInnen.

Die Analyse zeigt, dass nicht alle Copingstrategien eine langfristig positive Wirkung für die Hauptbezugspersonen haben. Einige angewandte Strategien führen zwar zu einer kurzfristigen Vermeidung oder Bewältigung der Stresssituation, haben aber längerfristig negative Folgen für die Hauptbezugspersonen. Der soziale Rückzug, wie er in vielen Interviews beschrieben wird, hat beispielsweise längerfristig negative Auswirkungen auf die Morphologie der sozialen Netzwerke, indem potentielle UnterstützerInnen nicht mehr zur Verfügung stehen.

Einige Copingstrategien dienen der Fokussierung auf bestimmte Sachverhalte und Themen: Männliche Hauptbezugspersonen inszenieren sich in einer bestimmten Art und Weise als Macher und Organisator der Unterstützungsarrangements und können so unliebsame Aspekte, die mit der Erkrankung beispielsweise auf der Beziehungsebene einhergehen, ausblenden. Insofern können diese Strategien als abwehrende charakterisiert werden, da sie der Themenvermeidung bzw. -fokussierung dienen. In diese Gruppe gehört auch die Kontrolle des Interviewverlaufs: Indem über andere Themen gesprochen wird, wird eine Identifikation mit anderen Rollen als der der/des pflegenden Angehörigen möglich.

An dieser Stelle sei darauf hingewiesen, dass die Darstellung verschiedener Copingstrategien nicht den Eindruck vermitteln soll, als wäre ein Scheitern von Unterstützungsarrangements monokausal auf fehlende oder nicht angemessene Copingstrategien zurückzuführen. Dass erste Erklärungsansätze für nicht (mehr) tragfähige Unterstützungsarrangements nur multikausal verstanden werden können und besonders die strukturellen Rahmenbedingungen vorhandene Handlungsspielräume bestimmen, vor deren Hintergrund Copingstrategien auch ein Stück weit ausprobiert, erlernt und wieder verworfen werden können, wird erneut in Kap. 6 diskutiert.

5.3.4 Beziehungsveränderung

In allen vierzehn Interviews thematisieren die Interviewee die Beziehungsveränderung zu dem demenziell veränderten Familienmitglied seit dem Auftreten der Demenzsymptome. In sieben Unterstützungsarrangements zeichnet sich ein *geschlechtsspezifisches Rollenverständnis* ab. Die männlichen Bezugspersonen konstruieren sich eher als Organisator des Unterstützungsarrangements und rationalisieren die Pflege- und Unterstützungsanforderungen. Die Frauen beschreiben vorwiegend die Veränderungen auf der Beziehungsebene und übernehmen in der Regel auch die pflegenahen Tätigkeiten. In elf Interviews kommt es aufgrund der demenziellen Veränderung eines Angehörigen zu *einer Rollenumkehr bzw. -zementierung.* Eine weitere Dimension dieser Achsenkategorie kann in vivo mit *Immer Selber* kodiert werden und kommt ebenfalls in elf Interviews vor. Die Dimension *Erkrankte/Erkrankter als Subjekt* meint die Tatsache, dass die demenziell veränderten Menschen weiterhin als Subjekte konstruiert werden und Aushandlungsprozesse zwischen Hauptbezugsperson und ihren Angehörigen mit Demenz, beispielsweise in Bezug auf die Alltagsgestaltung, weiterhin stattfinden. Im Sample konnte sie insgesamt elf Mal identifiziert werden. Zwei Interviews zeichnen sich eher durch eine *Entpersonalisierung* in der Darstellung der demenziell veränderten Menschen durch die Interviewee aus, hier finden keine Aushandlungsprozesse (mehr) statt. Erwähnenswert ist in diesem Zusammenhang der Umstand, dass die betreffenden Hauptbezugspersonen im gesamten Arrangement der Unterstützung nicht aushandeln, sondern eher anweisen, wer was wann zu tun hat.

Ein geschlechtsspezifisches Rollenverständnis wird implizit und/oder explizit in einigen Interviews deutlich. Der Mann ist eher der Manager, Organisator und Versorger, während die Frau die pflege- und haushaltsnahen Tätigkeiten übernimmt.[12] Die männlichen Hauptbezugspersonen lehnen dabei pflegenahe Tätigkeiten explizit häufiger ab (vgl. 2-I-01, 3-I-03), während die Frauen neben diesen Tätigkeiten häufig zusätzlich den Haushalt und die Organisation des Pflegearrangements übernehmen (vgl. 1-I-02; 3-I-04; 3-I-01). Auffallend ist, dass in den Interviews mit weiblichen Hauptbezugspersonen die Beziehungsebene häufiger thematisiert wird: So berichtet Frau Hanrath vom täglichen Zähneputzen mit ihrer an Demenz erkrankten Mutter:

> Und will dann spülen und dann guckt sie wo sie das wohl hinspucken darf… Ich sag dann dann packe ich sie so an die Wange und streichel sie so ein bisschen ich sag schlucken schlucken ehrlich ich sag ja… Wie soll ich es sonst machen ich kann ja nicht sagen schluck schluck schluck das versteht sie ja dann nicht ne also da muss man sie so schon irgendwie so ein bisschen ich mache immer sehr viel mit Körperkontakt ich versuche es immer über Körperkontakt zu machen… Wobei mein Mann auch schon gesagt hat du hältst immer nur Händchen mit deiner Mama das ist falsch das muss man nicht machen. (1-I-02, Z. 195 ff.)

In den Unterstützungsarrangements, in denen der Mann sich als Manager, Organisator und Versorger inszeniert, wird deutlich, dass diese Rollenaufteilung in der Beziehung schon lange Bestand hat: So berichtet Herrn Severin, dass die Zukunftsplanung der Beziehung stets von seinem beruflichen Werdegang abhängig gemacht wurde, diese Rollenverteilung also auf eine lange Beziehungstradition zurückblickt:

> Das hing aber alles mit meiner beruflichen Entwicklung zusammen… Also hier […] hatte ich das Studium beendet und dann haben wir uns verlobt und da hatte ich

---

[12] Als Bewältigungsstrategie einiger männlicher Hauptbezugspersonen wurde ein Teil des Phänomens schon als „Selbstbehauptung" (vgl. 5.3.3) beschrieben. Dies macht den Umstand deutlich, dass die angewandten Bewältigungsstrategien von der Beziehungsdefinition und der Vorstellung der Hauptbezugsperson von Demenz abhängig ist. Bewältigungsstrategien beschreiben dabei eher die phänomenologische Ebene, während die Beziehungsebene sich der Tiefendimension widmet. Der Zusammenhang scheint folgender: Wenn der/die PartnerIn als Objekt von Management- und Pflegehandlungen betrachtet wird, wird zwangsläufig eine andere Beziehung unterhalten und in der Folge werden andere Bewältigungsstrategien eingesetzt, als wenn der/die PartnerIn als Subjekt mit eigenen Wünschen konstruiert wird.

> meine weitere berufliche Ausbildung als Beamter bei der Verwaltung beendet und
> dann haben wir dann geheiratet. (2-I-03, Z. 75 ff.; Auslassung: S.F.-G.)

Das Beziehungsverhältnis kann insofern als tradiert bezeichnet werden, als dass Herr Severin über den höheren Bildungsabschluss verfügt. Seine Frau kommt aus einer ländlichen Gegend und musste früh auf dem Hof der Eltern helfen. Vor Beginn der Erkrankung hatten sie eine klassische Rollenaufteilung: Er hatte die Rolle des Versorgers, sie die Rolle der Hausfrau und Mutter. Im gesamten Interview beschreibt er sich als liebevoller Ehemann, so berichtet er beispielsweise von Gesprächen mit einem Nachbarn zu dem Zeitpunkt, als seine Frau bereits in einer Kurzzeitpflegeeinrichtung ist: „und dann sagt der Nachbar immer ihnen fehlt ne Frau und dann sag ich immer mir fehlt nicht eine Frau mir fehlt meine Frau nicht eine sondern meine Frau fehlt mir" (2-I-03, Z. 55 ff.). Gleichzeitig werden die Wünsche seiner Frau im Interview überhaupt nicht thematisiert. Zum Interviewzeitpunkt droht das Unterstützungsarrangement in der häuslichen Umgebung zu scheitern, weil seine Frau mittlerweile gelähmt ist und ihre Versorgung für ihn eine körperliche Überforderung darstellt. Gleichzeitig lässt sein Drang nach Autonomie nicht zu, dass er Hilfe durch andere Personen im Haushalt zulässt. Ob das ihren Wünschen entspricht, bleibt offen. Sein Lebenssinn scheint aktuell in der Pflege seiner Frau – allerdings nach seinen Vorstellungen – zu bestehen. Gleichzeitig konstruiert er seine Frau im Beziehungsverlauf passiv, indem er verdeutlicht:

> aber meine Frau nicht aber die hat nie Schwierigkeiten gemacht... Sie war immer/wir haben auch immer alles entweder zusammen gemacht oder in Absprache ne in gegenseitiger Absprache... Nicht das der eine Hüh und der andere Hot gemacht hat das gabs nicht... So sind wir immer bestens ausgekommen und ich würde sagen meine Frau verdient das ich mich jetzt in ihrem Zustand weiter um sie kümmere. (2-I-03, Z. 212 ff.)

Solange er der Souverän und seine (Entscheidungs-) Autonomie bestehen bleibt, kann er sich um seine Frau kümmern. Zum Interviewzeitpunkt war seine Frau bereits in der Kurzzeitpflege, da Herr Severin die Pflege zu Hause nicht mehr ohne fremde Hilfe bewältigen konnte. Auf die mit der Inanspruchnahme von Hilfen durch andere formelle oder informelle HelferInnen einhergehenden Aushandlungsprozesse kann er sich dennoch nicht einlassen, da sie seinem Drang nach Autonomie entgegenstehen.

Auch bei der einer jüngeren Generation angehörenden Familie Rimm (3-I-01) gibt es eine klassische Rollenaufteilung: Sie arbeitet in Teilzeit und pflegt die Mutter ihres Mannes. An den Wochenenden, an denen ihr Mann ihr einen Teil der Arbeit abnehmen könnte, bleibt sie ebenfalls Hauptverantwortliche und Ansprechpartnerin. Wichtige Entscheidungen überlässt sie jedoch ihm, beispielsweise, ob ihre

Schwiegermutter einen Blasenkatheter bekommt, obwohl sie durch den täglichen Umgang auf den ersten Blick kompetenter für diese Entscheidung zu sein scheint. Sie berichtet: „und ähm da haben wir dann/hat mein Mann dann gesagt ja gut dann lassen wir das machen" (3-I-01, Z. 445 f.).

Frau Richert beschreibt ebenfalls eine eher tradierte Rollenaufteilung in ihrer über vier Jahrzehnte andauernden Beziehung: Ihr Mann war der Souverän und sie hatte die passive Rolle. Ihr Mann hat sich um die Bankgeschäfte, die Vermietungen der Eigentumshäuser und die Urlaubsplanung gekümmert. Er war immer richtungsweisend, bei gemeinsamen Ausflügen hat er die Richtung vorgegeben und sie konnte sich darauf verlassen. Frau Richert hat die Rolle der Hausfrau und Mutter übernommen. Auch zu Beginn der Erkrankung folgt sie ihm noch und lässt ihn sogar nach der Diagnosestellung noch Auto fahren:

> Und da hat er mich auch nicht rangelassen… Auto fahren war eine Katastrophe ich durfte nicht Auto fahren ich durfte es nicht einmal anfassen [. . .] Ja also das da kein Loch vorn im Auto ist weil ich immer mit gebremst habe das ist also ein Wunder… Bis bis der Radius wie gesagt nur noch zum Einkaufen ganz kurz aber dann musste ich schon dreimal sagen es ist rot (2) und da muss er wohl auch selber mal erschrocken sein und auf einmal hat er sich einfach daneben gesetzt… Und da war das erledigt aber es hat lange gedauert… Und somit sind wir auch nirgends hingekommen weil ich nicht Auto fahren durfte er wurde richtig böse. (2-I-02, Z. 71 ff.; Auslassung: S.F.-G.)

Deutlich wird an dieser Passage, dass Frau Richert sich dem Willen ihres Mannes noch untergeordnet hat, als die medizinische Diagnose Demenz schon gestellt war. Selbst danach beansprucht er weiterhin die Entscheidungsautonomie. Auch die zu einem späteren Zeitpunkt erfolgte Entscheidung nicht mehr Auto zu fahren, traf Herr Richert.

Das Fallbeispiel von Frau Richert macht deutlich, wie schwer es für die Hauptbezugspersonen ist, Rollenverteilungen, die sie über Jahrzehnte praktiziert haben, aufzugeben. Bedingt durch die demenzielle Veränderung kommt es jedoch in einigen Fällen (wie bei Frau Richert) zwangsläufig zu einer Neujustierung bestehender Rollenverhältnisse. In den Fällen, in denen der Mann vor Beginn der Erkrankung der Souverän war, fällt es den Frauen teilweise schwer, diese Rolle zu übernehmen und insgesamt scheint dies ein sehr langwieriger Prozess. So berichtet Frau Richert:

> Also ich musste mir immer alles erarbeiten also dann immer die Geldgeschäfte diese Ganze wo ich dann gemerkt habe um Gottes Willen der hat ja alles verkehrt gemacht teilweise weggeworfen [. . .] Da müssen sie die die Geldsachen immer wahrnehmen dann müssen sie einsperren dann müssen sie die es ist immer wieder eine Überwindung es ist ja ein erwachsener Mann… Wir sind ja jesses wie lange sind wir verheiratet 47 Jahre verheiratet… 47 Jahre. (2-I-02, Z. 242 ff.; Auslassung: S.F.-G.)

Und an einer anderen Stelle im Interviews stellt sie ihre Situation resümierend fest: „Sie haben einen Partner den sie verloren hat trotzdem verloren haben er ist wie ein Kind" (2-I-02, S. 317 f.).

Umgekehrt beschreiben die Männer in Beziehungen mit bisher klassischen Rollenaufteilungen, wenn ihre Ehefrauen an Demenz erkranken, was sie alles an haushaltsnahen Tätigkeiten lernen mussten, seit ihre Frauen diese aufgrund der demenziellen Veränderung nicht mehr ausführen können. Ihre Beschreibungen des Verlusts der Paarbeziehung sind insgesamt rationaler und weniger emotional und mehr auf den Verlust der Frauen als Gesprächspartnerinnen (vgl. 3-I-02; 2-I-01; 1-I-01) und Verantwortliche für den Haushalt konzentriert. In diesen Kontext ist es einzuordnen, wenn Herr Lachter berichtet:

> Das macht sich schon im alltäglichen Gebrauch bemerkbar zum Beispiel im Haushalt... Früher hat meine Frau den ganzen Haushalt geschmissen geht heute nicht mehr... Das heißt es betrifft kochen aufräumen abwaschen und und und ne. (1-I-01, S. 4 ff.)

Die Gruppe der weiblichen Hauptbezugspersonen beschreibt ebenfalls häufig ihre Probleme mit der Rollenumkehr, wenn sie die Verantwortung für ihre an Demenz erkrankten Angehörigen übernehmen müssen. Stellenweise werden diese mit Kindern verglichen und die Rollenumkehr so explizit gemacht: Früher waren die Mütter oder die (Ehe-)Partner häufig diejenigen, bei denen man sich Ratschläge holen konnte, deren Meinung Bedeutung beigemessen wurde. Mit der Demenzerkrankung erfolgt eine Rollenumkehr: Aus den Hauptbezugspersonen werden plötzlich diejenigen, die alles für die Eltern/(Ehe-) Partner organisieren und entscheiden müssen. So ist es zu erklären, dass Frau Hanrath, nach dem Unterschied im Alltag mit und ohne Demenz gefragt, äußert: „Also das Ganze für jemand anderen organisieren und entscheiden ist der größte Unterschied" (1-I-02, S. 4 f.). Der Vergleich mit den Fähigkeiten eines Kindes ist im Rahmen dieser Untersuchung die häufigste Nennung (vgl. 1-I-01; 1-I-03; 1-I-02; 3-I-02; 2-I-02) und besonders bei den Frauen präsent. Dabei ist den Hauptbezugspersonen bewusst, dass bei Kindern üblicherweise ein Fortschritt in puncto Selbstständigkeit erfolgt, während bei einer demenziellen Veränderung eher mit weiterem Nachlassen der Fähigkeiten im täglichen Leben zu rechnen ist (vgl. 1-I-02). Auch die pflegenden Söhne thematisieren das Phänomen der Rollenumkehr. Herr Scholtes bringt es auf den Punkt, wenn er berichtet:

> früher war meine Mutter ein Mensch ich kenne sie als einen Menschen der mich natürlich als ich Kind war betreut hat und der mir geholfen hat der mir alles beigebracht hat und später war sie immerhin ein ebenbürtiger Gesprächspartner immer... Ja oder auch mit dem man sich beraten konnte und und das kippt jetzt nach und nach

vollkommen weg ja ich kann mit ihr nichts mehr beraten… Ja sie fragt mich Dinge
wo ich dann nur noch innerlich mit dem Kopf schütteln kann ich fühl mich dann oft
sehr sehr allein auch mit diesem Problem ja. (3-I-03, S. 541 ff.)

Eine der größten Herausforderungen scheint folglich darin zu liegen, diese Rollen-
veränderungen im Alltag zu bewältigen, wobei aus den Interviews hervorgeht, dass
die Interviewee damit sehr individuell umgehen. Die Gruppe der pflegenden Töchter weist in diesem Punkt eine auf die Beziehung gerichtete, eher emotional gefärbte
Narration auf, während die pflegenden Ehemänner überwiegend pragmatische, auf
das Erlernen von Fertigkeiten gerichtete Erzählungen liefern.

Neben der Rollenumkehr hat die Demenz in einigen Fällen (vgl. 2-I-01; 2-I-
03) eine Verstärkung der bestehenden Rollen, d. h. eine Rollenzementierung, zur
Folge. Wenn – in den vorliegenden Fällen – die männliche Hauptbezugsperson
vor Beginn der Erkrankung der Ehefrau bereits der Souverän war und die Frau
erkrankt, dann kann es zu einer Zementierung bestehender Rollenverhältnisse auf
der Beziehungsebene kommen. So berichtet Herr Severin von seiner Frau im Interview, dass sie nie Schwierigkeiten gemacht habe und nie „zickig" war, auch nicht
als die Diagnose gestellt wurde. Mit dem Fortschreiten der Demenzerkrankung
hat sie zunächst ihre Sprache verloren und ist zum Interviewzeitpunkt ganzkörpergelähmt. Außenstehende erfahren durch das Interview nichts darüber, wie sie
ihre Versorgung empfindet. Herr Severin charakterisiert seine Frau im Interview
folgendermaßen:

Aber da sehen sie auch ihr ganzes Wesen kommt da also zum Ausdruck […] Sie
war immer angenehm… Das Wort zickig kannte sie nicht […] Aber sie hat sich im
Wesen das ist mein ganz großes Glück nicht verändert… Sie hat mit niemandem
Schwierigkeiten sie macht keine Schwierigkeiten. (2-I-03, Z. 99 ff.; Auslassung: S.F.-
G.)

Dass seine Frau zum Interviewzeitpunkt in einer Kurzzeitpflegeeinrichtung ist,
begründet Herr Severin folgendermaßen:

Und ne 24 h Betreuung zu Hause ist für mich nicht wirklich ne Alternative ne ich
hätte es mir ja finanziell leisten können das wäre keine Frage gewesen aber also ne
fremde Person äh in meinem Haushalt rummachen zu lassen und äh die (2) mehr
oder weniger also äh das sagen zu haben ne das wäre also für mich nicht (1) geworden
das muss ich ehrlich sagen… Das hätte mir/meinen Kreis auch sehr gestört. (2-I-03,
Z. 458 ff.)

Hier wird deutlich, dass Herr Severin Sorge hat, durch die Inanspruchnahme von
Entlastungsangeboten Teile seiner Selbstbestimmung einzubüßen. Außerdem werden die vor Beginn der Demenzerkrankung in diesem Arrangement bestehenden

Rollenverhältnisse durch die Demenz verstärkt. Die „gute" Ehefrau, die niemandem Schwierigkeiten macht, wird zur „guten" Demenzerkrankten, die niemandem Schwierigkeiten macht. Durch die Demenz wird die passive Rolle von Frau Severin durch die eintretende Hilfebedürftigkeit noch verstärkt. Die (Entscheidungs-) Autonomie lag – nach seiner Darstellung – auch vor der Erkrankung schon bei Herrn Severin, die Demenzerkrankung zementiert dies lediglich.

Ein Phänomen, das mit der Demenzerkrankung eines Angehörigen für die Hauptbezugsperson häufig einhergeht, wurde im Rahmen dieser Untersuchung in vivo mit „Immer Selber" kodiert. Damit ist die Beobachtung beschrieben, dass die Hauptbezugspersonen im Interview ihre aktuelle Situation und ihre Rolle im Unterstützungsarrangement reflektieren: Der/die demenziell veränderte Angehörige, mit dem/der die Hauptbezugspersonen häufig bis zu 24 h zusammen ist, wird folglich nicht mehr als GesprächspartnerIn attribuiert. Als Hauptbezugspersonen sind sie zwar fast nie alleine, aber irgendwie doch. Ein Paradoxon, das die Alltagsbewältigung noch erschwert. Für viele Hauptbezugspersonen scheint gerade deshalb eine der größten Einschränkungen zu sein, dass immer wenn sie das Haus wirklich alleine, beispielsweise zum Einkaufen oder für Unternehmungen, verlassen wollen, sie vorher die Betreuung für das demenziell veränderte Familienmitglied organisieren müssen, spontan geht das meist nicht. Herr Roth reflektiert seine Situation folgendermaßen:

> Gut ja äh ein weiterer Punkt ist äh das und das ist finde ich ganz gravierend äh das die Möglichkeiten der eigenen Lebensgestaltung so wie man sie haben würde ohne die Demenzerkrankung also auch in meinem oder unserem Alter haben würde das die das die vollständig weggefallen sind… Man ist also ganz abhängig von der Pflegesituation also gewissermaßen fremdbestimmt durch die Pflegesituation und äh kann also also nichts planen und machen ohne da ständig mit konfrontiert zu sein ohne sich da ständig drum zu kümmern und äh es gehen also auch alle gesellschaftlichen und freundschaftlichen Kontakte den Bach runter… Man ist ja alleine einmal ist man hier mehr oder weniger angebunden und zum anderen äh will man ja auch nicht alleine Freundschaften und äh und Bekanntschaften pflegen sowie man das früher getan hat… Es würde dann ja auch ne ganz andere Qualität haben… Ja und und dann ist das Interesse von Bekannten und Freunden daran weiter Kontakt zu haben also auch deutlich geringer… Ich will das mal so ausdrücken… Nein es kommen eben auch keine Freunde und Bekannte von früher die kommen eben nicht mehr. (2-I-01, Z. 252 ff.)

Aus dieser Interviewpassage wird deutlich, dass neben der durch die Pflegesituation eingetretenen Fremdbestimmung auch die Freund- und Bekanntschaften nachlassen, was das subjektive Empfinden von „Immer Selber" noch verstärkt. Dass sich diese Beziehungen aufgrund der Demenzerkrankung verändern, beschreiben alle Interviewee. Im Alltag fehlt ihnen somit häufig der Ansprechpartner/die Ansprechpartnerin, obwohl de facto immer jemand anwesend ist. In diesem Zusammenhang reflektiert Herr Severin: „Aber die Gefahr dass man selber vereinsamt ist schon da... Man hat ja keinen Ansprechpartner mehr" (2-I-03, Z. 285 ff.). Hinzu kommt, dass sie immerzu für jemand anderen die Entscheidungen treffen müssen. In diesen Kontext ist es einzuordnen, wenn Frau Richert ihre Situation mit den Worten: „so alles Endscheidungen im Alltag ne da muss ich immer immer selber" (2-I-02, Z. 369 f.) reflektiert. Das subjektive Empfinden, 24 h allein für jemanden verantwortlich zu sein, hat Auswirkungen auf das soziale Leben und führt, wie im Zitat von Herr Roth deutlich wird, zu einer steigenden sozialen Isolation. Eigene Interessen müssen häufig hinten anstehen. Dieser Balanceakt zwischen eigenen Interessen und der Verantwortung für das erkrankte Familienmitglied macht immer wiederkehrend Aushandlungsprozesse notwendig, wenn das Unterstützungsarrangement aufrechterhalten werden soll. Ein die Alltagbewältigung erschwerender Faktor ist – den oben dargestellten Ausführungen folgend – die fehlende Zeit für sich selbst. Durch die permanente Betreuungssituation sind die Hauptbezugspersonen 24 h am Tag in einer Verantwortungsverpflichtung für ein Familienmitglied und können somit nicht frei über ihre Zeit verfügen, was ihren persönlichen Grad an Selbstbestimmung einschränkt. Herr Horchert bringt es auf den Punkt, wenn er, nach hemmenden Faktoren in der Alltagsbewältigung gefragt, feststellt:

> also das das was mich eigentlich belastet ne das ich einfach nicht mehr sagen kann ich geh mal eben heute Abend ist da ein Vortrag oder da ist das geht nicht... Sich so was/sich über mein Leben im Grunde nicht so frei nicht mehr bestimmen nicht mehr verfügen kann... Auch in Kleinigkeiten nicht verfügen kann sondern alles das was ich machen will müsste ich großartig organisieren ne das muss irgendwas dann her. (3-I-02, Z. 612 ff.)

Unter diesen (erschwerten) Bedingungen müssen die Hauptbezugspersonen versuchen, im Alltag immer wieder neu eine Balance zwischen Selbstfürsorge und Fremdfürsorge herzustellen. Die damit einhergehenden notwendigen und aufwendigen Aushandlungsprozesse – in diesem Fall mit Entlastungsdiensten – werden von Herrn Horchert mit „großartig organisieren" (ebd.) beschrieben. Sie scheinen konstitutiv für die Tragfähigkeit von Unterstützungsarrangements.

Ein weiteres Phänomen, das die Beziehungsveränderung von demenziell verändertem/veränderter Angehörigen und Hauptbezugsperson beschreibt, ist das Phänomen, das im Kontext dieser Forschung mit „Erkrankte/Erkrankter als Subjekt" kodiert wird. Damit ist impliziert, dass die demenziell veränderten Menschen – trotz ihrer Erkrankung – weiterhin als Subjekte konstruiert werden, obwohl sie vermehrt pflegebedürftig werden und ihre Intentionalität nicht immer nachvollzogen werden kann. Dazu gehört beispielsweise die Anerkennung eines eigenen Willens und einer eigenen Perspektive der demenziell veränderten Menschen sowie das Respektieren ihrer subjektiven Wünsche und Bedürfnisse. Dementsprechend werden beispielsweise Fragen der Alltagsgestaltung diskutiert. So erfolgt die Beschreibung eines typischen Tages bei Familie Bennemann aus der Perspektive der demenzerkrankten (Schwieger-)Mutter heraus und ihre Wünsche werden trotz fortschreitender Demenz ernst genommen und respektiert. Für das Ehepaar Bennemann ist der Wunsch der (Schwieger-)Mutter ein ausschlaggebender Grund dafür, warum ein Umzug in ein Pflegeheim zum Interviewzeitpunkt nicht infrage kommt. Frau Bennemann berichtet:

> Aber sie selber sie sagt ja auch immer zu mir ne ins Pflegeheim möchte ich nicht da gibst du mich doch nicht hin... Ich sag nein das tue ich auch nicht... Wir respektieren ja schließlich auch ihren Wunsch ne. (3-I-05, Z. 1356 ff.)

Die Hauptbezugspersonen unternehmen einige Anstrengungen, damit ihre demenziell veränderten Angehörigen weiterhin an bestehenden oder neu geknüpften sozialen Netzwerken teilhaben können. Familie Bennemann holt beispielsweise die FreundInnen und Bekannten der (Schwieger-) Mutter zu regelmäßigen Besuchen ab, damit der Kontakt zu ihnen seit ihrem Umzug in eine andere Stadt nicht abbricht. So berichtet Herr Bennemann im Interview: „Ja ja hat sie ja auch noch Kontakt zu/teilweise hole ich die älteren Leute aus dem Haus nach hierhin zum Kaffee" (3-I-05, Z. 51 f.). Das demenziell veränderte Familienmitglied wird nicht als Objekt von Pflegehandlungen gesehen, sondern als Subjekt. So fragt Frau Rimm ihre Schwiegermutter beispielsweise jeden Morgen, was diese anziehen möchte. Für sie ist das Ausdruck einer „gewisse[n] Wertschätzung [...] nach den Bedürfnissen des anderen [zu fragen]" (3-I-01, Z. 674 f.; Auslassung und Einfügung: S.F.-G.). Diese Haltung ermöglicht es den Hauptbezugspersonen, eine Beziehung zu ihrem/ihrer Angehörigen aufrechtzuhalten. Für diese ist eine Grundvoraussetzung, das Gegenüber in seiner Subjektivität anzuerkennen. Die Interviewee berichten in diesem Zusammenhang von Momenten im Alltag, die das Augenmerk weg von der Erkrankung hin zum Menschen lenken. So erzählt Frau Hanrath:

> dieses Lachen dieses Strahlen ne das sind dann immer so die Momente die mich so ein bisschen auch entschädigen für all das was auch ist ne... So diese Freude diese Lebensfreude die doch immer noch in denen steckt das zu sehen bei Kleinigkeiten. (1-I-02, Z. 149 ff.)

Zu der Anerkennung als Subjekt gehört, dass versucht wird, die demenziell veränderten Menschen noch am Familienleben teilhaben zu lassen und ihnen „sinnvolle" Aufgaben zu geben. Frau Hanrath beispielswiese berichtet, dass ihre Mutter immer noch Kartoffeln und Zwiebeln schäle, auch wenn sie dafür viel länger brauche.

Am Ende habe sie dann ihr persönliches „Erfolgserlebnis" (1-I-02, Z. 1195). Die hier nachgezeichnete Handlungsmaxime könnte mit „Autonomie trotz Hilfe- und Unterstützungsbedürftigkeit" beschrieben werden.

Im Kontakt mit Professionellen zeichnet sich bei der Gruppe der Hauptbezugspersonen, die ihre Angehörigen als Subjekte konstruieren, ein Widerstand gegen jegliche professionelle Entmündigung ab. Dieses Phänomen ist am häufigsten gegenüber ÄrztInnen zu beobachten. Hier scheinen unterschiedliche Perspektiven auf Menschen mit Demenz aufeinanderzutreffen (vgl. die Ausführungen zu den unterschiedlichen Perspektiven unter 2.1–2.3): Aus der Perspektive der Hauptbezugspersonen konstruieren ÄrztInnen – als VertreterInnen einer biomedizinischen Sichtweise – ihre demenziell veränderten Angehörigen als Objekte von Medizinhandlungen, während sie sie weiterhin als Subjekte verstehen. In der Folge werden ÄrztInnen von vielen Hauptbezugspersonen nicht als Unterstützung wahrgenommen. Auf die Frage, wodurch ihr Alltag sich von dem Alltag vor Beginn der Erkrankung ihrer Mutter unterscheidet, antwortet Frau Sander:

> Ja äh also man hat viel mehr Kontakt zu Ärzten als einem lieb ist [...] Da waren wir hier oben bei dem Doktor G.-Arzt und das war so ganz schrecklich… Das ist der Neurologe hier in K.-Stadt… Da war meine Mutter so belastet durch die Pflege von dem Herrn Meyer [gemeint ist der Lebensgefährte der Mutter; Anmerkung: S.F.-G.] und der [gemeint ist der Neurologe; Anmerkung: S.F.-G.] hat so über den Kopf meiner Mutter hinweg entschieden hat noch nicht mal mit ihr gesprochen sondern immer nur mit mir und hat dann [...] über sie geredet als äh ja halt das sie dement wäre und das und das äh auftrete und diese Pflege wäre zu schwer für sie… Hat dann von dort aus sofort den Hausarzt angerufen und hat mit dem geklärt das doch dieser Doktor das der Herr Meyer doch bitte jetzt in eine Vollzeitpflege müsste das könnte sie nicht mehr… Hat aber nicht einmal mit meiner Mutter geredet hab ich gedacht nie wieder geh ich da hin… Daraufhin haben wir uns dann einen anderen Neurologen gesucht und da waren wir dann halt in T.-Stadt. (1-I-03, Z. 4 ff.; Auslassung: S.F.-G.)

Dieser Widerstand dehnt sich auf die Situationen aus, in denen Professionelle die Alltagsrealität anders einschätzen als die Hauptbezugspersonen, beispielsweise bei der Begutachtung durch den Medizinischen Dienst der Krankenkassen zur Einstufung bzw. Höherstufung in eine Pflegestufe (vgl. 5.3.2).

In zwei Fällen wird im Interview das demenziell erkrankte Familienmitglied primär als Objekt von Pflege- und Unterstützungshandlungen konstruiert. Er oder sie bekommt den Status einer „Non-Person" zugesprochen und wird folglich entpersonalisiert. Aufgrund der (Über-)Betonung der kognitiven Defizite wird ihnen der Subjektstatus abgesprochen. Sie werden ausschließlich als Objekte von Pflegebemühungen wahrgenommen. In diesen Unterstützungsarrangements stehen körperliche Grundbedürfnisse im Vordergrund, etwa ob der/die an Demenz Erkrankte gewaschen ist und ausreichend Nahrung aufgenommen hat. Jeden Morgen lässt Herr Weidenkorb seine Mutter beispielsweise ca. eine Stunde alleine. Im Interview begründet er dies folgendermaßen: „ungefähr acht Stunden ist die dann alleine aber das ist kein Problem weil sie ja jetzt sowieso nicht aufstehen kann" (1-I-05, Z. 49 f.).[13] Über das subjektive Empfinden seiner Mutter in dieser Zeit und was passiert, wenn die Frau Hilfe benötigen würde, wird – zumindest im Interview – nicht reflektiert. Auch das Interview mit Herrn Roth zeichnet sich durch eine Orientierung an körperlichen und kognitiven Defiziten aus. Darüber hinaus erfahren Außenstehende nichts über Frau Roth.

Aus dem Postskript zu diesem Interview geht hervor, dass die Interviewerin am Interviewtag die im Raum anwesende Frau Roth begrüßen will. Von Herrn Roth wird ihr dazu mitgeteilt, dass seine Frau nichts mehr mitbekomme und sich das nicht lohne. Zumindest an diesem Tag hat Frau Roth auf das „Hallo" der Interviewerin, sehr zur Verwunderung von Herrn Roth, jedoch mit einem „Hallo" reagiert (vgl. 2-PS-01)

Grundsätzlich wird an den vorangegangenen Ausführungen deutlich, dass durch die Anerkennung des demenziell veränderten Menschen als Subjekt oder seiner Betrachtung als Objekt implizit auch etwas über die Beziehung zwischen ihm/ihr und der Hauptbezugsperson deutlich wird. Dabei ist evident, dass ein „In-Beziehung-Treten" die Anerkennung als Subjekt voraussetzt. Die Ergebnisse der Analyse weisen darauf hin, dass die Perspektive vieler Angehöriger ein ganzheitliches Demenzmodell grundlegt, wie es in der Betrachtung der Demenz aus einer sozialen und kulturellen Perspektive (vgl. 2.2) implizit ist, während viele ÄrztInnen die Demenz aus einer biomedizinischen Perspektive betrachten (vgl. 2.1). Dies ist sicherlich ein Grund dafür, dass es zwischen ÄrztInnen und Hauptbezugspersonen oft nicht zu einer gemeinsamen Situationsdefinition kommt.

Auf der Beziehungsebene kann eine eintretende Demenzerkrankung – in Abhängigkeit davon, wie die Rollenverteilung vor Beginn der Erkrankung war und wer erkrankt – bestehende Rollenaufteilungen zementieren oder aufbrechen. Insgesamt zeigen die Ergebnisse eine Fortführung der Subjekt- oder Objektkonstellation in Anknüpfung an das frühere – vor der Demenzerkrankung bestehende – Rollen- und Geschlechtsverständnis. In Bezug auf geschlechtsspezifische Rollenverständnisse ist das Ergebnis wenig überraschend: Männer berichten im Interview eher von Managementtätigkeiten in Bezug auf das Unterstützungsarrangement, während die Beschreibungen der weiblichen Hauptbezugspersonen häufiger Pflegetätigkeiten beinhalten und die Beziehungsebene insgesamt stärker thematisiert wird.

---

[13] Aus dem Interview und der anschließenden Nachfrage lässt sich rekonstruieren, dass es sich tatsächlich nicht um acht, sondern um ca. eine Stunde handelt.

5.3.5 Berufstätigkeit und Pflege

Berufstätigkeit bei gleichzeitiger Fürsorgeverpflichtung für einen demenziell veränderten Angehörigen ist eine besondere Situation, die tendenziell einen höheren Organisationsaufwand, Aushandlungsprozesse mit dem/der ArbeitgeberIn und besondere, an diese Situation angepasste Entlastungsangebote nötig macht. Von dem hier untersuchten Sample sind fünf Interviewee berufstätig, wobei zwei in Vollzeit und zwei in Teilzeit arbeiten. Hiervon hat eine Hauptbezugsperson explizit aufgrund der Pflegesituation die berufliche Tätigkeit reduziert. Eine weitere Interviewee geht stundenweise einer beruflichen Tätigkeit nach. Das Thema *Flexibilität* nimmt bei bestehender Berufstätigkeit einen hohen Stellenwert ein. Dabei wird Flexibilität von den ArbeitgeberInnen, von den Entlastungsangeboten sowie von den beteiligten Behörden und Organisationen gefordert. Das Thema Flexibilität ist generell wichtig und kommt im gesamten Sample in mehr als der Hälfte der Interviews (8) vor, wovon vier InterviewpartnerInnen zu der Gruppe der Berufstätigen gehören.

Berufstätigkeit und das Zuständigsein für das Unterstützungsarrangement ist unter den gegebenen Rahmenbedingungen eine Herausforderung und nur unter einem sehr hohen Organisationsaufwand zu leisten. Dieser hohe Organisationsaufwand ist gekennzeichnet durch notwendige Aushandlungsprozesse, beispielsweise über die (zeitlichen, monetären, inhaltlichen) Bedingungen der Unterstützung etwa mit anderen Familienmitgliedern, Ehrenamtlichen oder Professionellen. Frau Sander kann beispielsweise nur in Vollzeit berufstätig sein, weil in diesem Unterstützungsarrangement die Verpflichtung zur Fürsorge durch die ganze Familie getragen wird. Die Familienkonstellation verschafft ihr also die notwendigen Freiräume. So begleitet sie ihre Mutter morgens in die Tagespflegeeinrichtung, kann sie aber aufgrund der beschränkten Öffnungszeiten nicht wieder abholen. Nach Verbesserungsvorschlägen in der Alltagsbewältigung gefragt, antwortet sie:

> Ja für mich wären es nur längere Öffnungszeiten ne sonst alles andere es wird ja alles geboten es gibt die Gesprächskreise da habe ich aber keine Zeit hinzugehen aber es gibt sie ja… Also das wäre ja das Einzige was für mich jetzt wirklich auf unsere Situation passt wenn es nachmittags länger auf wäre weil wenn ich ganz einfach wenn ich meine Mutter um 8 Uhr hinbringe kann sie nicht um vier Uhr wieder abholen ne das kann ich nur durch den Familienverband dadurch klappt es. (1-I-03, Z. 695 ff.)

Die Ergebnisse der Aushandlungsprozesse über die Bedingungen des Unterstützungsarrangements in der häuslichen Umgebung führen in diesem Beispiel dazu, dass die ganze Familie eingebunden ist.

Bei der zweiten in Vollzeit berufstätigen Hauptbezugsperson des Samples ist offensichtlich, dass bei der Gleichzeitigkeit von Berufstätigkeit und Pflege unterschiedliche Zeitregime miteinander verbunden werden müssen. Herr Weidenkorb berichtet, dass ihm die Betreuung und Pflege seiner Mutter nur möglich sei, weil er Gleitzeit habe. Hätte er ein anderes Arbeitsmodell, „Schichtarbeit oder so" (1-I-05, Z. 55), wäre das Unterstützungsarrangement nicht aufrechtzuerhalten. Zu erwähnen bleibt an dieser Stelle noch, dass Frau Weidenkorb morgens täglich ca. eine Stunde unbeaufsichtigt ist, bis Mitarbeitende der Sozialstation sie in die Tagespflegeeinrichtung bringen. Herr Weidenkorb ist dann bereits bei der Arbeit.

Charakteristisch für die Gleichzeitigkeit von Berufstätigkeit und Pflege mit ihren unterschiedlichen Zeitregimen ist die Tatsache, dass Hauptbezugspersonen in zwei Aufgabenkreisen Leistung erbringen müssen: zum einen in der Organisation des Unterstützungsarrangements und zum anderen im Berufsleben. Diesen Spagat thematisiert Frau Bennemann, wenn sie ihrem Mann auf seine Äußerung, er stecke den täglichen Stress besser weg, entgegnet:

> Ja Manni du bist auch den ganzen Tag zu Hause du kannst dich auch zwischendurch mal morgens hinlegen wenn du die Nacht nicht geschlafen hast... Das kann ich aber nicht... Ich steh noch im Beruf und ich muss mich auch voll konzentrieren... Wenn ich da die Ware annehme... Ich kann nicht zu dem LKW-Fahrer sagen so jetzt warte mal ein bisschen ich bin müde ich äh äh habe jetzt keinen Bock... Das haut nicht hin. (3-I-05, Z. 1163 ff.)

Wenn Hauptbezugspersonen ihre Berufstätigkeit zugunsten der Pflegesituation reduzieren, dann bedeutet das für sie, den mit einer sozialversicherungspflichtigen Beschäftigung einhergehenden Status Quo zugunsten eines gesellschaftlich deutlich weniger anerkannten und kaum entlohnten Status des/der pflegenden Angehörigen (temporär) einzutauschen (vgl. 2.5). Gleichzeitig werden mit Arbeitsbeziehungen verbundene soziale Beziehungen reduziert oder bei Berufsaufgabe wird gänzlich auf sie verzichtet. Die Berufstätigkeit und die Gespräche mit KollegInnen werden im untersuchten Sample durchaus als Inseln im Betreuungsalltag angesehen (vgl. 3-I-05; 3-I-01; 1-I-03; 1-I-05). Denn in dieser Zeit konzentriert man sich auf Dinge außerhalb von Pflege- und Betreuungsthemen, tritt mit Menschen in Kontakt, die nicht zwangsläufig etwas mit Demenz zu tun haben, und bekommt ein Feedback für seine Leistungen und im günstigsten Fall Selbstbestätigung. Gleichzeitig beschreibt diese Gruppe aber, wie bereits ausgeführt, einen erhöhten Organisationsaufwand, aufgrund der unterschiedlichen miteinander zu vereinbarenden Zeitregime. Dabei scheint es keine Differenz zwischen einer Beschäftigung in Vollzeit oder in Teilzeit zu geben. Durch die Betreuungssituation sind die Interviewee auf kulante und flexible ArbeitgeberInnen angewiesen, die sich bei Betreuungsengpässen entgegenkommend verhalten. So berichtet Frau Bennemann über eine Zeit, in der ihr Mann vormittags wegen eines anstehenden Krankenhausaufenthaltes ausgefallen ist: „dann habe ich mit meinem Chef auch vereinbart das ich um zwölfe Feierabend machen kann weil Mutter ja gewohnt ist viertel nach 12 halb eins zu essen" (3-I-05, Z. 1178 f.). Das Thema Flexibilität taucht erneut bei der Kritik an der Organisation von Entlastungsangeboten auf: Besonders für die berufstätigen Hauptbezugspersonen ist es ein immer wieder thematisierter hemmender Faktor, dass die Öffnungszeiten der Betreuungsangebote sich nicht ihrem Arbeitsrhythmus anpassen, sondern sie vielmehr gezwungen sind, sich nach den Öffnungszeiten der Betreuungsangebote zu richten. Diese Kritik äußern auch Hauptbezugspersonen, die nicht mehr berufstätig sind. So berichtet ein Ehemann, als es um den Besuch seiner Frau in einem Tagespflegeangebot geht:

> Ja und dann wollte ich gerne dienstags und donnerstags dahin mit meiner Frau weil mir das zunächst mal besser passte dann sagt sie ne also da haben wir so viele Leute schon da kommen wir lieber mittwochs und sam/freitags. (1-I-06, Z. 34 ff.)

Das Finden einer Balance zwischen Selbstfürsorge und Fremdfürsorge wird so unnötigerweise erschwert und den Hauptbezugspersonen wie selbstverständlich zugemutet, ihre Termine und Hobbys auf Tage zu legen, an denen noch Plätze im Betreuungsangebot frei sind. In diesen Kontext ist der Vorschlag von Herrn Weidenkorb einzuordnen, der sich als Berufstätiger für ein Betriebsbetreuungsangebot ausspricht:

> eigentlich müsste es ein Gegenstück geben zu/was jetzt zum Beispiel eingerichtet wird in der Bezirksregierungszeit ähm sind halt Kindergarten... Für Bedienstete die oder Mütter die dann ihre Kinder mitbringen und dann halt dann äh beim Kindergarten geben dann... So was so eine Tagesstätte könnte es dann ja fast schon für zu pflegende Angehörige geben. (1-I-05, Z. 32 ff.)

Die Haltung der Hauptbezugspersonen ist eindeutig: So wie die Aufrechterhaltung des Unterstützungsarrangements von den Hauptbezugspersonen eine hohe Flexibilität und eine gewisse Aushandlungskompetenz einfordert, sollten sich nach ihrer Meinung auch die Dienstleistungsanbieter, öffentliche Institutionen und ArbeitgeberInnen an die sehr individuellen Betreuungssettings anpassen. Es wird mehr Flexibilität auf allen Ebenen gefordert, damit die Hauptbezugspersonen mehr Spielräume haben. Vor diesem Hintergrund ist auch der Wunsch von Herrn Weidenkorb nach einem Bereitschaftsdienst im Quartier nachvollziehbar, der ihm ein Stück seiner Spontanität zurückgeben würde (vgl. 1-I-05).

Insgesamt zeigt die Analyse dieser Achsenkategorie, dass für die Übernahme von Pflegeaufgaben bei gleichzeitiger Berufstätigkeit mehrere Voraussetzungen erfüllt sein müssen: Erstens muss der Beruf von der Hauptbezugsperson idealerweise trotz einer bestehenden Leistungsanforderung als „Insel" angesehen und nicht als zusätzliche Belastung aufgefasst werden. Zweitens müssen Aushandlungsprozesse mit ArbeitgeberInnen, der Familie etc. gelingen, damit genügend flexible Handlungsspielräume vorhanden sind. Generell kann als eine grundlegende Voraussetzung für die Vereinbarkeit von Pflegeaufgaben mit einer Berufstätigkeit die Flexibilität der Rahmenbedingungen angesehen werden. Dazu zählen sowohl flexible ArbeitgeberInnen als auch flexible Betreuungsangebote. Letzteres wird aus der Perspektive der befragten Hauptbezugspersonen aktuell als nicht ausreichend und damit als Handlungsspielräume verkleinernd angesehen.

5.3.6 Sekundäre soziale Netzwerke

In dieser Kategorie wird die Funktion des sekundären sozialen Netzwerks betrachtet. Im sekundären Netzwerk sind FreundInnen, NachbarInnen, Ehrenamtliche und Vereine zusammengefasst. Im Vergleich zu primären bzw. tertiären Netzwerken unterscheiden sie sich durch einen höheren bzw. niedrigeren Grad an Organisiertheit. Das sekundäre Netzwerk wird in allen Interviews des Samples thematisiert. Der Rückgriff auf die UnterstützerInnen dieses Netzwerkes kann als eine Bewältigungsstrategie eingeordnet werden (vgl. 5.3.3). Die unterschiedlichen Netzwerktypen (primär, sekundär, tertiär)[14] werden im Folgenden als eigene Kategorien dargestellt, weil so Aussagen über die Beschaffenheit und die verschiedenen Funktionen deutlich werden. Mit FreundInnen, NachbarInnen, Ehrenamtlichen etc. treten Hauptbezugspersonen in Aushandlungsprozesse über die konkreten Bedingungen für ihre Unterstützung. Ein Gelingen dieser Aushandlungen ist eine Voraussetzung für die vielfältige Unterstützung und damit letztlich für die Tragfähigkeit von Unterstützungsarrangements.

FreundInnen, Bekannte, NachbarInnen, Ehrenamtliche und/oder SportkameradInnen etc. werden in allen Unterstützungsarrangements mit unterschiedlichen Schwerpunkten als Ressource genannt. FreundInnen und Bekannte leisten dabei auf der einen Seite Unterstützung dadurch, dass sie ein offenes Ohr haben und genauso wie teilweise die ArbeitskollegInnen einen Raum bieten, um „dann so den Frust mal so ein bisschen ablassen" (3-I-05, Z. 1147 f.) zu können. Dabei scheint sich allein das Bewusstsein, dass FreundInnen in Notsituationen immer ansprechbar wären, beruhigend auf die Hauptbezugspersonen auszuwirken. So reflektiert Frau Kaminski: „ne ja und die Nachbarn und die Freundin die ich immer anrufen

---

[14] Das primäre Netzwerk wurde bereits in der ersten Achsenkategorie dargestellt.

kann… Das ist schon toll" (1-I-04, Z. 257 f.). Auf der anderen Seite übernehmen sie bisweilen stundenweise die Betreuung des demenziell erkrankten Familienmitglieds und sorgen so für Entlastung. Frau Rimm antwortet auf die Frage, an wen sie sich wenden würde, wenn sie im Alltag einmal Hilfe bräuchte:

> Meine Freundin… Die ist Krankenschwester und die ist also berentet weil sie selber herzkrank ist […] ja ich kenn sie schon seit Schulzeiten her und wenn irgendwas ist wenn wir/sagen wir mal wir waren jetzt Ende März aufm Fest und da brauchte sie [gemeint ist die Schwiegermutter; Anmerkung: S.F.-G.] abends ihre Medikamente… Dann ruf ich die an […] Deswegen die kennt die Räumlichkeiten und sie wohnt ein paar Straßen weiter nen paar Minuten von hier entfernt und das ist meine große große Hilfe… Ja ich kann mit ihr auch über alles reden wir sind immer im Austausch sie selber hat auch/ihre Mutter ist dement […] Ja das ist meine große Stütze ja… Kann ich immer kommen die versorgt auch unsren Hund wenn ähm wir jetzt in Urlaub sind also das ist immer ein ganz großer Hintergrund… Sie geht dann rüber und das ist ganz wunderbar also das ist ja ja ein ganz großes Herz im Hintergrund. (3-I-01, Z. 312 ff.; Auslassung: S.F.-G.)

Das herausragende Unterscheidungsmerkmal der Funktion der FreundInnen und Bekannten[15] im Vergleich zu der der NachbarInnen und Ehrenamtlichen ist die Tatsache, dass sie eine größere emotionale Unterstützung bieten, was mit einer gewissen Beziehungstiefe zusammenzuhängen scheint (vgl. die Ausführungen zur sozialen Unterstützung in 3.1). FreundInnen sorgen sich auch um die Hauptbezugsperson und machen darauf aufmerksam, wenn die Balance zwischen Selbstfürsorge und Fremdfürsorge aus ihrer Sicht aus dem Gleichgewicht zu geraten scheint. So berichtet Frau Bennemann:

> und jetzt in den Osterferien ich hatte Urlaub und mir war die Sache sag ich mal wirklich übern Kopf gewachsen […] Ich war mit den Nerven fix und alle und ich brauche ne Zeit bisschen auszuspannen… Dann hatte ne Bekannte zu mir gesagt meine Güte äh bring sie doch für ne Woche in die Kurzzeitpflege damit du dich ein bisschen erholen kannst. (3-I-05, Z. 351 ff.; Auslassung: S.F.-G.)

Später im Interview wird die Freundin erneut zitiert mit den Worten:

> wenn du zusammenbrichst und wenn sie dich eines Tages nach T-Stadt [gemeint ist die Psychiatrie; Anmerkung: S.F.-G] bringen da hat keiner was von… Da hat deine Mutter nichts von und der Manni auch nicht. (3-I-05, Z. 1243 ff.)

Für Frau Bennemann ist dieses Gespräch mit ihrer Freundin Martha deswegen so bedeutsam, weil sie sich danach das erste Mal dazu entschieden hat, ihre Mutter in

---

[15] Die Begriffe scheinen von den Interviewee häufig synonym verwendet zu werden. So wird von derselben Person in einigen Interviews an einer Stelle als Bekannte und an anderer als Freundin gesprochen (vgl. exemplarisch: 3-I-05).

eine Kurzzeitpflegeeinrichtung zu geben, obwohl sie nicht in den Urlaub gefahren ist. Zuvor hat ihre Mutter die Kurzzeitpflegeeinrichtung nur besucht, wenn das Ehepaar verreist war.

Des Weiteren wird in den Interviews berichtet, dass FreundInnen oder Bekannte eher angerufen werden als Professionelle. Bei letzteren ist die Hemmschwelle der Kontaktaufnahme deutlich höher (vgl. 1-I-04). Mitglieder des sekundären Netzwerks sorgen darüber hinaus in manchen Unterstützungsarrangements für die Teilhabemöglichkeit des demenziell veränderten Menschen am sozialen Leben außerhalb der Familie. Frau Sander reflektiert:

> So auch im Bekanntenkreis kommt auch schon mal eine Bekannte die geht dann mit meiner Mutter spazieren eine Runde oder wenn E.-Name kommt die eine Ausbildung macht war jetzt auch schon mal in der Tagespflege dann kennt halt meine Mutter weil unsere Jungs Freunde sind ne kennt dann schon (1) F.-Sohn seine Oma die gehört mir waren sie dann mal zusammen als sie einen Ausflug gemacht haben im Tierpark… Also ähm ich denke sie hat da schon so viele feste Punkte die sie immer wieder sieht und ich ja auch sehr lieb auf sie eingehen… Ich denke ich würde mich freuen wenn ich mal alt bin wenn ich das auch noch habe das weiß man ja nicht ne… Aber das ist schon gut oder auch äh überhaupt alle Leute sind/so ein junger Mann hier der kommt schon mal ab und zu und hilft uns… Also es stimmt hier wirklich das Demenz/so kranke/die Frauen das die ja total auf junge Männer fahren ne total. (1-I-03, Z. 484 ff.)

Insgesamt fällt auf, dass FreundInnen auch dadurch charakterisiert werden können, dass sie sich dem Zeitregime der Pflegeverantwortung, nach dem die Hauptbezugspersonen sich richten müssen, anpassen. In diesem Kontext kann die Aussage von Frau Bennemann: „Aber das sind ganz ganz gute Freunde die richten sich nach uns" (3-I-05, Z. 963 f.) eingeordnet werden. Sie verschaffen den Hauptbezugspersonen somit mehr Spielraum. In den Unterstützungsarrangements, in denen es aus Sicht der Hauptbezugsperson zur Teilung bzw. Spaltung der Familie kommt (vgl. 5.3.1), Aushandlungsprozesse somit gescheitert sind und die Familienmitglieder folglich als UnterstützerInnen lediglich eingeschränkt bis gar nicht zur Verfügung stehen, kommt dem sekundären sozialen Netzwerk eine besondere (Ersatz-)Funktion zu. Frau Rimm macht dies deutlich, wenn sie äußert:

> gehe ich dann also ganz auf meine Freundin zurück die mir jegliche Unterstützung zugesagt hat… Ne da ich sie von der Familie nicht bekomme hole ich sie mir ausm Freundeskreis. (3-I-01, Z. 500 ff.)

NachbarInnen zeichnen sich dadurch aus, dass sie alltägliche Verrichtungen übernehmen. Sie übernehmen die Einkäufe, schneiden die Hecke, mähen den Rasen etc. und entlasten so die Hauptbezugspersonen (vgl. 1-I-04; 3-I-02). Insbesondere für die Hauptbezugspersonen, die das Pflege- und Unterstützungsarrangement eher rational betrachten und folglich weniger Wert auf emotionale Unterstützung legen, ist dies eine sehr entlastende Funktion im Alltag. In diesem Zusammenhang ist die Aussage von Herrn Horchert zu verstehen, wenn er äußert: „Ein guter Nachbar ist mehr wert als ein ferner Freund ne" (3-I-02, Z. 591 f.). NachbarInnen springen auch schon mal spontan bei Engpässen in der Betreuung ein und ermöglichen es den Hauptbezugspersonen so ein Minimum an Spontanität zu wahren (vgl. 3-I-05; 1-I-02; 3-I-01). Bei einigen NachbarInnen sind Zweitschlüssel zurückgelegt, falls der Hausnotruf in der Abwesenheit der Hauptbezugsperson ausgelöst wird. Eine weitere wichtige Funktion der NachbarInnen scheint darin zu liegen, als eine Art Frühwarnsystem zu fungieren: sobald etwas nicht stimmt oder der demenziell veränderte Mensch zu ungewöhnlichen Uhrzeiten gesehen wird, wird die Hauptbezugsperson informiert. Frau Rimm berichtet beispielsweise, dass der Überwachungsanruf nach dem Auslösen des Alarms bei ihrer Schwiegermutter ihrer Meinung nach nicht wie bisher an den in der Nachbarschaft wohnenden Sohn gehen soll, sondern an NachbarInnen. Der Sohn habe das letzte Mal mehrere Stunden gebraucht, in denen die Mutter nach dem Sturz am Boden lag. Aushandlungsprozesse mit der Familie der (Schwieger-)Mutter können im Fall von Frau Rimm als gescheitert betrachtet werden. Über die NachbarInnen hingegen wird berichtet:

> Und die Nachbarn wären auch bereit dazu… Da habe ich auch drum gebeten wenn irgendwas ist das die/die sprechen mich ja auch immer an… Meine Schwiegermutter hat nachts auch so Unruhezustände und dann hat sie stundenlang ähm im Bad gesessen auf der Toilette und dann hat das auch die Nachbarstocher die ist 16 die hat das dann auch ähm äh gesagt… Also sie würd immer da sitzen… Das ist absolut super solche Nachbarn. (3-I-01, Z. 574 ff.)

Gleichzeitig bietet die Nachbarschaft aber auch die Möglichkeit, sich zu engagieren, um, gerade im Falle der nicht mehr berufstätigen Hauptbezugspersonen, einer für sie sinnvollen Beschäftigung jenseits von Pflege und Betreuung nachgehen zu können. So berichtet Herr Faun:

> Ja also die Nachbarn hier z. B. die Frau T. er war früher nen Freund von mir sie hatte inzwischen zwei Schlaganfälle gehabt… Läuft also mit dem Rollator rum kann sich auch nicht gut bewegen hat aber auch so nen Ding an der Hand nen Notfallknopf… Wo ich dann einmal von Herrn H. nachts angerufen wurde die meldet sich nicht oder hat gedrückt… Sie haben doch nen Schlüssel gehen sie doch mal rüber und gucken was da los ist. Bin ich auch rüber gegangen habe gegu/lag sie im Bett hat versehentlich das gemacht ja aber das ist hier und die Frau Dr. P. die ist im vorherigen Jahr gestorben das Haus steht leer können sie kaufen für viel Geld ist frisch angestrichen neues Dach drauf neue Dachrinnen alles neu… Aber kostet natürlich da sind einige tausend Quadratmeter Land dabei und in dieser Finanzkrise beißt so recht keiner an… Denk

> ich mal die halten das so lange die älteste Tochter ist Ärztin, der Mann Professor
> an der Uniklinik W.-Stadt also die können sich das auch erlauben das Ding noch
> weiterhin zu behalten ohne es zu verkaufen... Es muss ja auch geheizt werden das
> sind ja riesen Räume... Hier das wo sie genau vorgucken frisch gestrichen alles neu
> isoliert dann haben sie/oben ist auch ne Alarmanlage wenn sie das da oben sehen und
> jedes Haus äh jedes Fenster gesichert elektronisch gesichert ja äh ne riesen Anlage ist
> da in ihrem früheren Arbeitszimmer... Ich habe nen Schlüssel davon ich kann da
> noch rein ich kann auch die Dings entschärfen die Anlage. (1-I-06, Z. 470 ff.)

Die Tatsache, dass Herr Faun einen Schlüssel von den NachbarInnen hat und bei
Auslösen des Notrufs schauen kann, ob alles in Ordnung ist, scheint ihm ein Gefühl
von Wichtigkeit und Anerkennung zu geben, das er im Alltag mit seiner demenziell veränderten Frau nicht bekommt. Dieser Umstand kann sich positiv auf sein
inneres Kohärenzgefühl auswirken und bietet ihm im Interview die Möglichkeit
sich jenseits des pflegenden Angehörigen zu inszenieren. Insgesamt wird die Hilfe und Unterstützung der NachbarInnen, Bekannten und FreundInnen als etwas
Herausragendes und nicht als Selbstverständlichkeit angesehen.[16]

Die dritte große Gruppe im sekundären Netzwerk sind die ehrenamtlich Tätigen.
Dazu zählen beispielsweise Selbsthilfegruppen und Angehörigengesprächskreise,
ehrenamtlich tätige häusliche Entlastungsdienste und informelle HelferInnen, die
über SeniorInnenbüros oder Beratungsstellen für bestimmte Tätigkeiten z. B. Spa-
ziergänge vermittelt werden. Die Gesprächskreise als Austauschmöglichkeit mit
Gleichgesinnten bieten die Möglichkeit, sich über das Thema mit Personen aus-
zutauschen, die alle „im selben Boot" sitzen. Im Interview berichtet Frau Rimm
dazu:

> Was also ziemlich wichtig ist das muss ich eindeutig sagen sind die Gespräche ich
> hatte heute Morgen auch schon wieder ein Telefonat von dieser Selbsthilfegruppe
> von den pflegenden Angehörigen... Das man darüber sich austauscht auch schon
> mal durchruft... Auch wenn es nur ganz kurze Gespräche sind ja... Da ist eine
> ähnliche Situation die kämpfen in die gleiche Richtung wie du und das ist eigentlich
> gut auch... Ja man nicht immer das Gefühl hat man kämpft nicht alleine nur man
> ist in ner Gemeinschaft drin. (3-I-01, Z. 603 ff.)

---

[16] Die Hilfe- und Unterstützung, die aus der Familie kommt, hingegen oftmals schon.
Insgesamt entsteht der Eindruck, dass FreundInnen, Bekannte und NachbarInnen nicht
zwangsläufig begründen müssen, wenn sie keine Unterstützung leisten. Bei Familienangehörigen ist die moralische Verpflichtung zu unterstützen anders gelagert. Bliebe diese aus,
bedürfte es einer Begründung. Das bedeutet in der Konsequenz, dass Hauptbezugspersonen in die skizzierten Aushandlungsprozesse mit unterschiedlichen Erwartungen gehen. An
die Familie werden andere Erwartungen herangetragen als beispielsweise an ehrenamtlich
Tätige.

Dieser Gemeinschaft müssen – im Gegensatz zu Außenstehenden – bestimmte Sachverhalte nicht erst erklärt werden. Die von vielen pflegenden Angehörigen bemängelte Wertschätzung für ihre Leistung wird hier erfahren, denn alle wissen, was es bedeutet, pflegender Angehöriger zu sein. Ein Phänomen, das Angehörige zu Beginn des Besuches eines Gesprächskreises manchmal beschreiben, ist die Irritation, wenn Angehörige mit fortgeschrittenen demenziell Erkrankten von ihrem Alltag berichten. So reflektiert Herr Horchert:

> Naja und da auf dem Seminar wie ich dann gehört habe wie die anderen da gesprochen haben was sie alle so für Probleme haben da habe ich mir gedacht da bist du aber auf der falschen Veranstaltung ne so schlimm war das ja gar nicht mit ihr das ging auch noch sehr einfach. (3-I-02, Z. 378 ff.)

In den Gesprächskreisen kommt es zu einem Wissenstransfer unter Gleichgesinnten, sodass viele praktische Hinweise gegeben werden können, die Professionelle nicht geben können. Auch Ängste und das Gefühl des Überfordertseins können in diesem Rahmen offen angesprochen werden. Die Angehörigen beschreiben diese Gesprächskreise gerade zu Beginn der Erkrankung als große Hilfe (vgl. 3-I-05; 1-I-02; 2-I-02; 3-I-01; 3-I-02; 3-I-03; 2-I-03).

Eine weitere Gruppe, die dem sekundären Netzwerk zugeordnet wird, sind häusliche Entlastungsdienste. Sie übernehmen in der Regel nach vorheriger Aushandlung Aufgaben wie die stundenweise Betreuung des demenziell veränderten Angehörigen, unterstützen bei leichteren pflegerischen Tätigkeiten oder helfen im Haushalt. Diese Ehrenamtlichen werden in der Regel extra für den Umgang mit demenziell erkrankten Menschen geschult und bekommen vom jeweiligen Anbieter der Leistung eine Aufwandsentschädigung. Die Inanspruchnahme dieser Dienstleistung erfordert eine Planung und Organisation im Vorhinein. Herr Weidenkorb berichtet, dass er den Dienst in Anspruch nimmt, wenn er beispielsweise seinem Hobby, dem Tennisspielen, nachgeht. Dazu äußert er:

> Mittlerweile hat man ja auch privat einen Kontakt das man also das ich das nicht über die Tagesstätte oder die P.-Wohlfahrtsverband machen muss sondern direkt mit den A.Damen-häuslicher Entlastungsdienst es vereinbaren kann... Aber ja also das ist das ist ja so spontan geht es nicht also so eins zwei Tage Vorlauf muss man dann doch haben... Aber das sind eigentlich feste Tage in der Woche von daher kann man von von einem zum nächsten Mal das vereinbaren weil wenn was außer der Reihe ist dann eben ein oder zwei Tage vorher... Also wenn es über einen längeren Zeitraum soll also mehr als zwei Stunden sein sollte das wäre natürlich dann ginge spontan nicht. (1-I-05, Z. 237 ff.)

Der häusliche Entlastungsdienst ist zwar eine Unterstützung im Alltag und bietet den Hauptbezugspersonen die Möglichkeit, sich stundenweise eine Auszeit von der

Betreuung zu nehmen, leistet aber eher einen marginalen Beitrag zu der von ihnen als fehlend thematisierten Spontanität und Freiheit in ihrer Lebensgestaltung (vgl. 5.3.5). Positiv heben die Interviewee hervor, dass bei Vorliegen einer Pflegestufe die hier in Anspruch genommenen Leistungen direkt mit der Pflegekasse abgerechnet werden können.

Insgesamt reicht das Angebotsspektrum der informellen UnterstützerInnen von der Ermöglichung von Teilhabe am öffentlichen Leben (vgl. exemplarisch: 1-I-01, 2-I-02), indem sie mit dem demenziell veränderten Familienmitglied soziale Aktivitäten unternehmen, über die Unterstützung im Haushalt und in der Betreuung (vgl. 3-I-01; 1-I-05; 2-I-02; 1-I-06) bis zur kompletten Übernahme von anfallenden Pflegeaufgaben (vgl. 3-I-02). Sie sind sowohl zu festen Zeiten eingeplant als auch bei spontaneren Engpässen ansprechbar. Im Vergleich zu Professionellen sind sie zeitlich flexibler und gehen mehr auf das entschleunigte Tempo vieler demenziell veränderter Menschen ein, als dies beispielsweise Pflegedienste können. Damit sind sie in der Lage, in den anstehenden Aushandlungsprozessen mehr Spielräume anzubieten. Informelle HelferInnen ermöglichen der Hauptbezugsperson so die partielle Wahrung ihrer Autonomie, indem sie sich dem Zeitregime im Unterstützungsarrangement anpassen. So kommt Herr Horchert zu der Schlussfolgerung:

> Und dadurch habe ich ja an sich ist für mich ja eine Entlastung ne wenn ich ehrlich/ich meine die Pflege an sich könnte ich nicht mehr und ich wollte das nicht mit dem Pflegedienst das ist mir einmal/die haben eine ganz bestimmte Zeit die arbeiten nach der Uhr müssen sie auch wohl und da kann ich nicht sagen ihr müsst mir morgens um acht Uhr auf der Matte stehen und so denn die haben ja nicht nur einen zu versorgen… Ja und so können wir hier bestimmen wir sagen dann und dann und dann kommen die auch immer zur gleichen Zeit auch morgens und abends und wenn mal was Besonderes anliegt so zum Beispiel geht sie dienstags zur Tagespflege die kommen aber schon kurz nach acht und holen die ab und da muss man dann morgens natürlich etwas eher aufstehen ne und so/das kann man dann ist man ist flexibel dann kann man das einrichten. (3-I-02, Z. 69 ff.)

Auch an dieser Stelle wird deutlich, wie sehr die Hauptbezugspersonen nach Autonomie streben: Zum einen sollen die professionellen Betreuungsangebote sich ihrem Zeitregime anpassen, zum anderen sollen auch ehrenamtliche Dienste, die ins Haus kommen, um für Entlastung zu sorgen, sich dem gewohnten Tagesablauf anpassen. Passiert dies nicht, werden beispielsweise Pflegedienste abbestellt (vgl. 2-I-02) oder ein Abholservice mit der Begründung: „Normalerweise holen die die Leute auch ab aber dann müsste ich ja schon mitten […] in der Nacht aufstehen" (1-I-06, Z. 50 f.; Auslassung: S.F.-G.) abgelehnt.

Im Vergleich zum tertiären Netzwerk, das im Folgenden beschrieben wird, richten sich die UnterstützerInnen im sekundären Netzwerk insgesamt stärker nach den Wünschen der am Unterstützungsarrangements hauptsächlich Beteiligten und kommen ihnen damit in der Bewältigung ihres Alltags und in der Wahrung ihrer Autonomie entgegen, indem sie ihnen größere Spielräume in den Aushandlungsprozessen lassen (können). Ihre Einsatzmöglichkeiten sind sehr vielfältig, sie leisten sowohl emotionale und kognitive als auch instrumentelle Unterstützung. Wenn es in der Familie zu Familienzwist oder einer Teilung gekommen ist, Aushandlungsprozesse also gescheitert sind, haben FreundInnen, Bekannte und NachbarInnen in Bezug auf unterschiedliche Unterstützungsfunktionen für die Hauptbezugspersonen eine besonders wichtige Rolle. Wer welche Unterstützungsformen wann übernimmt, wird zwischen der Hauptbezugsperson und den UnterstützerInnen des sekundären Netzwerks individuell verhandelt.

5.3.7 Tertiäre soziale Netzwerke

Professionelle Dienste scheinen im Alltag primär für eine Entlastung durch Vermittlung oder Erbringung von adäquaten Hilfen zuständig zu sein, die je nach finanzieller Situation der Interviewee und Einstufung in die Pflegestufe stark oder weniger stark genutzt werden (können). Sie werden in allen vierzehn Interviews thematisiert. Zusätzlich stehen sie als Gesprächspartner und Informationsgeber zur Verfügung. Im Vergleich zum primären und sekundären Netzwerk ist das tertiäre Netzwerk durch seinen hohen Grad an Organisiertheit unflexibler, was von einigen Interviewee bemängelt wird. Mit professionell Tätigen treten Hauptbezugspersonen in Aushandlungsprozesse über die konkreten Bedingungen für ihre Dienstleistung. Die Beziehung ist dabei durch eine klassische Tauschrelation gekennzeichnet: Gegen eine monetäre Vergütung wird eine vorher vereinbarte Dienstleistung erbracht. Ein Gelingen dieser Aushandlungen ist eine Bedingung für die Tragfähigkeit von Unterstützungsarrangements.

Da der Kontakt zu den Interviewpersonen im Rahmen dieser Forschung durch Professionelle hergestellt wurde (vgl. 4.3), wundert es nicht, dass diese in allen Unterstützungsarrangements eine Rolle spielen. Im Vergleich zum primären und sekundären Netzwerk sind die Aufgaben der Professionellen im tertiären Netzwerk allerdings ziemlich klar umrissen: Sie erbringen eine Dienstleistung und bekommen dafür in den meisten Fällen eine Bezahlung entweder direkt von der Hauptbezugsperson oder indirekt über die Pflegeversicherung oder andere Kostenträger. Ihre Hauptaufgaben liegen dabei zum einen in der Vermittlung und Weitergabe von Informationen über das Krankheitsbild und die bestehenden Versorgungsstrukturen und zum anderen in der Bereitstellung und Vermittlung von Entlastungsangeboten wie Tages- oder Kurzzeitpflege. Dazu gehört auch die Unterstützung bei der

Vorbereitung zur Begutachtung durch den Medizinischen Dienst der Krankenkassen, um darüber an finanzielle Mittel zu gelangen. Die BeraterInnen fungieren meist als „brooker", d.h. als Vermittler zwischen dem sehr komplexen Versorgungssystem und den Hauptbezugspersonen. In diesem Zusammenhang berichtet das Ehepaar Bennemann, dass sie von einigen Leistungsansprüchen erst durch den Berater erfahren haben:

> Mein Mann ist 60 geworden und dann habe ich ihm eine Woche Sylt geschenkt ne
> [...] Aber wie gesagt ich kannte das auch nur mit dieser ähm Kurzzeitpflege und das
> es ne Verhinderungspflege gibt das man da auch noch mal 14 Tage ausschöpfen kann
> das wusste ich nicht da hat uns der Herr R.-Pflege- und Wohnberater auch drauf
> gebracht [...] Und da habe ich gesagt warum sagt einem das denn die Krankenkasse
> nicht ne... Die können einem das doch auch/und da hat er halt gesagt es geht ums
> Geld das sagen die wenigsten... Da muss man sie schon drauf ansprechen ne...
> Man muss das wissen... Das mit den 100 € auch das hat er uns auch gesagt da hat
> die Krankenkasse auch nichts gesagt... Gar nichts. (3-I-05, Z. 389 ff.; Auslassung:
> S.F.-G.)

Eine wichtige Funktion haben Professionelle bei der Vermittlung von Ehrenamtlichen: Entweder die BeraterInnen verfugen über einen Pool von ehrenamtlich Tätigen, die sie vermitteln (vgl. exemplarisch: 3-I-02; 3-I-04) oder die Angehörigen nutzen das Tagespflegeangebot eines Trägers und werden so auf sein Angebot für Entlastungsdienste aufmerksam (gemacht) (vgl. exemplarisch: 2-I-02; 1-I-02; 1-I-05).

Für Hauptbezugspersonen aus ländlichen Regionen sind die Angebote teilweise sehr eingeschränkt, was das Problem mit sich bringt, dass diese Angebote an vielen Stellen alternativlos sind. Aufgrund bestehender Praxis, die Angebotsausrichtung oftmals an Trägerinteressen zu orientieren, haben Hauptbezugspersonen dann noch weniger Spielraum. Wenn bspw. lediglich eine Tagespflegeeinrichtung im Umkreis vorhanden ist, muss man sich nach den freien Plätzen dort richten (vgl. 3-I-03; 3-I-01; 1-I-04). Das Problem tritt bei den berufstätigen Hauptbezugspersonen in ländlichen Regionen am stärksten zutage. So berichtet Frau Rimm, als sie gefragt wird, was sie täte, wenn die anstehende Pflegestufeneinstufung erfolgreich wäre:

> Dann würde der Pflegedienst öfter kommen können... Mh und vielleicht öfter in die
> Tagespflege... Obwohl das ein bisschen begrenz ist von der Struktur der Tagespflege
> her und auch von den Gruppen ähm... Weil sie auch jetzt in diese Donnerstags-
> und Dienstagsgruppe am besten reinpasst und deswegen haben wir das dann auch so
> gewählt und ich hab ich habe meine Arbeit auch dementsprechend so eingeteilt in der
> Praxis... Das ich dann also äh dann lange arbeite wenn sie in der Tagespflege ist...
> Ich habe jetzt zum Januar dementsprechend meine Arbeitszeiten so strukturiert.
> (3-I-01, Z. 328 ff.)

Bei der Inanspruchnahme von Leistungen professioneller Dienste scheint die Hemmschwelle der Kontaktaufnahme höher zu sein, als beim primären und sekundären Netzwerk. Leistungen von Professionellen werden manchmal erst in Anspruch genommen, wenn Selbstfürsorge und Fremdfürsorge sich in einer deutlichen Dysbalance und die Hauptbezugspersonen sich in einer großen Notlage befinden (vgl. exemplarisch: 1-I-02; 2-I-02).

Im Vergleich zum primären und sekundären Netzwerk ist das tertiäre Netzwerk – wie bereits erörtert – durch seinen hohen Grad an Organisiertheit auch unflexibler, weswegen die Interviewee einige Leistungen bewusst nicht in Anspruch nehmen, da Aushandlungsprozesse nur in einem sehr engen Rahmen möglich sind (vgl. exemplarisch: 3-I-02; 1-I-06). In diesen Kontext passt auch die Forderung nach einem flexiblen Bereitschaftsdienst (vgl. 1-I-05).

Es zeigt sich, dass die Orientierung an Trägerinteressen bei Angeboten des tertiären Netzwerks, beispielsweise bei der möglichen Auswahl der Wochentage in Tagespflegeeinrichtungen, und die fehlende Flexibilität vieler Dienste Gründe dafür sind, dass Angehörige häufig auf einen so genannten „HelferInnen-Mix" setzen. Es werden also Hilfe- und Unterstützungsleistungen aus dem primären und sekundären Netzwerk einbezogen oder Leistungen des tertiären Netzwerks durch diese ersetzt, wenn Zeitregime aus der Sicht der Hauptbezugspersonen inkompatibel sind. Wenn Angebote des tertiären Netzwerks nicht genutzt werden, dann häufig weil sie Handlungsspielräume verkleinern und den Alltag der Hauptbezugspersonen unflexibler machen. Da sich Beziehungen zum tertiären Netzwerk im Vergleich zu denen zum primären und sekundären als klassische Tauschrelation bezeichnen lassen, leistet das tertiäre Netzwerk dementsprechend häufiger instrumentelle und/oder kognitive und weniger häufig emotionale Unterstützung, für die in der Regel eine bestimmte Verbundenheit nötig ist.

Insgesamt zeichnen die dargestellten Ergebnisse ein sehr differenziertes und komplexes Bild der Unterstützungsarrangements. Grundsätzlich kann als ein Merkmal für deren Tragfähigkeit die Vielfalt an HelferInnen und das damit einhergehende Erhalten und Ineinandergreifen von Hilfen angesehen werden. Dieses gelingt vor dem Hintergrund erfolgreicher Aushandlungsprozesse mit den beteiligen HelferInnen, um das Unterstützungsarrangement entsprechend zu strukturieren und flexibel zu gestalten. Die (ausbaufähige) Flexibilität der Rahmenbedingungen ist eine wichtige Voraussetzung für den nötigen Aushandlungsspielraum der Hauptbezugspersonen, um ihnen möglichst weite Handlungsspielräume zu eröffnen. Allerdings wird genau diese von Hauptbezugspersonen, dies wird besonders deutlich in der Gruppe der Berufstätigen, vermisst.

Die divergente Perspektive der ÄrztInnen auf eine Demenz erschwert den Hauptbezugspersonen die Gestaltung des Unterstützungsarrangements, da es häufig zu keiner gemeinsamen Situationsdefinition kommt und Hauptbezugspersonen in der Folge die Begegnungen mit ÄrztInnen häufig nicht als Unterstützung wahrnehmen. Während MedizinnerInnen die Erkrankung aus einer biomedizinischen Perspektive betrachten, folgen viele Angehörige einer sozialen bzw. kulturellen und damit ganzheitlichen Perspektive und konstruieren ihre demenziell erkrankten Angehörigen weiterhin als Subjekte. In der gemeinsamen Interaktion führt dies zu Diskrepanzen und besonders die fehlende gemeinsame Situationsdefinition mit den GutachterInnen des Medizinischen Dienstes der Krankenkassen und die daraus resultierenden fehlenden Möglichkeiten eines Zugriffs auf Leistungen der Pflegeversicherung verengen die Handlungsspielräume der Hauptbezugspersonen weiter.

Die Ergebnisse zeigen weiter, dass Hauptbezugspersonen im Alltag eine breite Palette an Copingstrategien verwenden. Innerhalb eines durch äußere Strukturen vorgegeben Rahmens können angemessene Stressbewältigungsstrategien zu einer Tragfähigkeit von Unterstützungsarrangements beitragen und die Gesundheit der Hauptbezugspersonen erhalten. Im Umkehrschluss kann allerdings nicht gefolgert werden, dass ein Scheitern des Arrangements linear auf fehlende oder falsche Copingstrategien zurückzuführen ist. Die vorliegende Untersuchung zeigt, wie vielschichtig die Interdependenzen sind.

Dass eine Demenzerkrankung immer auch Auswirkungen auf die Beziehungsebene hat, beschreiben die Hauptbezugspersonen in der vorliegenden Untersuchung sehr eindrücklich. Die Folgen dieser Veränderung sind in den Unterstützungsarrangements unterschiedlich: In einigen Arrangements führt die Demenzerkrankung zu einer Rollenumkehr, in anderen zu einer Rollenzementierung. Für viele Hauptbezugspersonen ist die Veränderung auf der Beziehungsebene eine große Herausforderung, mit der unterschiedlich umgegangen wird.

Nach dieser kurzen Zusammenfassung zentraler Analyseergebnisse werden die vorliegenden Befunde im folgenden Kapitel so systematisiert, dass eine Darstellung anhand von Typen erfolgen kann.

5.4 Typisierung[17]

Während im vorangegangenen Abschnitt die identifizierten Achsenkategorien in ihren jeweiligen Dimensionen vorgestellt wurden, werden im Folgenden die Ergebnisse der Typisierung dargestellt. Wie das Material zu den vier im Folgenden

---

[17] Der Begriff Typ bzw. Typus im Allgemeinen kann sich auf Personen, Sachverhalte etc. beziehen (vgl. Kelle und Kluge 1999, S. 9 ff.) Im Rahmen dieser Arbeit sind damit Hauptbezugspersonen von Menschen mit Demenz in ihrer Art und Weise charakterisiert, Unterstützungsarrangements (tragfähig) zu gestalten.

beschriebenen Typen systematisiert wurde, soll exemplarisch anhand eines Typen veranschaulicht werden, bevor anschließend kurz allgemeine Hinweise zur Typenbildung skizziert werden. Diesen einführenden Hinweisen folgt anschließend die Darstellung der Typen.

Es hat sich gezeigt, dass im Hinblick auf die Frage, was Unterstützungsarrangements in der häuslichen Umgebung bei Demenz tragfähig macht, verschiedene Themen immer wieder auftauchen und miteinander in Verbindung zu stehen scheinen. Um diesen Eindruck zu systematisieren, wurden zunächst alle Unterstützungsarrangements mit Blick auf zentrale Aspekte der einzelnen Achsenkategorien sortiert. Dabei konnten bestimmte Konstellationen identifiziert werden, die in den Unterstützungsarrangements in Bezug auf die einzelnen Achsenkategorien wiederholt auftraten. Die Arrangements, die sich hinsichtlich bestimmter Konstellationen ähnelten, wurden zusammen als jeweils ein Projekt in die Software MAXQDA überführt, um weitere Zusammenhänge herausarbeiten zu können. Abbildung 5.2 zeigt exemplarisch die Unterstützungsarrangements, die alle durch eine als aufopfernd charakterisierbare Hauptbezugsperson gestaltet werden.

Anhand dieser Systematisierung konnte herausgearbeitet werden, dass eine Gemeinsamkeit dieser Unterstützungsarrangements darin besteht, dass wie aus der Kategorie „1. Familie/Familienbeziehung/Familienvorstellung" ersichtlich wird, die Verpflichtung zur Fürsorge in den Unterstützungsarrangements, in denen die Hauptbezugsperson als aufopfernd beschrieben werden kann, nicht durch die gesamte Familie übernommen wird, sondern von der Hauptbezugsperson alleine, weil keine anderen Familienmitglieder entweder vorhanden oder verfügbar sind.

Alle vier Hauptbezugspersonen konstruieren ihr demenziell verändertes Familienmitglied weiterhin als Subjekt und verfügen, im Vergleich zu anderen Hauptbezugspersonen, über wenige bis keine „individuellen Copingstrategien", zu denen beispielsweise auch die „Inseln" im Alltag gehören.

Auf diese Weise wurden Gemeinsamkeiten innerhalb spezifischer Unterstützungsarrangements in Bezug auf die Achsen- und Schlüsselkategorie(n) herausgearbeitet und in einem nächsten Schritt von den übrigen Arrangements abgegrenzt. Diese Systematisierung hat letztlich zu einer Einteilung in vier Typen von Hauptbezugspersonen geführt, die ihre Unterstützungsarrangements unterschiedlich gestalten. Sie sind sehr vielschichtig und unterscheiden sich auch darin, inwieweit Aushandlungsprozesse mit allen am Unterstützungsarrangement (potentiell) Beteiligten dauerhaft gelingen oder aufgrund spezifischer Konstellationen teilweise oder nahezu gänzlich scheitern.

Allgemein ist bei der Charakterisierung von Typen wichtig, die kennzeichnenden Merkmale zusammenzustellen, die den unter einem Typus zusammengetragenen Fällen gemeinsam sind. Idealerweise kennzeichnet die einzelnen Typen eine

Codesystem	Scholtes_anonymisiert	Rimm_anonymisiert	Krichert_anonymisiert	Richert2782010A
REST	9	4	2	
6. sekundäres SN: Nachbarn/Freunde/Ehrena...	2	8	2	6
7. tertiäres SN: professionelle Dienste	1	1	4	5
5.Problem der Betreuung bei Berufstätigkeit	1	4		
1. Familie/Familienbeziehung/Familienvorstell...	2			
Verpflichtung zur Fürsorge durch die gesa...				
Verpflichtung zur Fürsorge durch HP			15	7
Verpflichtung zur Fürsorge primär HP/Teilung	8	13		
3.Coping/Anpassen an neue Herausforderungen	1			1
Kompetenzerweiterung			1	3
Individuelle Strategien	2	4		4
körperliche Symtomatiken HP	1	2	3	1
Coping mit maladaptiver Wirkung	1		2	7
Selbstbehauptung				
Gesprächskontrolle HP	2			
Wissensaneignung bzw. -erweiterung	4	5	1	1
2. Krankheitsprozess	9	3	10	7
4. Beschreibung der Beziehung/Beziehungsver...	2			
geschlechtsspezifisches Rollenverständnis	2	2		
"Immer Selber"/kein Gegenüber	1		4	8
Rollenveränderung	2		5	13
BetroffeneR als Ansammlung von Defiziten...				
ErkrankteR als Subjekt	2	3	2	2

Abb. 5.2 Aufopfernde Hauptbezugspersonen

„interne Homogenität" und eine „externe Heterogenität" (Kelle und Kluge 1999, S. 101). Aus forschungspraktischen Gründen wurde in dieser Untersuchung mit so genannten Prototypen gearbeitet. Ihr Vorteil ist, dass „man [...] an ihnen das Typische aufzeigen und die individuellen Besonderheiten dagegen abgrenzen [kann]" (Kuckartz 1988, S. 223, zit. nach Kelle und Kluge 1999, S. 94; Auslassung und Einfügung: S.F.-G.). Ziel dieser „typenbildenden Analyse" (Kelle und Kluge 1999, S. 101) ist zum einen die Darstellung von „Strukturen" und „Mustern" (ebd.) als eine Art innere Logik, die den Unterstützungsarrangements ihre jeweils spezifische Gestalt geben, und zum anderen deren Zusammenspiel mit den Relevanzstrukturen und Handlungsintentionen der Hauptbezugspersonen in diesen Unterstützungsarrangements.

Im Folgenden werden nun die vier identifizierten Typen vorgestellt und anschließend wesentliche Ergebnisse graphisch zusammengefasst.

5.4.1 Typ A: Die Regisseure

Die Regisseure übernehmen die Fürsorgeverantwortung, weil nur so ihre Souveränität und Entscheidungshoheit über das Unterstützungsarrangement gewahrt werden kann. Auf diese Weise bleiben sie autokratisch. Professionelle, informelle HelferInnen und die Familie können zwar für bestimmte Aufgaben temporär eingesetzt werden, aber nur für vorher sehr klar definierte Tätigkeiten, zum Beispiel für die notwendigen pflegerischen Verrichtungen. So ist eine weitere Bedingung für die Inanspruchnahme professioneller Dienste die Passgenauigkeit auf das durch die Regisseure vorgegebene Zeitregime. Passen das professionelle Zeitregime und das Zeitregime des Unterstützungsarrangements nicht zusammen, dann wird die professionelle Dienstleistung nicht in Anspruch genommen. In diesen Fällen werden entweder informelle HelferInnen oder die Familie hinzugezogen oder es wird, wenn die Souveränität gefährdet scheint, auf jegliche Unterstützung verzichtet. Die Notwendigkeit von Aushandlungsprozessen auf Augenhöhe wird von den Regisseuren aktiv negiert. Sie geben vielmehr die Bedingungen und Inhalte der zu leistenden Unterstützung vor. Damit ist das Unterstützungsarrangement relativ einseitig und nur solange stabil, wie sich die Rahmenbedingungen nicht verändern. Ändern sich diese, schreitet die Demenz beispielsweise weiter fort, wird das Unterstützungsarrangement leicht instabil und droht zu scheitern. In den Fällen, in denen Professionelle die Einschätzungen der Regisseure nicht teilen, wenn beispielsweise der Medizinische Dienst der Krankenkassen den Antrag auf Höherstufung ablehnt, werden ihre Kompetenzen grundlegend infrage gestellt, die Situation adäquat beurteilen zu können.

Beliebte Bewältigungsstrategien der Regisseure sind zudem die Gesprächskontrolle und die Selbstbehauptung. Sie sehen sich als Manager und Organisatoren des Unterstützungsarrangements und produzieren ein relativ geschlossenes Unterstützungsarrangement. Ratschläge von außen werden eher selten angenommen, da Verhandlungsprozesse tendenziell als nicht notwendig erachtet werden. Aus der Sicht der alleinigen Expertise der eigenen Lebenswelt werden andere Perspektiven nicht als gleichwertig kompetent angesehen. Im Rahmen dieser Forschung tauchen die Regisseure lediglich in den Konstellationen auf, in denen der Ehemann seine Ehefrau pflegt. Vor Beginn der Erkrankung bestand ein tradiertes Rollenverhältnis, d. h. der Ehemann war der Versorger und Kopf der Familie. In Bezug auf seine Entscheidungsautonomie führt die Demenz zu einer Rollenzementierung: Nach der Erkrankung bleibt die Entscheidungsautonomie beim Ehemann. Interessant ist, dass die Ehemänner häufig einer „klassischen"[18] Profession zuzuordnen und zum Interviewzeitpunkt bereits seit mehreren Jahren berentet sind. Sie gehören in der Regel der gleichen Generation an, einer Generation, in der das klassische Versorgermodell in Familien noch viel verbreiteter war als heute. Das Unterstützungsarrangement ist auf die Person des Regisseurs gemünzt. Wenn die Regisseure ausfallen, kann das Unterstützungsarrangement nicht aufrechterhalten werden. Da sie ihre Rolle als alleinige Manager und Organisatoren begreifen, sind sie sehr rollenklar. Der/die demenziell veränderte Angehörige wird meist als Objekt von Pflege- und Versorgungshandlungen konstruiert, seine/ihre Wünsche und Sichtweisen spielen für Entscheidungen, wenn überhaupt, eine marginale Rolle und werden in den Interviews nicht thematisiert.

5.4.2 Typ C: Die PragmatikerInnen

Die PrakmatikerInnen sind in gewisser Weise auch Regisseure des Unterstützungsarrangements, insofern weisen sie eine gewisse Ähnlichkeit zu letzteren auf. Im Unterschied zu diesen fällt ihr Autonomieanspruch jedoch geringer aus und es kommt zu (partiellen) Kooperationen mit dem primären, sekundären und tertiären Netzwerk, was das Unterstützungsarrangement vielfältiger und somit in der Konsequenz stabiler macht. Die PragmatikerInnen versuchen sich irgendwie

---

[18] Zu den klassischen Professionen zählen Gildemeister und Robert (1997) folgend beispielsweise Medizin und Jura, die, im Gegensatz zur häufig auch als „Semiprofession" (29) bezeichneten Sozialen Arbeit durch ein gesellschaftliches Mandat über eine Monopolstellung der von ihren Professionellen erbrachten Leistungen verfügen (vgl. für eine dezidiertere Auseinandersetzung ebd.).

„durchzuwursteln" und lassen auf diese Weise zumindest eine (Teil-)Öffnung des Systems zu. Dementsprechend sind sie in einem gewissen Maße zu Aushandlungsprozessen breit. Dennoch instrumentalisieren sie die NetzwerkpartnerInnen. Es besteht ein Bewusstsein darüber, dass irgendeine Form von Hilfe- und Unterstützungsleistungen von außen notwendig ist, wenn das Unterstützungsarrangement in der häuslichen Umgebung aufrechterhalten werden soll. Eine Tendenz, egalitäre Beziehungen herzustellen und damit Aushandlungsprozesse auf Augenhöhe zu ermöglichen, ist erkennbar. Sie gelingen jedoch innerhalb der Familienkonstellation nur zum Teil, was in der Konsequenz zu Familienzwist oder sogar zur Teilung der Familie führt. Die PragmatikerInnen sind im stetigen Bemühen, eine Balance zwischen Fremdfürsorge und Selbstfürsorge herzustellen, was nicht immer gelingt. In der Folge weisen sie eine Tendenz zur sozialen Isolation auf. Ihren Hobbys können sie bspw. aufgrund der Fürsorgeverantwortung nur eingeschränkt variabel nachgehen. Ihre Handlungsspielräume sind begrenzt.

Insgesamt wird das Unterstützungsarrangement rational betrachtet und auch die Beziehungsveränderung weitestgehend nüchtern und pragmatisch beschrieben. Das Phänomen der Rollenumkehr wird von den PragmatikerInnen ziemlich sachlich beschrieben. Auch hier wird der/die demenziell veränderte Angehörige überwiegend passiv als Objekt von Pflegehandlungen konstruiert.

Als Copingstrategie sind individuelle Strategien (bspw. Hobbys) und eine Wissensaneignung bzw. -erweiterung vorherrschend. Auch hier herrscht ein traditionelles geschlechtsspezifisches Rollenverhältnis vor, im Vergleich zu den Regisseuren wird dieses nach der Erkrankung jedoch an bestimmten Stellen aufgebrochen. So übernehmen PragmatikerInnen auch die pflegerischen Tätigkeiten und stellenweise auch Verantwortung für den Haushalt. Kennzeichnend für das stetige Ausbalancieren zwischen Fremdfürsorge und Selbstfürsorge ist das häufige Nutzen der Kategorie „Immer Selber", die deutlich darauf verweist, dass die PragmatikerInnen zwischen dem Wunsch, aus der sozialen Isolation und fehlenden Flexibilität in der eigenen Lebensführung auszubrechen, und der Fürsorgeverantwortung hin- und hergerissen sind. In diesem Punkt ist der Aushandlungsprozess ergebnisoffener. Insofern ist ihr Alltag durch ein permanentes Austarieren zwischen den beiden Polen gekennzeichnet und sie kommen in der Regel zu einer eher prekären, weil leicht störbaren, Balance. Im Vergleich zu den Regisseuren sind die PragmatikerInnen in der Folge weniger rollenklar. Das von ihnen strukturierte Unterstützungsarrangement ist allerdings etwas vielfältiger, da, zumindest teil- bzw. phasenweise, Aushandlungsprozesse gelingen. Somit fällt es den PragmatikerInnen – in einem gewissen Rahmen – leichter, das Unterstützungsarrangement an Veränderungen anzupassen.

5.4.3 Typ B: Die Aufopfernden

Die Aufopfernden haben enorme Schwierigkeiten, die eigene Rolle im Unterstützungsarrangement zu finden. Soweit andere Familienmitglieder zur Verfügung stehen, sind die Aushandlungsprozesse mit ihnen und dem weiteren sozialen Umfeld über Rollen- und Situationsdefinitionen in Bezug auf das Unterstützungsarrangement meist gescheitert. Eine klare Rollendefinition setzt auch ein Austarieren der beiden Pole Fremdfürsorge und Selbstfürsorge voraus. Die Herstellung einer Balance zwischen ihnen kann als eine der Grundvoraussetzung für die längerfristige Tragfähigkeit von Unterstützungsarrangements betrachtet werden. Bei den Aufopfernden ist das Arrangement in der Regel eher brüchig. Dafür gibt es unterschiedliche Gründe. Einer kann aus Sicht der Hauptbezugsperson das Fehlen passgenauer Entlastungsangebote sein, ein anderer die Manipulation des Arrangements durch andere Familienmitglieder. Mit ihnen konnte meist im Vorhinein kein Konsens im Aushandlungsprozess erzielt werden. Diese beiden Faktoren – also das Scheitern der eigenen Rollenfindung und ein instabiles Arrangement – können mittel- und langfristig zum Scheitern des Unterstützungsarrangements führen. Die misslungenen Aushandlungsprozesse in diesen beiden für die Tragfähigkeit von Unterstützungsarrangements wichtigen Punkten führt dazu, dass die Aufopfernden in der Bewältigung des Alltags (zu) stark beansprucht sind. Sie können die Selbstfürsorge nicht in einem für sie notwendigen Maße aufrechterhalten. Mittel- und/oder langfristig kann das Arrangement unter diesen Umständen kaum als tragfähig betrachtet werden. Dementsprechend weisen die Aufopfernden häufig Copingstrategien mit maladaptiven Folgen auf. Kurzfristig führen angewandte Strategien wie beispielsweise das Vermeiden von Konflikten u. U. zu einer Entlastung, während mittel- oder langfristig eher mit für die Hauptbezugspersonen belastenden Folgen zu rechnen ist.

Die Aufopfernden können frühzeitige Unterstützung bei der Rollenfindung und eine längerfristige Begleitung insbesondere bei dem Prozess der Rollenumkehr gebrauchen. Vor Beginn der Erkrankung waren sie nicht der Souverän in der Beziehungskonstellation mit dem/der demenziell veränderten Angehörigen. Mit dem Fortschreiten der Erkrankung werden die fehlende Rollenfindung der Hauptbezugsperson sowie die fortdauernde Dominanz des erkrankten Angehörigen zum Verhängnis für die Tragfähigkeit des Unterstützungsarrangements. Die Aufopfernden nehmen für sich nicht die Entscheidungshoheit in Anspruch, sondern überlassen diese weiterhin explizit oder implizit dem Erkrankten. Im Alltag führt dies zu kleinen und größeren Unfällen. Ein häufig auftretendes Phänomen ist das Verschwinden des demenziell veränderten Angehörigen aus der häuslichen Umgebung, weil nicht die entsprechenden Vorsichtsmaßnahmen getroffen wurden. In einigen Arrangements kommt erschwerend hinzu, dass der progressive Verlauf der Demenz so schnell fortschreitet, dass die Hauptbezugspersonen mit diesen schnellen Veränderungen nicht Schritt halten können. Kaum haben sie sich an neue Anforderungen angepasst, warten schon die nächsten.

Während die Regisseure sich in der Alltagsbewältigung eher durch ein egozentriertes, antizipierendes Verhalten auszeichnen, kennzeichnet die Aufopfernden ein patienten-zentriertes reagierendes Verhalten. Dadurch sind sie in einer passiven Rolle und das Unterstützungsarrangement ist insgesamt weniger strukturiert.

5.4.4 Typ D: Die Aushandelnden

Die Aushandlenden haben – ihrer Bezeichnung entsprechend – ihre eigene Rolle im Unterstützungsarrangement mit den anderen Beteiligten ausgehandelt und somit eindeutig geklärt. Auch die Rollen der übrigen Familienmitglieder und des sozialen Umfeldes sind genauso wie die Rollen von professionellen Diensten als Ergebnis von gelungenen Aushandlungsprozessen definiert. Bei den Unterstützungsarrangements der Aushandlenden wird die Verpflichtung zur Fürsorge durch die gesamte Familie akzeptiert. Dementsprechend waren, wenn möglich, alle am Unterstützungsarrangement verantwortlich beteiligten Familienmitglieder am Interviewtag anwesend und die Zuordnung bestimmter Kompetenzen und Verantwortlichkeiten zu einer Hauptbezugsperson ist nicht möglich. Die Mitglieder des Unterstützungsarrangements zeichnen sich durch eine hohe Sozialkompetenz aus, gegenseitige Grenzen in der Bereitschaft für die Übernahme von Aufgaben im Unterstützungsarrangement werden akzeptiert und es wird darauf geachtet, dass jeweils eigenen Interessen und Hobbys nachgegangen werden kann. HelferInnen aus dem sekundären und tertiären Netzwerk sind in das Unterstützungsarrangement einbezogen und sorgen für zusätzliche Entlastung. Auch die Aushandelnden müssen mit dem Phänomen der Rollenumkehr zurechtkommen, besonders für die Hauptbezugsperson, die primär den Prozess der Rollenumkehr durchlebt (weil es sich um ihren Elternteil oder ihre/ihren EhepartnerIn handelt) ist dies in der Regel ein herausfordernder Prozess. Sie werden bei der Bewältigung jedoch von den anderen Familienmitgliedern begleitet und unterstützt. Dennoch beschreiben sie diesen Prozess als sehr belastend. Gerät die Balance zwischen Selbstfürsorge und Fremdfürsorge durcheinander, stehen andere Familienmitglieder als Korrektiv zur Verfügung und machen auf die Dysbalance aufmerksam. Ein Merkmal dafür, dass der innerpsychische Aushandlungsprozess in Bezug auf Anteile der Selbstfürsorge und Anteile der Fremdfürsorge in diesen Arrangements als gelungen beschrieben werden kann, sind die vielen Nennungen von angewandten Copingstrategien, die

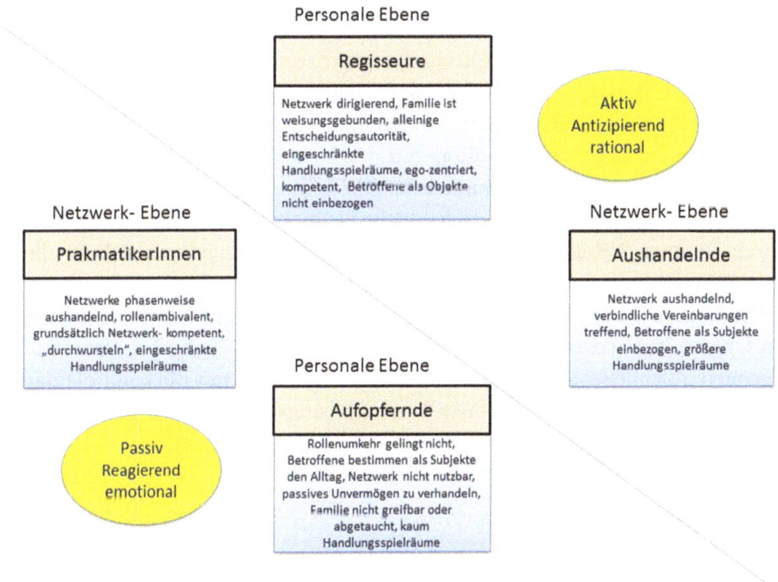

Abb. 5.3 Systematisierung der Typen graphisch dargestellt

in den Interviews vorkommen. Dabei werden besonders individuelle Strategien gerne genutzt, um im Alltag abzuschalten. In der Familienkonstellation herrscht Einigkeit darüber, dass Elemente der Selbstfürsorge wichtig sind. Unterstützungsarrangements von Aushandelnden zeichnen sich, im Vergleich zu den anderen Unterstützungsarrangements, durch ein relativ hohes Maß an Handlungsspielräumen aus. Die Hauptbezugspersonen besitzen eine hohe Aushandlungs- bzw. Sozialkompetenz und das Unterstützungsarrangement zeichnen eine Vielfalt an unterschiedlichen UnterstützerInnen sowie eine eindeutige Strukturierung aus.

Die Systematisierung der Ergebnisse im Rahmen der Typendarstellung zeigt die Vielschichtigkeit des Themas und macht die Notwendigkeit einer mehrdimensionalen Betrachtungsweise deutlich. In der Zusammenschau lassen sich die vier identifizierten Typen auch danach unterscheiden, ob ihr Unterstützungsarrangement eher passiv-reagierend (PrakmatikerInnen und Aufopfernde) oder aktiv-antizipierend (Regisseure und Aushandelnde) gestaltet wird. Dies geschieht tendenziell eher entweder auf der personalen oder der Netzwerkebene: So sind die Regisseure auf der personalen Ebene aktiv, interagieren aber nicht in dem Maße mit dem sozialen Netzwerk, wie beispielsweise die Aushandelnden. In der vorliegenden Untersuchung verdeutlichen die Aufopfernden und Regisseure, wie durch eine Ego- bzw. PatientInnenzentriertheit Aushandlungsprozesse mit dem sozialen Netzwerk nicht gelingen (können) und in der Folge Handlungsspielräume eng bleiben. Die PragmatikerInnen und die Aushandelnden hingegen sind stellenweise bzw. insgesamt kompetent in der Aushandlung mit den NetzwerkpartnerInnen, was ihnen etwas weitere Handlungsspielräume ermöglicht und das Unterstützungsarrangement vielfältiger macht, da unterschiedliche NetzwerkpartnerInnen eingebunden werden können. Abbildung 5.3 zeigt den Versuch einer graphischen Darstellung der vier Typen in Bezug auf diese beiden Ebenen.

Die dargestellten Ergebnisse liefern ein sehr divergentes und differenziertes Bild von Unterstützungsarrangements in der häuslichen Umgebung bei Demenz. Im folgenden abschließenden Kapitel werden die Ergebnisse mit Blick auf die unterschiedlichen Gruppen, die an einem Unterstützungsarrangements in irgendeiner Art und Weise beteiligt sind, diskutiert.

Diskussion und Ausblick 6

In diesem abschließenden Kapitel werden ausgewählte Ergebnisse theoretisch verdichtet und im Hinblick auf sozialpädagogische, zivilgesellschaftliche und sozialpolitische Implikationen diskutiert. Dabei soll auch die Frage beantwortet werden, unter welchen Bedingungen Unterstützungsarrangements in der häuslichen Umgebung tragfähig gestaltet werden können und welchen Beitrag Soziale Arbeit dazu leisten kann. Aufgrund der Vielschichtigkeit der Ergebnisse erfolgt die Diskussion auf unterschiedlichen Ebenen:

Auf der Ebene der Betroffenen zeigen die Ergebnisse, wie wichtig das Aufrechterhalten der Anerkennung als Subjekt bei einer Demenz ist. Gelungene Aushandlungsprozesse als Konstruktionsprinzip von tragfähigen Unterstützungsarrangements setzen voraus, dass alle Beteiligten anerkennen, dass demenzielle Erkrankungen sich immer in sozialen Kontexten manifestieren. In diesen werden jeweils spezifische „Krankheitsbilder" konstruiert und die Betroffenen dementsprechend als Subjekt oder Objekt geformt. Die Tatsache, dass Demenz – wie im theoretischen Teil ausführlich in Abschn. 2.1 dargestellt – als Erkrankung definiert wird und damit in die Zuständigkeit der Medizin fällt, erschwert die Aufrechterhaltung des Subjektstaus für die Hauptbezugspersonen in der Interaktion mit ÄrztInnen. Diese besitzen im Diskurs um Demenz die Deutungshoheit. Die medizinische Perspektive auf Demenz, bei der biologische Mechanismen als ursächlich für Demenzsymptome gelten, betrachtet Menschen mit Demenz vielfach lediglich als Objekte von Medizin- und Pflegehandlungen. In der systemimmanenten notwendigen Interaktion mit ÄrztInnen sehen sich die Hauptbezugspersonen gezwungen, den Subjektstatus ihres demenziell veränderten Familienmitglieds permanent zu behaupten. Dementsprechend werden ÄrztInnen von den Hauptbezugspersonen oftmals nicht als Unterstützung angesehen und ein Kontakt mit ihnen auf das notwendige Minimum begrenzt. Der Blick auf Demenz aus einer sozialen/kulturellen (Abschn. 2.2) bzw. zivilgesellschaftlichen (Abschn. 2.3) Perspektive hingegen,

S. Frewer-Graumann, *Zwischen Fremdfürsorge und Selbstfürsorge*,
Soziale Arbeit als Wohlfahrtsproduktion 3,
DOI 10.1007/978-3-658-05273-7_6, © Springer Fachmedien Wiesbaden 2014

wie sie im Rahmen der theoretischen Ausführungen dargestellt wurden, eröffnet die Möglichkeit eines ganzheitlichen Blickes auf Demenz und entspricht somit mehr der Sichtweise der Hauptbezugspersonen. Denn die letztgenannten Sichtweisen unterstreichen die Relevanz einer beziehungsbezogenen, sozialpädagogischen Auseinandersetzung mit dem Thema. Demenz im Diskurs ausschließlich in der Zuständigkeit von Medizin und Pflege zu belassen, bedeutet, das für die Angehörigen sehr vorherrschende Thema der Beziehungsveränderung und ihr Ringen um die fortdauernde Anerkennung als Subjekt außer Acht zu lassen und somit in Kauf zu nehmen, dass zwei wichtige Aspekte für die Tragfähigkeit von Unterstützungsarrangements nicht ausreichend betrachtet werden. Das Nebeneinanderstehen divergenter Perspektiven in der Praxis ohne eine Perspektivenverschränkung hat zur Folge, dass Hauptbezugspersonen tendenziell lieber auf die Unterstützung von Haus- und FachärztInnen verzichten. Eine Perspektivenverschränkung würde voraussetzen, dass sich die Medizin als Disziplin und ÄrztInnen als Professionelle in der Praxis für soziale Einflüsse auf Demenz (s. o.) öffnen und nicht ausschließlich auf ihrer Deutungshoheit in Bezug auf die Entstehung und Therapie von Demenzerkrankungen bestehen. Soziale Arbeit könnte hier als Vermittlerin auftreten und somit zu einer Perspektivenverschränkung beitragen, indem beispielsweise Räume für gemeinsame Fortbildungen geschaffen werden. Dafür müsste Soziale Arbeit allerdings zunächst die eigene Expertise im Bereich der Demenz ausbauen und in den Diskurs einbringen. Diese weiterzuentwickeln wäre ein erster Schritt, um den Status der Menschen mit Demenz als Subjekte zu stärken.

Auf der Ebene der Hauptbezugspersonen zeigen die Ergebnisse der vorliegenden Untersuchung, wie wichtig eindeutige Kontraktvereinbarungen mit allen am Unterstützungsarrangement Beteiligten sind. Kontraktvereinbarungen werden von der Hauptbezugsperson mit den NetzwerkpartnerInnen des primären, sekundären und tertiären Netzwerks ausgehandelt. In diesem Sinne können gelingende Aushandlungsprozesse als ein zentrales Moment für die Tragfähigkeit von Unterstützungsarrangements in der häuslichen Umgebung angesehen werden. Diese bestimmen, ob aus den vorhandenen sozialen Bezügen auch tatsächlich nachhaltige soziale Unterstützung erwächst. Die Ergebnisse zeigen aber auch, dass soziale Unterstützung von den Hauptbezugspersonen nur angenommen wird, wenn sie nicht als Heteronomie interpretiert wird. Insofern ist an die theoretischen Ausführungen in Abschn. 3.1.5 anknüpfend die Bedeutung, die die UnterstützungsempfängerInnen – in diesem Falle die Hauptbezugspersonen – der angebotenen Unterstützung beimessen, immer mit zu betrachten. Wird diese als Bevormundung eingestuft, erfolgt wahrscheinlich eine Ablehnung der angebotenen Hilfe. Dieses Ergebnis ist auch für Beratungskontexte innerhalb der Sozialen Arbeit von enormer Bedeutung. Soziale Arbeit könnte hier im Vergleich zur Medizin den Vorteil haben, dass die Herstellung einer Beziehung auf Augenhöhe eher zu ihrem professionellen Selbstverständnis gehört.

Sind alle am Unterstützungsarrangement Beteiligten als Folge gelingender Aushandlungsprozesse entsprechend ihren Vorstellungen und Kompetenzen eingebunden, besteht eine Rollenklarheit und das Arrangement ist insgesamt strukturiert. Die vorliegenden Ergebnisse verdeutlichen, dass gelingende Aushandlungsprozesse zum einen ein entsprechendes Potential von NetzwerkpartnerInnen und eine ausreichende basale Versorgungsstruktur voraussetzen, so dass ein Spielraum für den Prozess des Aushandelns vorhanden ist. Zum anderen ist eine gewisse Aushandlungsbereitschaft und -kompetenz der betroffenen Familien gefragt. Aushandlungsprozesse zu gestalten und Aushandlungskompetenzen zu vermitteln, gehört genuin zum Kompetenzprofil Sozialer Arbeit. Insofern kann sie in der Unterstützung der betroffenen Familien einen zentralen Beitrag leisten.

Die im aktuellen wissenschaftlichen und gesellschaftlichen Diskurs hegemoniale Sichtweise von Demenz aus einer medizinischen Perspektive (vgl. 2.1), die auch den aktuellen Pflegebedürftigkeitsbegriff prägt (vgl. 2.4.2), wurde bereits mehrfach diskutiert und kritisiert. An dieser Stelle sei erneut auf einen Aspekt verwiesen, weil er aus Sicht der Hauptbezugspersonen ein großes Hindernis in der Alltagsbewältigung darstellt: Für die Hauptbezugspersonen führt die gesellschaftliche und fachliche Überbetonung bio-medizinischen Wissens oftmals dazu, dass keine gemeinsame Situationseinschätzung mit ÄrztInnen möglich ist und Leistungen der Pflegeversicherung zur Entlastung nicht (in ausreichendem Maße) in Anspruch genommen werden können. Dies engt die Handlungsspielräume der Hauptbezugsperson weiter ein und erschwert die Alltagsbewältigung. Soll das familiale Pflegepotential unter den in Abschn. 3.3 skizzierten Veränderungen weiterhin erhalten bleiben, müssen strukturelle Rahmenbedingungen künftig stärker an die Bedürfnisse der Hauptbezugspersonen angepasst werden. Dieser Aspekt zeigt sich auch in der Diskussion um Angebote des tertiären Netzwerks (s. u.).

Die Ergebnisse bestätigen darüber hinaus die Bedeutung von angemessenen Copingstrategien. Diese können, im Sinne einer Stressprävention und -reduktion, dazu dienen, die Balance zwischen Selbstfürsorge und Fremdfürsorge auf der Basis eines innerpsychischen Aushandlungsprozesses sicherzustellen. Die Selbstfürsorge muss für eine längerfristige Tragfähigkeit des Unterstützungsarrangements unter der Belastung der Pflege und Betreuung aufrechterhalten werden können. Im Ergebnis muss also eine Balance zwischen Fremdfürsorge und Selbstfürsorge bestehen. An die Ausführungen im Kapitel zu Stressbewältigungsstrategien (vgl. 3.2) anknüpfend, sind Bewältigung und Entwicklung dabei als zwei Herausforderungen anzusehen, die aufeinander bezogen sind. Soziale Arbeit kann Hauptbezugspersonen bei dieser „Bewältigungstatsache" (Böhnisch 2010, S. 219) unterstützen. Dafür muss allerdings ein struktureller Rahmen im Sinne basaler Versorgungsstrukturen vorhanden sein, damit Hauptbezugspersonen einen Spielraum haben, die für sie passenden Strategien überhaupt zu entwickeln. Bisher sind diese Spielräume, wie sie im theoretischen Teil mit Böhnisch (ebd., S. 224) diskutiert wurden – das zeigen die Ergebnisse der Untersuchung – nicht ausreichend vorhanden. In diesem Sinne ist es als Aufgabe Sozialer Arbeit zu betrachten – neben der direkten Unterstützung –, die Anerkennung von Demenz als soziales Phänomen zu forcieren, um so durch entsprechende sozialstaatliche Interventionen den Hauptbezugspersonen den notwendigen Rahmen zu ermöglichen, ihre Unterstützungsarrangements tragfähig zu gestalten (vgl. ebd.).

Auf der Ebene der Familien bestätigen die Ergebnisse, dass – an die theoretischen Ausführungen anknüpfend (vgl. 3.3) – Familie immer noch als wichtiger Ort der Fürsorge angesehen werden kann. Das Gefühl einer moralischen Verpflichtung und der Verweis auf eine Generationenreziprozität von Unterstützungsleistungen, wie sie in Abschn. 3.1.4.1 diskutiert wurde, ist für viele der interviewten Hauptbezugspersonen weiterhin ein Grund für die Fürsorgeübernahme. Allerdings ist auch im untersuchten Sample eine Tendenz sichtbar, eigene berufliche Tätigkeiten nicht aufgeben zu wollen. Falls das Unterstützungsarrangement dies irgendwann nötig machen würde, wird die Heimeinweisung für viele der Hauptbezugspersonen zumindest zum Interviewzeitpunkt zu einer gedanklichen Alternative. Insofern ist die Bereitschaft zur Fürsorgeübernahme offensichtlich solange vorhanden, wie die „Opportunitätskosten" (vgl. Blinkert und Klie 2008, S. 28; vgl. auch die Ausführungen in Abschn. 3.5) nicht zu hoch werden. Wenn das familiale Pflegepotential erhalten bleiben soll, werden aktuelle strukturelle Rahmungen durch sozialstaatliche Intervention so verändert werden müssen, dass berufstätige Hauptbezugspersonen entsprechende Handlungsspielräume für die Initiierung und Gestaltung ihrer Aushandlungsprozesse bekommen. Dazu müssen Rahmenstrukturen an die Bedürfnisse – besonders an das Zeitregime – der Hauptbezugspersonen angepasst werden.

Die Ergebnisse der Untersuchung heben des Weiteren hervor, wie wichtig ein familialer Rückhalt für die Hauptbezugspersonen ist. Fehlende Unterstützung aus der Familie – beispielsweise durch eine Marginalisierung der täglichen Arbeitsanforderungen oder durch eine Aberkennung der Erkrankung insgesamt – erschweren eine tragfähige Gestaltung des Unterstützungsarrangements, da es zu keiner gemeinsamen Situationsdefinition kommt. An die theoretischen Ausführungen in Abschn. 3.1 anknüpfend sei an dieser Stelle erneut ein Hinweis von Nestmann aufgenommen, der bereits 1989 festgestellt hat, dass eine Gesellschaft die UnterstützerInnen unterstützen muss, wenn sie ihr Potential informeller sozialer Unterstützung nicht verspielen will (vgl. Nestmann 1989, S. 119 f.). Dazu gehört neben der Anerkennung von Demenz als soziales Phänomen (s. o.) auch die vollwertige gesellschaftliche Anerkennung von Pflegeaufgaben als berufliche Tätigkeit.

So kann als ein Ergebnis in Bezug auf das System Familie festgehalten werden, dass einzelne Familienmitglieder am „Abtauchen" gehindert werden müssen. Innerhalb der Familie ist eine gemeinsame Situationsdefinition von enormer Bedeutung, damit es nicht zu Familienzwist oder zur Manipulation des Unterstützungsarrangements durch einzelne Familienmitglieder kommt. Soziale Arbeit kann in Beratungskontexten beim Zustandekommen einer gemeinsamen familialen Situationsdefinition unterstützen und ggf. zwischen den verschiedenen Sichtweisen vermitteln. Dazu gehört auch die Klärung von Zuständigkeiten und Kompetenzen innerhalb des Familiensystems. Die Anerkennung eigener Bedürfnisse und die Ermöglichung von weiteren Rollenübernahmen (wie beispielsweise die Rolle eines/einer Berufstätigen, eines/einer ehrenamtlich Tätigen etc.) sind eine wichtige Voraussetzung für die Tragfähigkeit von Unterstützungsarrangements.

In Bezug auf das sekundäre soziale Netzwerk zeigen die Ergebnisse, dass informelle HelferInnen wie NachbarInnen, FreundInnen und/oder Ehrenamtliche eine breite Palette von Möglichkeiten der Unterstützung bieten und somit zu einer Entlastung der Hauptbezugsperson beitragen können. Erst im Rahmen von sozialen Aushandlungsprozessen aller Beteiligten entscheidet sich jedoch, ob sie zu faktischen und hilfreichen Unterstützungsquellen im Alltag werden oder nicht. Insgesamt können sie zu einer Tragfähigkeit der Unterstützungsarrangements beitragen, da diese auszeichnet, dass möglichst viele verschiedene UnterstützerInnen mit unterschiedlichen Beziehungskonstellationen im Hinblick auf die demenziell veränderte Person und die Hauptbezugsperson involviert sind. So kommt auch Nestmann (2005) zu dem Schluss, dass

> [die] informelle Ungarantiertheit von alltäglicher Hilfe und Unterstützung in diesen Konstellationen [...] dann eine Stärke [bleibt], wenn Personen mehrere und alternative Anlaufstellen haben, die sie entsprechend ihrer Problemlage, ihrer Hilfe- und Unterstützungserwartungen und -bedürfnisse, der aktuellen Zugangsmöglichkeiten etc. gezielt wählen und wechseln können. (Nestmann 2005, S. 362; Einfügung und Auslassung: S.F.-G.)

In der Betrachtung der potentiellen Unterstützung des sekundären Netzwerks schwingt damit auch die Frage mit, wie dieses aktiviert bzw. aktiv gehalten werden kann. Besonders das Sich-Einlassen auf die veränderte Situation scheint in freundschaftlichen Bezügen – das heben die Ergebnisse hervor – Schwierigkeiten zu bereiten. Viele Hauptbezugspersonen berichten, dass es den FreundInnen schwer falle, sich auf die Veränderungen in der Lebensweise einzulassen, so dass soziale Kontakte mit der Fürsorgeübernahme peu à peu weniger werden und die Gefahr der sozialen Isolation für die Hauptbezugsperson steigt.

Der Aufbau und die Pflege des sekundären Netzwerks brauchen darüber hinaus entsprechende Rahmenbedingungen. So ist zu klären, wer denn die HelferInnen begleitet und unterstützt. Bereits 1989 weist Nestmann auf die enorme Relevanz dieses Aspekts hin (vgl. ebd., S. 120; sowie die Ausführungen zum social support in Kap. 3). So kann es als eine Aufgabe Sozialer Arbeit angesehen werden, förderliche Rahmenbedingungen für UnterstützerInnen zu schaffen bzw. zu gewährleisten. Insgesamt verdeutlichen die vorliegenden Ergebnisse, dass das sekundäre soziale Netzwerk zwar eine wichtige, aber nicht die allein tragende Säule im Unterstützungsarrangement sein kann. Die Lösung für ein künftig aufgrund des demographischen Wandels höheres Versorgungs- und Betreuungsaufkommen kann dementsprechend nicht in der Zivilgesellschaft liegen. Genau jene von Nestmann (2005) hervorgehobene „informelle Ungarantiertheit" (S. 362) als Merkmal des sekundären Netzwerks ist ein Grund dafür, dass verlässliche und verbindliche Unterstützung in diesem Umfang nicht von der Zivilgesellschaft erwartet werden kann. Informelle Hilfen können nicht nur eine entlastende, sondern auch eine präventive Bedeutung haben (vgl. Trojan 1985, S. 42). Dennoch sind sie nur als ein Rädchen im Getriebe der Tragfähigkeit von Unterstützungsarrangements zu sehen, da sie es vielfältiger werden lassen. In diesem Sinne favorisiert Trojan bereits 1985 (ebd., S. 49) eine Netzwerkförderung, die kleinere informelle Netzwerke durch professionelle Bemühungen, beispielsweise durch die Verbesserung von strukturellen oder infratechnologischen Rahmenbedingungen, entlastet und Netzwerke in ihrer Morphologie somit vielfältiger werden lässt. Auch darin könnte eine Hauptaufgabe Sozialer Arbeit liegen.

Die Angebote des tertiären Netzwerks sind aus der Sicht vieler Hauptbezugspersonen zu unflexibel und somit eher Handlungsspielräume eingrenzend als erweiternd. Die häufig immer noch an den Interessen der Träger ausgerichtete Angebotspalette passt auf viele individuell gestaltete Unterstützungsarrangements nicht, und die Ergebnisse zeigen, dass es aus der Perspektive der Hauptbezugspersonen wenige Spielräume für Aushandlungsprozesse mit den Anbietern von Leistungen gibt. Ein Grund dafür mag das geringe Angebotsspektrum sein: Die Ergebnisse zeigen des Weiteren, dass besonders bei den Hauptbezugspersonen im ländlichen Bereich die Wahlmöglichkeiten deutlich eingeschränkt sind, da es oftmals keine Angebotsalternativen gibt. Die Orientierung an Trägerinteressen bei der Angebotsausrichtung steht somit den Bedürfnissen vieler Hauptbezugspersonen diametral entgegen, sich durch die Nutzung professioneller Dienste mehr Handlungsspielräume im Alltag zu verschaffen. Insgesamt sind die Rahmenbedingungen aus der Sicht der Hauptbezugspersonen zu wenig vielfältig und zu unflexibel.

Entsprechend den theoretischen Ausführungen zur sozialen Unterstützung (vgl. Abschn. 3.1) zeigen die vorliegenden Ergebnisse, dass die Hauptbezugspersonen professionelle Hilfen überwiegend zur instrumentellen und partiell zur kognitiven Unterstützung nutzen, diese aber auf das eigene Zeitregime passen müssen und nicht als Einmischung interpretiert werden dürfen. Als besonders hilfreich im Bereich der instrumentellen Unterstützung wird das Angebot der Tagespflege angesehen, da dieses Handlungsspielräume für die Zeit der Fremdbetreuung schafft. Vor dem Hintergrund der vorliegenden Ergebnisse gewinnt das Thema der Qualifizierung professioneller Dienste an Bedeutung: Neben der Entlastung ist die Beziehungsveränderung das vorherrschende Thema der Hauptbezugspersonen. Dieses wird im Rahmen professioneller Angebote jedoch bisher nicht ausreichend berücksichtigt. Auch die Notwendigkeit von Aushandlungsprozessen wird von vielen Professionellen (noch) nicht erkannt. Wenn professionelle Hilfe- und Unterstützungsleistungen passgenau für die spezifischen Unterstützungsarrangements sein sollen, müssen sie künftig verstärkt individuell ausgehandelt werden. Hier besteht ein Qualifizierungs- und Fortbildungsbedarf.

An der Schnittstelle des sekundären und tertiären Netzwerks bestätigen die Ergebnisse, dass ein „linkage" (Nestmann 1989, S. 119), d. h. die Verknüpfung von professionellen und informellen HelferInnensystemen, für die Vielfalt und damit auch für die Tragfähigkeit von Unterstützungsarrangements eine wichtige Rolle spielt. Dementsprechend liegt, neben der Initiierung sozialstaatlicher Veränderungsprozesse, eine wichtige Aufgabe Sozialer Arbeit darin, das Ineinandergreifen verschiedener Hilfen zu unterstützen und zu begleiten. Dazu bedarf es auch einer professionellen Begleitung der vielen zivilgesellschaftlich Engagierten. Insgesamt fordern die vorliegenden Ergebnisse eine Erweiterung des Kompetenzportfolios Sozialer Arbeit: Bisher – so scheint es der Argumentation von Motzke und Schönig (2012, S. 238) folgend – ist soziale Netzwerkarbeit als Handlungsdimension zwar anerkannt. Die Ergebnisse zeigen in der Tendenz jedoch, dass sie im Alltag der Professionellen eine untergeordnete Rolle spielt. Professionelle scheinen sich in ihrer beruflichen Identität immer noch eher als BeraterInnen auf der Einzelfallebene denn als NetzwerkmanagerInnen zu verstehen (vgl. ebd.).

Die vorliegenden Ergebnisse vermitteln einen ersten Eindruck von der Alltagsrealität der Hauptbezugspersonen demenziell veränderter Menschen. Insofern leisten sie einen anfänglichen Beitrag zu dem identifizierten Forschungsdesiderat der subjektiven Mechanismen des Funktionierens von Unterstützungsarrangements. Weitere disziplinübergreifende Forschungsarbeiten sind nötig, um diese Erkenntnisse zu erweitern und zu vertiefen. Ein besonderes Augenmerk sollte dabei auf Forschungskonzeptionen gelegt werden, denen ein ganzheitliches Bild von Demenz zugrunde liegt. Einen ersten Ansatzpunkt stellt sicherlich die Betrachtung von Unterstützungsarrangements, die bisher noch keine professionellen Hilfen in Anspruch genommen haben, dar. Aus den Ergebnissen der vorliegenden Untersuchung ergeben sich – wie dargestellt – vielfältige Aufgabenbereiche für die Soziale Arbeit. Indem sie diese bearbeitet, kann sie einen entscheidenden Beitrag dazu leisten, dass Unterstützungsarrangements in der häuslichen Umgebung auch künftig tragfähig gestalten werden können. Im disziplinübergreifenden Diskurs um Demenz ist es Sozialer Arbeit bisher jedoch nicht ausreichend gelungen, eine eigenständige Expertise zu entwickeln und diese gegenüber den bisher dominierenden Berufsgruppen zu vertreten. Wie wichtig diese aus der Sicht der Hauptbezugspersonen als denjenigen ist, die den täglichen Betreuungsaufwand leisten, zeigen die Ergebnisse in einer sehr eindrücklichen Weise.

Die vorliegenden Befunde zeigen aber auch noch einen wichtigen Aspekt auf, der im Rahmen dieser Arbeit lediglich angedacht werden kann: die Wichtigkeit von gelingenden Aushandlungsprozessen auf allen gesellschaftlichen Ebenen für die Tragfähigkeit jedes einzelnen Unterstützungsarrangements. Dabei scheint der Sachverhalt folgender: Gelingende Aushandlungsprozesse münden in der Regel in sozialen Kontrakten. Das gesellschaftliche Zusammenleben kann also als ein Mehrebenenkontrakt beschrieben werden, der top-down bis auf die Ebene der einzelnen Unterstützungsarrangements wirkt. Andersherum wird in der Betrachtung von einzelnen Unterstützungsarrangements deutlich, wenn auf übergeordneten Ebenen Kontrakte fehlen. Der Diskurs um die Pflegeversicherung und ihre Novellierungen kann als Beispiel für einen solchen gesellschaftlichen Kontrakt betrachtet werden: Wer wie viel wann in die Versicherung einzahlt und wer wann wie davon profitiert, wurde letztlich auf politischer Ebene ausgehandelt und in einem sozialen Kontrakt festgehalten, an den sich alle sozialversicherungspflichtig Beschäftigten erst einmal halten müssen.

Die vorliegenden Befunde verdeutlichen, dass in Bezug auf ein umfassendes Betreuungsmanagement auf politischer Ebene offensichtlich kein Kontrakt besteht: Alte- und pflegebedürftige Menschen sollen so lange wie möglich zu Hause (von Angehörigen) betreut werden, ohne dass jedoch ausreichend Strukturen geschaffen werden, sie dabei zu unterstützen. So werden Angebote nach wie vor eher nach Trägerinteressen geplant und nicht an tatsächlichen Bedarfen und Bedürfnissen der Betroffenen ausgerichtet. Ein weiteres Beispiel ist die lediglich marktbeobachtende Rolle der Kommunen in der Pflegeplanung: Dadurch unterliegt vieles in der pflegerischen Versorgung Marktmechanismen und wird nicht im Sinne einer an den Wünschen und Bedürfnissen der Betroffenen orientierten Sozialplanung gesteuert.

Auch mit den Familien besteht offensichtlich kein sozialer Kontrakt. Familien werden somit nicht in dem Maße befähigt, das Unterstützungsarrangement tragfähig zu gestalten, in dem dies möglich wäre. Ein Kontrakt an dieser Stelle würde –

im Sinne des top-down-Modells – Kontrakte auf den anderen gesellschaftlichen Ebenen voraussetzen. Auch wäre es nötig, in eine Interaktion mit den betroffenen Familien einzutreten, um ihre Perspektive und Bedürfnisse einfließen lassen zu können. Insgesamt, so zeigen die Ergebnisse, fehlen soziale Kontrakte auf wichtigen politischen Ebenen. Für die Familie hat das zur Folge, dass sie in schlechten strukturellen Rahmenbedingungen ihre Unterstützungsarrangements unter einem hohen persönlichen und materiellen Einsatz gestalten müssen. Insofern verdeutlichen die vorliegenden Ergebnisse die Dringlichkeit von sozialen Kontrakten auf politischer Ebene, um die Strukturen „hauptbezugspersonenfreundlich" zu gestalten.

Aus einer professionstheoretischen Perspektive bleibt abschließend festzuhalten, dass Soziale Arbeit mit ihrer grundständigen Kompetenz im Bereich der Vermittlung und Unterstützung von Aushandlungsprozessen dazu beitragen kann, Hauptbezugspersonen dazu zu befähigen, Unterstützungsarrangements tragfähig zu gestalten. In diesem Zusammenhang besteht künftig sicherlich eine wichtige Aufgabe Sozialer Arbeit darin, die Bedeutung von Aushandlungsprozessen für die Tragfähigkeit von Unterstützungsarrangements in fachliche und gesellschaftliche Diskurse einzubringen.

Literatur

Aner, K., & Karl, U. (Hrsg.). (2010). *Handbuch Soziale Arbeit und Alter.* Wiesbaden: VS Verlag für Sozialwissenschaften.

Angermeyer, M. C., & Klusmann, D. (Hrsg.). (1989). *Soziales Netzwerk. Ein neues Konzept für die Psychiatrie.* Berlin: Springer.

Anheier, H. K., Schröer, A., & Then, V. (Hrsg.). (2012). *Soziale Investitionen. Interdisziplinäre Perspektiven.* Wiesbaden: VS Verlag für Sozialwissenschaften.

Antonucci, T. C. (1985). Social support: Theoretical advances, recent findings and pressing issues. In I. G. Sarason & B. R. Sarason (Hrsg.), *Social support. Theory, research, and applications* (S. 21–37). Dordrecht: Martinus Nihjoff.

Atteslander, P. (2008). *Methoden der empirischen Sozialforschung* (12. durchgesehene Auflage). Berlin: Erich Schmidt.

Aymanns, P. (1995). Soziale Netzwerke und kritische lebensereignisse. In N. Rainer & F. Wilma (Hrsg.), *Soziale Netze in der Praxis* (S. 24–39). Göttingen: Verlag für Angewandte Psychologie.

Backes, G. M., Amrhein, L., & Wolfinger, M. (2008) Gender in der Pflege – Herausforderungen für die politik. Expertise im Auftrag der Friedrich-Ebert-Stiftung, Bonn. http://library.fes.de/pdf-files/wiso/05587.pdf. Zugegriffen: 4. Dez. 2012.

Badura, B. (1981). Sozialpolitik und Selbsthilfe aus traditioneller und aus sozialepidemiologischer sicht. In B. Bernhard & vonF. Christian (Hrsg.), *Selbsthilfe und Selbstorganisation im Gesundheitswesen. Die Bedeutung nicht-professioneller Sozialsysteme für Krankheitsbewältigung, Gesundheitsvorsorge und die Kostenentwicklung im Gesundheitswesen* (S. 147–160). München: Oldenbourg.

Badura, B., & Ferber, C. (Hrsg.). (1981). *Selbsthilfe und Selbstorganisation im Gesundheitswesen. Die Bedeutung nicht-professioneller Sozialsysteme Für krankheitsbewältigung, gesundheitsvorsorge und die kostenentwicklung im gesundheitswesen.* München: Oldenbourg.

Baer, S. (2011). Diversity Management. In Deutscher Verein für öffentliche und private fürsorge e. V. (Hrsg.), *Fachlexikon der sozialen arbeit* (7. völlig überarbeitete und aktualisierte auflage, S. 197–198). Baden-Baden: Nomos.

Baltes, P. (2004). Das hohe Alter. Mehr Bürde oder Würde. Fundiert. Das Wissenschaftsmagazin der Freien Universität Berlin, Berlin. http://www.fu-berlin.de/presse/publikationen/fundiert/archiv/2004_01/04_01_bal-tes/index.html. Zugegriffen: 19. Sept. 2012.

S. Frewer-Graumann, *Zwischen Fremdfürsorge und Selbstfürsorge,*
Soziale Arbeit als Wohlfahrtsproduktion 3,
DOI 10.1007/978-3-658-05273-7, © Springer Fachmedien Wiesbaden 2014

Beck-Gernsheim, E. (1980). *Das halbierte Leben. Männerwelt Beruf, Frauenwelt Familie.* Frankfurt a. M.: Fischer.

Beyrodt, M., & Roling, G. (2007). Belastungen und Bedarf pflegender Angehöriger von Menschen mit Demenz. In S. Peter & W. Peter (Hrsg.), *Niedrigschwellige Hilfen für Familien mit Demenz. Erfahrungen, Beispiele, Perspektiven* (S. 41–52). Frankfurt a. M.: Mabuse.

Bickel, H. (2000). Demenzsyndrom und Alzheimer Krankheit: Eine Schätzung des Krankenbestandes und der jährlichen Neuerkrankungen in Deutschland. *Das Gesundheitswesen, 62*(4), 211–218.

Bickel, H. (2012). Das Wichtigste. Die Epidemiologie der Demenz. Deutsche Alzheimer Gesellschaft e. V. (Hrsg.). http://www.deutsche-alzheimer.de/fileadmin/alz/pdf/fact-sheets/FactSheet01_2012.pdf. Zugegriffen: 10. Dez.1012.

Blinkert, B., & Klie, T. (2008). Soziale Ungleichheit und Pflege. *Aus Politik und Zeitgeschichte (bpb), 12–13,* 25–33.

Bock, K., & Miethe, I. (Hrsg.). (2010). *Handbuch qualitative Methoden in der Sozialen Arbeit.* Leverkusen: Verlag Barbara Budrich.

Böhnisch, L. (2010). Lebensbewältigung. Ein sozialpolitisch inspiriertes Paradigma für die Soziale Arbeit. In T. Werner (Hrsg.), *Grundriss Soziale Arbeit. Ein einführendes Handbuch* (3. überarbeitete und aktualisierte Auflage, S. 219–233). Wiesbaden: VS Verlag für Sozialwissenschaften.

Böhnisch, L., Lenz, K., & Schröer, W. (2009). *Sozialisation und Bewältigung. Eine Einführung in die Sozialisationstheorie der zweiten Moderne.* Weinheim: Juventa.

Bohnsack, R. (2011). *Rekonstruktive Sozialforschung. Einführung in qualitative Methoden* (8. Aufl). Opladen: Verlag Barbara Budrich.

Bohnsack, R., Marotzki, W., & Meuser, M. (Hrsg.). (2003). *Hauptbegriffe Qualitativer Sozialforschung* (3. Aufl). Opladen: Leske + Budrich.

Böllert, K., Alfert, N., & Humme, M. (Hrsg.). (2013). *Soziale Arbeit in der Krise.* Wiesbaden: Springer VS.

Brownell, A., & Shumaker, S. A. (1984). Toward a theory of social support: Closing conceptual gaps. *Journal of Social Issues, 40*(4), 11–36.

Bundesministerium für Familie, Senioren, Frauen und Jugend (BMFSFJ). (Hrsg.). (2002). *Vierter Altenbericht zur Lage der älteren Generation in der Bundesrepublik Deutschland. Risiken, Lebensqualität und Versorgung Hochaltriger – unter besonderer Berücksichtigung demenzieller Erkrankungen.* Berlin.

Bundesministerium für Familie, Senioren, Frauen und Jugend (BMFSFJ). (Hrsg.). (2012). *Altern im Wandel. Zentrale Ergebnisse des Deutschen Alterssurvey (DEAS).* 3. Aufl. Berlin.

Bundesministerium für Gesundheit. (Hrsg.). (2012). Das Pflege-Neuausrichtungs-Gesetz. Stand: nach der 3. Lesung im Bundestag. 3., aktualisierte Aufl. https://www.bundesgesundheitsministerium.de/fileadmin/dateien/Publikationen/Pflege/Broschueren/Broschuere_Das_Pflege-Neuausrichtungs-Gesetz_Stand_nach_der_3._Lesung_im_Bundestag.pdf. Zugegriffen: 14. Nov. 2012.

Caplan, G. (Hrsg.). (1974). *American handbook of psychiatry. Child and adolescent psychiatry, sociocultural and community psychiatry* (2. Aufl, Bd. 4). New York: Basic Books.

Caplan, G. (1974). *Support systems and community mental health. Lectures on concept development.* New York: Behavioral.

Cassel, J. C. (1974). Psychiatric Epidemiology. In C. Gerald (Hrsg.), *American handbook of psychiatry. Child and adolescent psychiatry, sociocultural and community psychiatry* (2. Aufl, Bd. 4, S. 401–410). New York: Basic Books.

Catulli, T. (2007). Lebenswelt pflegender Angehöriger von Demenzkranken. Anforderungen an das professionelle Gesundheits- und Hilfesystem. Dissertation eingereicht an der Universität Tübingen, Tübingen.

Clipp, F. C., & George, L. K. (1990). Psychotropic drug use among caregivers of patients with dementia. *Journal of the American Geriatrics Society, 38*(3), 227–235.

Cobb, S. (1976). Social support as a moderator of life stress. *Psychosomatic Medicine, 38*(5), 300–314.

Corbin, J. (2003). Grounded theory. In W. M. Ralf Bohnsack & M. Meuser (Hrsg.), *Hauptbegriffe Qualitativer Sozialforschung* (3. Aufl, S. 70–75). Opladen: Leske + Budrich.

Denzin, N. K. (2010) Symbolischer Interaktionismus. In U. Flick, E. von Kardorff, & I. Steinke (Hrsg.), *Qualitative Forschung. Ein Handbuch* (8. Aufl., S. 136–150). Reinbek bei Hamburg: Rowohlt.

Deutsche Alzheimer Gesellschaft e. V. (2007) Vergesst die Demenzkranken nicht! Forderungen der Deutschen Alzheimer Gesellschaft e. V. Berlin. http://www.deutsche-alzheimer. de/fileadmin/alz/pdf/Vergesst-die-Demenzkranken-nicht.pdf. Zugegriffen:14. Nov. 2012.

Deutsche Alzheimer Gesellschaft e. V. (Hrsg.). (2008). Stationäre Versorgung von Demenzkranken. Leitfaden für den Umgang mit demenzkranken Menschen. 6., aktualisierte Aufl. Berlin.

Deutsche Alzheimer Gesellschaft e. V. (Hrsg.). (2010). „Gemeinschaft leben". Referate auf dem 6. Kongress der Deutschen Alzheimer Gesellschaft. Braunschweig, 7. bis 9. Oktober. Tagungsreihe der Deutschen Alzheimer Gesellschaft e. V., Bd. 8, Berlin.

Deutsche Alzheimer Gesellschaft e. V. (2012a). Stellungnahme der Deutschen Alzheimer Gesellschaft zum Gesetzentwurf eines Pflege-Neuausrichtungsgesetzes (Stand 23.04.2012) und den Anträgen der Fraktionen von Bündnis 90/Die Grünen und Die Linke. http:// www.deutsche-alzheimer.de/in-dex.php?id=364. Zugegriffen: 30. April 2013.

Deutsche Alzheimer Gesellschaft e. V. (2012b). *Beilage zum „Leitfaden zur Pflegeversicherung"* (13. Aufl). Berlin.

Deutsche Alzheimer Gesellschaft e. V. (2012c). *Leitfaden zur Pflegeversicherung. Antragstellung, Begutachtung, Widerspruchsverfahren, Leistungen* (13. Aufl.). Berlin: DCM Druck Center Meckenheim GmbH.

Deutscher Verein für öffentliche und private Fürsorge e. V. (Hrsg.). (2011a). *Fachlexikon der sozialen Arbeit* (7., völlig überarbeitete und aktualisierte Auflage). Baden-Baden: Nomos.

Deutscher Verein für öffentliche und private Fürsorge. (2011b). Stellungnahme des Deutschen Vereins zum Referentenentwurf des Bundesministeriums für Familie, Senioren, Frauen und Jugend für ein Gesetz zur Vereinbarkeit von Pflege und Beruf (Familienpflegezeitgesetzt – FamPflegeZG). In: Nachrichten Dienst des Deutschen Vereins für öffentliche und private Fürsorge e. V. (4), (S. 148–151).

Deutscher Verein für öffentliche und private Fürsorge e. V. (2012). Stellungnahme des Deutschen Vereins zum Entwurf eines Pflege-Neuausrichtungsgesetzes vom 28. März 2012 (PNG), Berlin. http://www.deutscher-verein.de/05-empfehlungen/empfehlungen_archiv/2012/DV%2017-12.pdf. Zugegriffen: 14. Nov. 2012.

Dewe, B., & Wohlfahrt, N. (Hrsg.). (1991). *Netzwerkförderung und soziale Arbeit. Empirische Analysen in ausgewählten Handlungs- und Politikfeldern*. Bielefeld: Kleine.

Döhner, H., Kofahl, C., Lüdecke D., & Mnich, E. (2008). *Family Care for Older People in Germany. Results from the European Project EUROFAMCARE*. Berlin: Lit Verlag.

Emme von der Ahe, H., Weidner, F., Laag, U., Isfort, M., & Meyer, S. H. (2010): Entlastungsprogramm bei Demenz. Abschlussbericht zum Modellvorhaben zur Weiterentwicklung der Pflegeversicherung nach § 8 Abs. 3 SGB XI. www.dip.de. Zugegriffen: 30. April 2013.

Fieseler, G., & Raack, W. (2010). Betreuung und Betreuungsrecht. In A. Kirsten & K. Ute (Hrsg.), *Handbuch Soziale Arbeit und Alter* (S. 277–286). Wiesbaden: VS Verlag für Sozialwissenschaften.

Flick, U. (2010). Triangulation in der qualitativen Forschung. In U. Flick, E. von Kardorff, & I. Steinke (Hrsg.), *Qualitative Forschung. Ein Handbuch* (8. Aufl, S. 309–318). Reinbek bei Hamburg: Rowohlt.

Flick, U., Kardorff, E., & Steinke, I. (Hrsg.). (2010). *Qualitative Forschung. Ein Handbuch* (8. Aufl.). Reinbek bei Hamburg: Rowohlt.

Flick, U., von Kardorff, E., & Steinke, I. (2010). Was ist qualitative Forschung? Einleitung und Überblick. In U. Flick, E. von Kardorff, & I. Steinke (Hrsg.), *Qualitative Forschung. Ein Handbuch* (8. Aufl., S. 13–29). Reinbek bei Hamburg: Rowohlt.

Friebertshäuser, B., & Prengel, A. (Hrsg.). (1997). *Handbuch Qualitative Forschungsmethoden in der Erziehungswissenschaft. Studienausgabe*. Weinheim: Juventa.

Gabriel, B., Zeender, N., & Bodenmann, G. (2008). Stress und Coping bei Eltern von einem Kind mit einem Down-Syndrom. Die Überprüfung eines theoretischen Modells. *Zeitschrift für Familienforschung, 20*(1), 79–95.

Gerdes, K. (Hrsg.). (1979). *Explorative Sozialforschung. Einführende Beiträge aus „Natural Sociology" und Feldforschung in den USA*. Stuttgart: Enke.

Gergen, K. J., Greenberg, M. S., & Willis, R. H. (Hrsg.). (1980). *Social exchange. Advances in theory and research*. New York: Plenum.

Gildemeister, R., & Robert, G. (1997). „Ich geh da von einem bestimmten Fall aus. . . ". Professionalisierung und Fallbezug in der sozialen Arbeit. In G. Jakob & W. Hans-Jürgen von (Hrsg.), *Rekonstruktive Sozialpädagogik. Konzepte und Methoden sozialpädagogischen Verstehens in Forschung und Praxis* (S. 23–38). Weinheim: Juventa.

Glaser, B. G. (1992). *Emergence vs. Forcing. Basics of grounded theory analysis*. Mill Valley: Sociology.

Glaser, B. G., & Strauss, A. L. (1967) *The discovery of grounded theory: Strategies for qualitative research*. New York: de Gruyter.

Gräbe, S. (1991). Reziprozität und Streß in „Support"-Netzwerken. Neue Perspektiven in der familiensoziologischen Netzwerkforschung. *Kölner Zeitschrift für Soziologie und Sozialpsychologie, 43*(2), 344–356.

Granovetter, M. S. (1973). The strength of weak ties. *American Journal of Sociology, 78*(6), 1360–1380.

Granovetter, M. (1982). The strength of weak ties. A network theory revisited. In P. V. Marsden & N. Lin (Hrsg.), *Social structure and network analysis* (S. 105–130). Beverly Hills: Sage.

Gräßel, E. (1998a). Häusliche Pflege dementiell und nicht dementiell Erkrankter. Teil II: Gesundheit und Belastung der Pflegenden. *Zeitschrift für Gerontopsychologie und -psychiatrie, 31*(1), 57–62.

Gräßel, E. (1998b). *Belastung und gesundheitliche Situation der Pflegenden. Querschnittuntersuchung zur häuslichen Pflege bei chronischem Hilfs- oder Pflegebedarf im Alter. 2. Aufl.* Egelsbach. Frankfurt a. M.: Hänsel-Hohenhausen.

Gräßel, E. (1996). Körperbeschwerden und Belastung pflegender Familienangehöriger bei häuslicher Pflege eines über längere Zeit hilfsbedürftigen Menschen. *Psychotherapie, Psychosomatik, Medizinische Psychologie, 46*(5), 189–193.

Graumann, S., & Offergeld, J. (2013). SeniorInnen in besonderen Lebenslagen – AdressatInnen Sozialer Arbeit? In N. A. Karin Böllert & M. Humme (Hrsg.), *Soziale Arbeit in der Krise* (S. 185–200). Wiesbaden: Springer VS.

Greenberg, M. S. (1980). A theory of indebtedness. In K. J. Gergen, M. S. Greenberg & R. H. Willis (Hrsg.), *Social exchange. Advances in theory and research* (S. 3–26). New York: Plenum Press.

Greuèl, M., & Mennemann, H. (2006). *Soziale Arbeit in der Integrierten Versorgung.* München: Reinhardt.

Griese, B., & Griesehop, R. (2010). Symbolischer Interaktionismus. In: K. Bock & I. Miethe (Hrsg.), *Handbuch qualitative Methoden in der Sozialen Arbeit,* (S. 48–57). Leverkusen: Verlag Barbara Budrich.

Grond, E. (1998). *Pflege Demenzkranker.* Hagen: Brigitte Kunz.

Grond, E. (2000). Wenn Eltern wieder zu Kindern werden. In T. Peter & A.-Z. Angelika (Hrsg.), *Demenz und Pflege. Eine interdisziplinäre Betrachtung* (4. Aufl, S. 40–53). Frankfurt a. M: Mabuse.

Grüber, B. (2012). Alzheimer-Demenz. Die Forschung steht unter Druck. *Deutsches Ärzteblatt, 109*(1–2), 23–25.

Gumpert, H. (Hrsg.). (2009). Wenn die Töchter nicht mehr pflegen… Geschlechtergerechtigkeit in der Pflege. Werkstattbericht im Auftrag der Friedrich-Ebert-Stiftung. Bonn. www.fes.de/wiso. Zugegriffen: 19. Okt. 2012.

Günther, J. (2005). Das soziale Netz der Nachbarschaft als System informeller Hilfe. *Gruppendynamik und Organisationsberatung, 36*(4), 427–442.

Hallauer, J. F., Schons, M., Smala, A., & Berger, K. (2000). Untersuchung von Krankheitskosten bei Patienten mit Alzheimer-Erkrankung. *Gesundheitsökonomie und Qualitätsmanagement, 5,* 73–79.

Haß, W. (2002) Soziale Unterstützungsnetzwerke von Menschen mit chronischer Polyarthritis. Eine explorative, netzwerkanalytische Studie. Dissertation. Universität zu Köln. http://kups.ub.uni-koeln.de/683/1/11v4582.pdf. Zugegriffen: 13. Juli 2012.

Haupt, M. (2012). Die Diagnose der Alzheimer-Krankheit und anderer Demenzerkrankungen. Deutsche Alzheimer Gesellschaft e. V. (Hrsg.). http://www.deutsche-alzheimer.de/fileadmin/alz/pdf/factsheets/FactSheet03_2012.pdf. Zugegriffen: 30. April 2013.

Hauser, U., & Schneider-Schelte, H. (2008). Allein lebende Demenzkranke. Zu Hause bleiben – „so lange es geht". *Alzheimer Info, 3,* 1–4.

Heusinger, J., & Klünder, M. (2005). *„Ich lass' mir nicht die Butter vom Brot nehmen!". Aushandlungsprozesse in häuslichen Pflegearrangements.* Frankfurt a. M.: Mabuse.

Heut, M. (2004). *Familienleitbilder. Die sozialethische Dimension des Leitbildes für die Institution Familie.* Hamburg: Kovač.

Hoff, A. (2003). Die Entwicklung sozialer Beziehungen in der zweiten Lebenshälfte. Ergebnisse des Alterssurveys 2002. Veränderungen im Längsschnitt über einen Zeitraum von sechs Jahren. Deutsches Zentrum für Altersfragen (Hrsg.) Berlin.

Hopf, C. (2010). Qualitative Interviews – ein Überblick. In: U. Flick, E. von Kardorff, & I. Steinke (Hrsg.), *Qualitative Forschung. Ein Handbuch* (8. Aufl., S. 349–360) Reinbek bei Hamburg: Rowohlt.

Internationale statistische Klassifikation der Krankheiten und verwandter Gesundheitsprobleme (ICD-10). Version GM-2013. Hrsg. v. Deutsches Institut für Medizinische Dokumentation und Information (DIMDI). Zugegriffen: http://www.dimdi.de/sta-tic/de/klassi/icd-10gm/kodesuche/onlinefass-ungen/htmlgm2013/index.htm.

Jäger, M. (2011). Beruf und Pflege: Wie geht das unter einen Hut? *neue Caritas, 112*(20), 9–12.

Jakob, G., & Wensierski, H.-J. (Hrsg.). (1997). *Rekonstruktive Sozialpädagogik. Konzepte und Methoden sozialpädagogischen Verstehens in Forschung und Praxis.* Weinheim: Juventa.

Jüttemann, G. (Hrsg.). (1985). *Qualitative Forschung in der Psychologie. Grundfragen, Verfahrensweisen, Anwendungsfelder.* Weinheim: Beltz.

von Kardorff, E., & Stark, W. (1987). Zur Verknüpfung professioneller und alltäglicher Hilfenetze. In K. Heiner & R. Bernd (Hrsg.), *Soziale Netzwerke* (S. 219–244). Frankfurt a. M.: Campus.

Kastner, U., & Löbach, R. (2010). *Handbuch Demenz* (2. Aufl). München: Elsevier, Urban und Fischer.

Kelle, U. (2003). „Grounded Theory" als Beitrag zur allgemeinen Methodenlehre in der Sozialforschung. *Hallesche Beiträge zu den Gesundheits- und Pflegewissenschaften, 2*(12), 1–24.

Kelle, U., & Kluge, S. (1999). *Vom Einzelfall zum Typus. Fallvergleich und Fallkontrastierung in der qualitativen Sozialforschung.* Opladen: Leske + Budrich.

Keupp, H. (1985). Psychisches Leiden und alltäglicher Lebenszusammenhang aus der Perspektive sozialer Netzwerke. In B. Röhrle & W. Stark (Hrsg.), *Soziale Netzwerke und Stützsysteme. Perspektiven für die klinisch-psychologische und gemeindepsychologische Praxis* (S. 18–28). Tübingen: DGVT.

Keupp, H., & Röhrle, B. (Hrsg.). (1987). *Soziale Netzwerke.* Frankfurt: Campus.

Kirschniok, A. (2011). (Des-)Integration im egozentrierten Netzwerk behinderter Menschen. *Vierteljahresschrift für Heilpädagogik und ihre Nachbargebiete (VHN), 1*, 45–56.

Kitwood, T. (2008). *Demenz. Der personenzentrierte Ansatz im Umgang mit verwirrten Menschen* (5., ergänzte Aufl.). Bern: Huber.

Knauf, A.-F. (2004). Demenz und pflegende Angehörige. Eine Intervention zur Steigerung der Lebensqualität von pflegenden Angehörigen. Dissertation. http://kups.ub.uni-koeln.de/1297/Köln. Zugegriffen: 27. Nov. 2012.

Koeppe, A., Maly-Lukas, N., Mausberg, D., & Reichert, M. (2003). *Zur Lebenslage pflegender Angehöriger psychisch kranker alter Menschen. Eine empirische Untersuchung.* Münster: Lit Verlag.

Kröger, F., & Wälte, D. (1995). Die Familie als soziales Netzwerk. In N. Rainer & F. Wilma (Hrsg.), *Soziale Netze in der Praxis* (S. 126–142). Göttingen: Verlag für Angewandte Psychologie.

Kuckartz, U. (1988). *Computer und verbale Daten. Chancen zur Innovation sozialwissenschaftlicher Forschungstechniken.* Frankfurt a. M.: Lang.

Künemund, H., & Kohli, M. (2010). Soziale Netzwerke. In A. Kirsten & K. Ute (Hrsg.), *Handbuch Soziale Arbeit und Alter* (S. 309–313). Wiesbaden: VS Verlag für Sozialwissenschaften.

Laireiter, A.-R. (2009). Soziales Netzwerk und soziale Unterstützung. In L. Karl & N. Frank (Hrsg.), *Handbuch Persönliche Beziehungen* (S. 75–99). Weinheim: Juventa.

Lamnek, S. (2010). *Qualitative Sozialforschung. Lehrbuch* (5., überarbeitete Aufl.). Weinheim: Beltz.

Lange, A. (2011). Familie. In Deutscher Verein für öffentliche und private Fürsorge e. V. (Hrsg.), *Fachlexikon der sozialen Arbeit.* (7., völlig überarbeitete und aktualisierte Aufl.). (S. 282–283). Baden-Baden: Nomos.

Lauterbach, W. (2004). *Die multilokale Mehrgenerationenfamilie. Zum Wandel der Familienstruktur in der zweiten Lebenshälfte.* Würzburg: Ergon.

Lazarus, R. S. (1981). Little hassles can be hazardous to health. *Psychology Today,* 58–62.

Lazarus, R. S. (1984). Puzzles in the study of daily hassles. *Journal of Behavioral Medicine,* 7(4), 375–389.

Lazarus, R. S., & Folkman, S. (1984). *Stress, appraisal, and coping.* New York: Springer.

Lenz, K., & Nestmann, F. (Hrsg.). (2009). *Handbuch Persönliche Beziehungen.* Weinheim: Juventa.

Lüscher, K., Wehrspaun, M., & Lange, A. (1989). Begriff und Rhetorik von Familie. *Zeitschrift für Familienforschung, 1*(2), 61–76.

Mair, H., & Graumann, S. (2010). *Weiter Denken Projekt Demenz Arnsberg. Unveröffentlichter Abschlussbericht der wissenschaftlichen Begleitung.* Münster.

Mair, H., & Graumann, S. (2011). Auf dem Weg zu einer demenzfreundlichen Kommune. Evaluation des Modellprojekts „Arnsberger Lern-Werkstatt Demenz". *Pro Alter, 43*(6), 48–53.

Marotzki, W. (2003). Leitfadeninterview. In R. Bohnsack, W. Marotzki, & M. Meuser (Hrsg.), *Hauptbegriffe Qualitativer Sozialforschung* (3. Aufl, S. 114). Opladen: Leske + Budrich.

Marsden, P. V., & Lin, N. (Hrsg.). (1982). *Social structure and network analysis.* Beverly Hills: Sage.

Mayring, P. (1985). Qualitative Inhaltsanalyse. In G. Jüttemann (Hrsg.), *Qualitative Forschung in der Psychologie. Grundfragen, Verfahrensweisen, Anwendungsfelder* (S. 187–211). Weinheim: Beltz.

Meinefeld, W. (2010). Hypothesen in der quantitativen und in der qualitativen Methodologie: der Gegensatz. In: E. K. Uwe Flick & I. Steinke (Hrsg.), *Qualitative Forschung. Ein Handbuch* (8. Aufl., S. 266–275). Reinbek bei Hamburg: Rowohlt Verlag.

Merkens, H. (2010). Auswahlverfahren, Sampling, Fallkonstruktion. In: U. Flick, E. von Kardorff, & Ines Steinke (Hrsg.), Qualitative Forschung. Ein Handbuch (8. Aufl., S. 286–299). Reinbek bei Hamburg: Rowohlt Verlag.

Meyer, C. (2008). Mit der Zeit kommt das Alter(n) in die Soziale Arbeit. Demografischer Wandel und die Auswirkungen auf die Soziale Arbeit. *Neue Praxis, 38*(3), 268–286.

Meyer, M. (2006). *Pflegende Angehörige in Deutschland. Ein Überblick über den derzeitigen Stand und zukünftige Entwicklungen.* Hamburg: LIT.

Miethe, I., & Bock, K. (2010). Einleitung. In: K. Bock & I. Miethe (Hrsg.), *Handbuch qualitative Methoden in der Sozialen Arbeit* (S. 9–19). Leverkusen: Budrich.

Mildenberger, G. (2012). Qualifizierung und Anreiz für das Engagement im Konzept der Sozialen Investitionen. In H. K. Anheier, A. Schröer, & V. Then (Hrsg.), *Sozia-*

le Investitionen. Interdisziplinäre Perspektiven (S. 167–180). Wiesbaden: VS Verlag für Sozialwissenschaften.

Motzke, K., & S. Werner (2012). Netzwerkorientierung als Arbeitsprinzip in der Sozialen Arbeit. Kein Fall ohne Feld. *Neue Praxis, 42*(3), 231–241.

National Institute on Aging: Die Nonnenstudie. www.nunstudy.org. Zugegriffen: 4. April 2013.

Nestmann, F. (1988). *Die alltäglichen Helfer. Theorien sozialer Unterstützung und eine Untersuchung alltäglicher Helfer aus vier Dienstleistungsberufen.* Berlin: de Gruyter.

Nestmann, F. (1989). Förderung sozialer Netzwerke – eine Perspektive pädagogischer Handlungskompetenz? *Neue Praxis, 19*(2), 107–123.

Nestmann, F. (1991). Soziale Netzwerke und soziale Unterstützung. In D. Bernd & W. Norbert (Hrsg.), *Netzwerkförderung und soziale Arbeit. Empirische Analysen in ausgewählten Handlungs- und Politikfeldern* (S. 31–61). Bielefeld: Kleine.

Nestmann, F. (2005). Alltägliche Helferinnen – unabdingbar und allgegenwärtig – übersehen und vernachlässigt. *Gruppendynamik und Organisationsberatung, 36*(4), 347–366.

Nestmann, F. (2009). Netzwerkintervention und soziale Unterstützungsförderung. In L. Karl & N. Frank (Hrsg.), *Handbuch Persönliche Beziehungen* (S. 955–977). Weinheim: Juventa.

Ningel, R., & Funke, W. (Hrsg.). (1995). *Soziale Netze in der Praxis.* Göttingen: Verlag für Angewandte Psychologie.

Olk, T., & Hartnuß, B. (Hrsg.). (2010). *Handbuch Bürgerschaftliches Engagement.* Weinheim: Juventa.

Peuckert, R. (2008). *Familienformen im sozialen Wandel.* (7., vollständig überarbeitete Aufl.). Wiesbaden: VS Verlag für Sozialwissenschaften.

Pfaff, H. (1989). *Stressbewältigung und soziale Unterstützung. Zur sozialen Regulierung individuellen Wohlbefindens.* Weinheim: Deutscher Studien Verlag.

Philipp-Metzen, H. E. (2008). *Die Enkelgeneration im ambulanten Pflegesetting bei Demenz. Ergebnisse einer lebensweltorientierten Studie.* Wiesbaden: VS Verlag für Sozialwissenschaften.

Pichler, B. (2010). Aktuelle Altersbilder: „junge Alte" und „alte Alte". In A. Kirsten & K. Ute (Hrsg.), *Handbuch Soziale Arbeit und Alter* (S. 415–425). Wiesbaden: VS Verlag für Sozialwissenschaften.

Radzey, B. (2008). Neue Versorgungskonzepte für Menschen mit Demenz: Hausgemeinschaften, Wohngruppen und Pflegeoasen. In: Deutsche Alzheimer Gesellschaft e.V. (Hrsg.), Stationäre Versorgung von Demenzkranken. Leitfaden für den Umgang mit demenzkranken Menschen (6., aktualisierte Aufl., S. 87–95). Berlin.

Reichert, M., Carell, A., Pearson, M., & Nocon, A. (2003). *Informelle außerfamiliäre Unterstützungsnetzwerke älterer Menschen mit Hilfe- und Pflegebedarf. Eine deutsch-britische Vergleichsstudie.* Münster: LIT.

Reichertz, J. (2010). Abduktion, Deduktion und Induktion in der qualitativen Sozialforschung. In: U. Flick, E. von Kardorff, & I. Steinke (Hrsg.), Qualitative Forschung. Ein Handbuch (8. Aufl., S. 276–286). Reinbek bei Hamburg: Rowohlt Verlag.

Reynolds, J. S., & Perrin, N. A. (2004). Mismatches in social support and psychosocial adjustment to breast cancer. *Health Psychology, 23*(4), 425–430.

Rixen, S. (2010). Kranken- und Pflegeversicherung. In A. Kirsten & K. Ute (Hrsg.), *Handbuch Soziale Arbeit und Alter* (S. 267–275). Wiesbaden: VS Verlag für Sozialwissenschaften.

Rohra, H. (2010). Die neue Herausforderung Demenz. In Deutsche Alzheimer Gesellschaft e. V. (Hrsg.), „Gemeinschaft leben". Referate auf dem 6. Kongress der Deutschen Alzheimer Gesellschaft. Selbsthilfe Demenz (Bd. 8, S. 25–27). Braunschweig: Tagungsreihe der Deutschen Alzheimer Gesellschaft e. V.

Röhrle, B. (1994). Soziale Netzwerke und soziale Unterstützung. Weinheim: Beltz.

Röhrle, B., & Stark, W. (Hrsg.). (1985). Soziale Netzwerke und Stützsysteme. Perspektiven für die klinisch-psychologische und gemeindepsychologische Praxis. Tübingen: DGVT.

Röhrle, B., & Stark, W. (1985). Soziale Stützsysteme und Netzwerke im Kontext klinisch-psychologischer Praxis. In B. Röhrle & W. Stark (Hrsg.), Soziale Netzwerke und Stützsysteme. Perspektiven für die klinisch-psychologische und gemeindepsychologische Praxis (S. 29–41). Tübingen: DGVT.

Runde, P., Giese, R., & Stierle, C. (2003). Bericht Einstellungen und Verhalten zur häuslichen Pflege und zur Pflegeversicherung unter den Bedingungen gesellschaftlichen Wandels. Analysen und Empfehlungen auf der Basis von repräsentativen Befragungen bei AOK-Leistungsempfängern der Pflegeversicherung. http://www.aok-gesundheitspartner.de/imperia/md/gpp/bund/pflege/mediathek/pflege_mediathek_studie_pflege.pdf. Zugegriffen: 2. Feb. 2013.

Sarason, I. G., & Sarason, B. R. (Hrsg.). (1985). Social support. Theory, research, and applications. Dordrecht: Martinus Nihjoff.

Sauer, P., & Wißmann, P. (Hrsg.). (2007) Niedrigschwellige Hilfen für Familien mit Demenz. Erfahrungen, Beispiele, Perspektiven. Frankfurt a. M.: Mabuse.

Schäufele, M., Köhler, L., Teufel, S., & Weyerer, S. (2008). Betreuung von demenziell erkrankten Menschen in Privathaushalten: Potentiale und Grenzen. In S. Ulrich & W. Wahl Hans (Hrsg.), Selbständigkeit und Hilfebedarf bei älteren Menschen in Privathaushalten. Pflegearrangements, Demenz, Versorgungsangebote (2. Aufl, S. 103–145). Stuttgart: Kohlhammer.

Schenk, M. (1983). Das Konzept des sozialen Netzwerkes. Kölner Zeitschrift für Soziologie und Sozialpsychologie (Sonderheft 25), S. 88–194.

Schneekloth, U., & Wahl, H. W. (Hrsg.). (2005). Möglichkeiten und Grenzen selbständiger Lebensführung in privaten Haushalten (MuG III). Repräsentativbefunde und Vertiefungsstudien zu häuslichen Pflegearrangements, Demenz und professionellen Versorgungsangeboten. Integrierter Abschlussbericht im Auftrag des Bundesministeriums für Familie, Senioren, Frauen und Jugend. München.

Schneekloth, U., & Wahl, H. W. (Hrsg.). (2008). Selbständigkeit und Hilfebedarf bei älteren Menschen in Privathaushalten. Pflegearrangements, Demenz, Versorgungsangebote (2. Aufl). Stuttgart: Kohlhammer.

Schneewind, K. A. (2010). Familienpsychologie (3., überarbeitete Aufl.). Stuttgart: Kohlhammer.

Schröer, S. S. H. (2010). Grounded theory. In: Karin Bock und Ingrid Miethe (Hrsg.), Handbuch qualitative Methoden in der Sozialen Arbeit (S. 277–288). Leverkusen: Budrich.

Shinn, M., Lehmann, S., & Wong Nora, W. (1984). Social interaction and social support. Journal of Social Issues, 40(4), 55–76.

Shumaker, S. A., & Brownell, A. (1984). Toward a theory of social support: Closing conceptual gaps. Journal of Social Issues, 40(4), 11–36.

Siegrist, K. (1995). Sozialer Rückhalt und Erkrankungsrisiken. In N. Rainer & F. Wilma (Hrsg.), *Soziale Netze in der Praxis* (S. 9–23). Göttingen: Verlag für Angewandte Psychologie.

Snowdon, D. (2001). *Aging with Grace. What the nun study teaches us about leading longer, healthier, and more meaningful lives.* New York: Bantam Books.

Spieß, K. C., & Schupp, J. (2006). Soziales Netzwerk Familie. Fundiert, Wissenschaftsmagazin der Freien Universität Berlin, S. 72–79. http://www.fu-berlin.de/presse/publikationen/ fundiert/2006_02/06_02_spie-ss_schupp/index.html. Zugegriffen: 19. Sept. 2012.

Spindler, H. (2010). Sicherungsleistungen zum Lebensunterhalt außerhalb der gesetzlichen Rentenversicherung. In A. Kirsten & K. Ute (Hrsg.), *Handbuch Soziale Arbeit und Alter* (S. 259–265). Wiesbaden: VS Verlag für Sozialwissenschaften.

Statistisches, B. (2011). Pflegestatistik 2009. Pflege im Rahmen der Pflegeversicherung Deutschlandergebnisse. Wiesbaden. http://www.destatis.de/DE/Publikation-en/ Thematisch/Gesundheit/Pflege/PflegeDeutschlandergebnisse5224001099004.pdf?__ blob=publicationFile. Zugegriffen: 19. Sept. 2012.

Stechl, E. (2006). *Subjektive Wahrnehmung und Bewältigung der Demenz im Frühstadium. Eine qualitative Interviewstudie mit Betroffenen und ihren Angehörigen.* Berlin: Köster.

Stiegler, B. (2009). Was heißt Geschlechtergerechtigkeit in der Pflegearbeit? In: H. Gumpert (Hrsg.), Wenn die Töchter nicht mehr pflegen. . . Geschlechtergerechtigkeit in der Pflege. Werkstattbericht im Auftrag der Friedrich-Ebert-Stiftung. Bonn, S. 6–11.

Stiehler, S. (2005). Der Freund als Helfer – eine vernachlässigte Ressource. *Gruppendynamik und Organisationsberatung, 36*(4), 385–408.

Strauss, A. L. (1998). *Grundlagen qualitativer Sozialforschung. Datenanalyse und Theoriebildung in der empirischen soziologischen Forschung* (2. Aufl). München: Wilhelm Fink Verlag.

Strauss, A. L., & Corbin, J. (1996). *Grounded Theory. Grundlagen qualitativer Sozialforschung.* Weinheim: Beltz.

Tackenberg, P., & Abt-Zegelin, A. (Hrsg.). (2000). Demenz und Pflege. Eine interdisziplinäre Betrachtung (4. Aufl.). Frankfurt a. M.: Mabuse Verlag.

Thole, W. (Hrsg.). (2010). Grundriss Soziale Arbeit. Ein einführendes Handbuch (3., überarbeitete und aktualisierte Aufl.). Wiesbaden: VS Verlag für Sozialwissenschaften.

Tietjens, M., & Strauß, B. (2011). *Facetten sozialer Unterstützung.* Hamburg: Feldhaus Edition Czwalina.

Töpfer, A.-K., Stosberg, M., & Oswald, W. D. (1998). Bedingungen der Erhaltung und Förderungen von Selbstständigkeit im höheren Lebensalter (SIMA) – Teil VIII: Soziale Integration, soziale Netzwerke und soziale Unterstützung. *Zeitschrift für Gerontopsychologie und -psychiatrie, 11*(3), 139–158.

Trojan, A. (1985). Netzwerkförderung als Prävention. In B. Röhrle & W. Stark (Hrsg.), *Soziale Netzwerke und Stützsysteme. Perspektiven für die klinisch-psychologische und gemeindepsychologische Praxis* (S. 42–50). Tübingen: DGVT.

Veroff, J., Douvan, E., & Kulka, R. A. (1981). *The inner American. A self-portrait from 1957 to 1976.* New York: Basic Books.

Weischer, C. (2007). *Sozialforschung.* Konstanz: UVK Verlagsgesellschaft.

Weth, H. U. (2010). Gesetzliche Rentenversicherung – Entwicklung und Stand rechtlicher Regelungen. In A. Kirsten & K. Ute (Hrsg.), *Handbuch Soziale Arbeit und Alter* (S. 247–258). Wiesbaden: VS Verlag für Sozialwissenschaften.

Weyer, J. (Hrsg.). (2008). Soziale Netzwerke. Konzepte und Methoden der sozialwissen-schaftlichen Netzwerkforschung (2. Aufl.). München: R. Oldenbourg Verlag.

Weyerer, S. (2007 (Nachdruck)). *Altersdemenz. Schriftenreihe Gesundheitsberichterstattung des Bundes* (Heft 28). Berlin: v. Robert-Koch-Institut.

Wiedemann, P. M., & Becker, U. (1989). An wen kann ich mich um Hilfe wenden? Soziale Unterstützungssysteme als Ergebnis von Entscheidungen. In M. C. Angermeyer & D. Klusmann (Hrsg.), *Soziales Netzwerk. Ein neues Konzept für die Psychiatrie* (S. 130–146). Berlin: Springer.

Winter-von Lersner, C. (2006). Soziale Beziehungen im Alter. Eine gerontologisch-epidemiologische Vergleichsstudie an in natürlichen Lebensumwelten und in Heimen lebenden Menschen. *Hallesche Beiträge zu den Gesundheits- und Pflegewissenschaften, 5*(4), 1–69.

Wißmann, P. (2004a). Die Begleitkultur. In: P. Wißmann (Hrsg.), *Werkstatt Demenz* (S. 9–37). Hannover: Vincentz Network.

Wißmann, P. (Hrsg.). (2004b). *Werkstatt Demenz*. Hannover: Vincentz Network.

Wißmann, P. (2010). Demenz – ein soziales und zivilgesellschaftliches Phänomen. In A. Kirsten & K. Ute (Hrsg.), *Handbuch Soziale Arbeit und Alter* (S. 339–346). Wiesbaden: VS Verlag für Sozialwissenschaften.

Wißmann, P., Eisenberg, S., Grambow, E., Koczy, P., Kruse, A., Kuhn, C., Margraf, K., Müller-Hergl, C., Riesner, C., Ulmer, E.-M., & Zegelin, A. (2007). Demenzkranken be-gegnen. In: Robert Bosch Stiftung (Hrsg.), *Gemeinsam für ein besseres Leben mit Demenz (Buchreihe)*. Bern: Verlag Hans Huber.

Wißmann, P., & Gronemeyer, R. (2008). *Demenz und Zivilgesellschaft – eine Streitschrift.* Mit einem Vorwort von Peter J. Whitehouse u. a. und einem Interview mit Thomas Klie. Frankfurt a. M.: Mabuse Verlag.

Witterstätter, K. (2006). *Soziale Sicherung. Eine Darstellung mit Schwerpunkt Grundsicherung* (7., überarbeitete und aktualisierte Aufl.). München: Luchterhand.

Wolff, S. (2010). Wege ins Feld und ihre Varianten. In: U. Flick, E. von Kardorff, & I. Steinke (Hrsg.), *Qualitative Forschung. Ein Handbuch* (8. Aufl., S. 334–349). Reinbek bei Hamburg: Rowohlt Verlag.

Wortman, C. B., & Dunkel-Schetter, C. (1979). Interpersonal relationships and cancer: A theoretical analysis. *Journal of Social Issues, 35*(1), 120–155.

Wortman, C. B., & Lehman, D. R. (1985). Reactions to victims of life crisis: Support attempts that fail. In I. G. Sarason & B. R. Sarason (Hrsg.), *Social support. Theory, research and applications* (S. 463–489). Dordrecht: Martinus Nihjoff.

Ziegler, U., & Doblhammer, G. (2009). Prävalenz und Inzidenz von Demenz in Deutschland – Eine Studie auf Basis von Daten der gesetzlichen Krankenversicherungen von 2002. *Das Gesundheitswesen, 71*(5), 281–290.

Zimbardo, P. G., & Gerrig, R. J. (2008). *Psychologie. Aus dem Amerikanischen von Ralf Graf, Dagmar Mallett, Markus Nagler und Brigitte Ricker* (18., aktualisierte Aufl.). München: Pearson Studium.